陳存仁編校

皇漢醫學叢書

二

上海科学技术文献出版社

第二册

難經疏證

醫事啓源

醫家千字文

證治摘要

皇國名醫傳

陳存仁編校

皇漢醫學叢書

難經疏證

丹波元胤著

難經疏證

提要

難經一書。卽黃帝八十一難之簡稱也。本帙爲聿修堂叢書之一。日本丹波元胤氏所撰。以近代如徐大椿之經釋。擣明諸家未發之義。可謂後學津梁矣。元胤氏始究於諸家之註。繼講於家塾之徒。於是別編一書名曰疏證。釐爲二卷。以還隋舊。攷經文以尋指歸。採羣籍以資佐證。每節原文之次。選輯滑伯仁、呂廣、丁德用、虞庶、楊玄操等諸註。末附己所見解爲按。則疏而可通。疑而可闕。此其所以名爲疏證。而析理剴切。頗屬精審。洵足啓幽祕。發蒙後學者也。

難經疏證目錄

卷上

一難……一
二難……三
三難……五
四難……七
五難……九
六難……一〇
七難……一〇
八難……一一
九難……一二
十難……一三
十一難……一四
十二難……一四
十三難……一五
十四難……一七
十五難……二一
十六難……二五
十七難……二八
十八難……二九
十九難……三一
二十難……三三
二十一難……三四
二十二難……三四
二十三難……三五
二十四難……三七
二十五難……四〇
二十六難……四〇
二十七難……四〇
二十八難……四一
二十九難……四五

卷下

三十難……四七
三十一難……四八
三十二難……五〇
三十三難……五一
三十四難……五二
三十五難……五三
三十六難……五五
三十七難……五六
三十八難……五七
三十九難……五八
四十難……五八
四十一難……五九
四十二難……五九
四十三難……六二
四十四難……六二
四十五難……六四
四十六難……六五
四十七難……六五
四十八難……六六
四十九難……六七
五十難……七〇
五十一難……七〇
五十二難……七一
五十三難……七一
五十四難……七二
五十五難……七二
五十六難……七三
五十七難……七六
五十八難……七六
五十九難……七九
六十難……八〇

六十一難……八〇
六十二難……八一
六十三難……八二
六十四難……八三
六十五難……八三
六十六難……八四
六十七難……八五
六十八難……八六
六十九難……八七
七十難……八七
七十一難……八八
七十二難……八八
七十三難……八九
七十四難……八九
七十五難……九〇
七十六難……九一
七十七難……九二
七十八難……九二
七十九難……九三
八十難……九四
八十一難……九四

黃帝八十一難經解題

難經解題一篇。先君子所撰也。元胤今謹以過庭所受之說。併著於錄。舉衆說而證之。若其賸義。竊又補之。冠乎拙著之首。

八十一難之名。昉見于漢張仲景傷寒論自序。而梁阮孝緒七錄。有黃帝衆難經之目。

隋書經籍志曰。黃帝八十一難二卷。註。梁有黃帝衆難經一卷。呂博望注亡。

蓋衆。乃八十一之謂。集註。題曰黃帝八十一難經。本義無黃帝八十一字。非其舊也。其以黃帝冠者。正與內經同。

淮南子曰。世俗之人。多尊古而賤今。故爲道者。必託之於神農黃帝而後能入說。詳見于先子素問解題。

素問離合眞邪論曰。九九八十一篇。以起黃鐘數焉。古書多以此爲數。素靈老子皆然也。

虞伯圭曰。古人因經設難。或與門人子弟問答。偶得此八十一章耳。未必經之當難者。止此八十一條也。此說不可從。

陳祥道禮記講義曰。太玄八十一家。象八十一元士。少則制衆。無則制有。蓋太玄取諸太極而已。故其數如此。老子之書。終於八十一。難經止於八十一。皆此意歟。

王伯厚困學紀聞曰。石林謂。太玄皆老子緒餘。老氏。道生一。一生二。二生三。三之爲九。故九而九之。爲八十一章。太玄以一玄爲三方。自是爲九。而積之爲八十一首。

難。是問難之義。帝王世紀云。黃帝命雷公岐伯。論經脈。旁通問難。八十一爲難經。事物紀原隋蕭吉五行大義。唐李善文選七發註。並引此經文曰。黃帝八十一問云。可以證焉。唐藝文志。有耆婆八十四問。許詠六十四問。蓋本此

陳振孫書錄解題。載難經二卷。曰。難。當作去聲讀。歐陽圭齋曰。難經先秦古文。漢以來答客難等作。皆出其後。又文字相質難之祖也。元胤按史記黃帝本紀云。死生之說。存亡之難。索隱。難。猶說也。凡事是非未盡。假以往來之詞。則曰難。又上文有死生之說。故此云存亡之難。所以韓非著書有說林說難也。八十一難之難。得之其義益明。

或讀爲平聲。非也。

楊玄操序曰。名爲八十一難。以其理趣深遠。非卒易了故也。僧幻雲史記附標。載楊玄操音義曰。難。音乃丹切。黎泰辰序虞庶難經註曰。世傳黃帝八十一難經。謂之難者。得非以人之五藏六府隱於內。爲邪所干。不可測知。唯以脈理究其彷彿邪。若脈有重十二菽者。又有如按車蓋。而若循雞羽者。復考內外之證。以參校之難乎。紀天錫進難經集註表曰。秦越人將黃帝素問。疑難之義。八十一篇。重而明之。故曰八十一難經。滑壽曰。按歐虞說。則難字當爲去聲。餘皆奴丹切。

此經不詳何人作。隋以上則附之于黃帝。唐而降則屬之于秦越人。隋經

籍志云。黃帝八十一難二卷。蓋原于帝王世紀之說也。楊玄操爲秦越人之所作也。

楊玄操序曰。黃帝八十一難經者。斯乃勃海秦越人所作也。越人受桑君之秘術。遂洞明醫道。至能視徹藏府。刳腸剔心。以其與軒轅時扁鵲相類。乃號之爲扁鵲。又家於盧國。因命之曰盧醫。世或以盧扁爲二人者。斯實謬矣。按黃帝有內經二帙。帙各九卷。而其義幽賾。殆難窮覽。越人乃採摘英華。抄撮精要。二部經內。凡八十一章。勒成卷軸。既弘暢聖言。故首稱黃帝云。元胤按王惟一集註本。亦題曰盧國秦越人撰。蓋據楊玄操之言者。

揚子法言曰。扁鵲盧人也。而醫多盧。

王勃云。秦越人始定章句。蓋勃序見文苑英華。其言迂怪可疑。

王勃序曰。黃帝八十一難。是醫經之秘錄也。昔者。岐伯以授黃帝。黃帝歷九師。以授伊尹。伊尹以授湯。湯歷六師。以授太公。太公授文王。文王歷九師。以授醫和。醫和歷六師。以授秦越人。秦越人始定章句。歷九師以授華佗。佗歷六師以授黃公。黃公以授曹夫子。夫子諱元。字真道。自云京兆人也。

舊唐經籍志云。黃帝八十一難經一卷。秦越人撰。按開元中。張守節作史記正義。於扁鵲傳首。引楊玄操難經序。則玄操開元以前人。而其屬諸越人者。豈創於玄操歟。司馬遷云。天下至今言脈者由扁鵲。蓋論脈莫精於難經。則其說之所以起也。然謂之扁鵲所作。唐而上無說。實爲可疑矣。八十一難之目。已見于仲景自序。而叔和脈經。士安甲乙。往往引其文。則漢人所撰。要之不失爲古醫經。亦何必論其作者。

本義曰。史記越人傳。無著難經之說。隋書經籍志。唐書藝文志。俱有秦越人黃帝八十一難二卷之目。又唐諸王侍讀張守節作史記正義。於扁鵲倉公傳。則全引難經文。以釋其義。後附載四十二難與第一難三十七難全文。由此則知古傳以爲越人所作者。不誣也。詳其設問之辭。稱經言者。出於素問靈樞二經。而見於靈樞者尤多。亦有二經無所見者。豈越人別有摭於古經耶。經釋曰。云秦越人著者。始見於新唐書藝文志。蓋不可定然。實兩漢以前書也。元胤嘗考素問。其言雅奧。其理亦精。雖有漢人之所補綴。其實多周秦古書之文。若靈樞。則朱子稱爲淺易。較之素問。殆爲雁行。而八十一難。則又其亞也。何者詳玩其文。語氣稍弱。全類東京。而所記亦多與東京諸書。相出入者。若元氣之稱。始見於董仲舒春秋繁露。揚雄解嘲。而至東漢。比比稱之。男生於寅。女生於申。說文包字註。高誘淮南子註。離騷章句。俱載其說。木所以沈。金所以浮。出于白虎通。金生於巳。水生於申。瀉南方火。補北方水之類。並是五行緯說家之言。而靈素中未有道及者。特見於此經。其決非出西京人手。可以見矣。且此經診脈之法。分以三部。其事約易明。自張仲景王叔和輩。取而用之。迺在醫家。實爲不磨之矜式。然徵之素靈。業已不同。稽之倉公診籍。亦復不合。則想以其古法隱奧。不遽易辨識。故至東漢。或罕傳其術者。於是名師據素問有三部九候之稱。仿而演之。以作此一家言者歟。丁德用曰。難經。爲華佗燼餘之文。吳太醫令呂廣重編此經。王文潔曰。扁鵲者。軒轅時扁鵲也。隱居巖岳。不登於七人之列。而自作八十一難經。以後秦越人註之。今書故稱秦越人扁鵲。是特無稽之談耳。姚際恆僞書考曰。傷寒論序云。撰用素問九卷。八十一難者。即指素問九卷而言也。六朝人又爲此書。絕可笑。是亦臆測。

胡應麟曰。班志扁鵲有內經九卷。外經十二卷。或即今難經也。此說難憑。此經所論。一本內經之精要。以發其蘊奧。而較諸素問靈樞之義。往往有相詭者。是果何也。素靈舊稱古之內經。而取兩書較之。亦往往有其義相乖者。內經中已如此。又取素靈。而篇篇較之。其言有前後相畔者。一書中亦復如此。况難經雖原內經。而其實別是一家言。春秋三傳。各異其辭。古之說經立言。率皆爲然。亦何遽取彼舉此。而致軒輊耶。

徐大椿著難經經釋。以此經有以內經文爲釋者。有悖內經文者。有顛倒內經文者。掎摭得失而辨駁之。是未通古人立言之旨。

吳文正公曰。昔之神醫秦越人。撰八十一難。後人分其八十一。爲十三篇。予嘗慊其分篇之未當。釐而正之。其篇凡六。一至二十二。論脈。二十三至二十九。論經絡。三十至四十七。論藏府。四十八至六十一。論病。六十二至六十八。論穴腧。六十九至八十一。論鍼法。夫秦氏之書。與內經素靈相表裏。而論脈論經絡居初。豈非醫之道所當先明此者歟。予喜讀醫書。以其書之比他書最古也。（贈醫士章伯明序） 按吳氏六篇。視之於楊氏十三類。條理區別。甚爲的當。元以後註難經者。未有表章者也。

本義彙攷。亦論分篇之義。與此約略相類。不及吳氏甄別之精也。

夫八十一難經。古今之爲箋釋者。亡慮數十家。若呂廣楊玄操虞庶丁德用。其書雖亡。而王翰林集註。存其全說。滑伯仁本義所註。稍爲妥適。而周仲立王誠叔馮玠袁淳甫謝堅白陳廷芝等解。因其纂錄。而得概見一二矣。紀齊卿集註。則本義所援。殊爲僅僅。頃覽宋本史記扁倉傳。其附標多載醫家之言。中有紀註。及張潔古藥註數十則。近代徐大椿經釋。以內經之文。議難經之失。其言雖似乖雅道。註中濬明諸家未發之義者。亦不爲少矣。若此數家。其傳于今者。可以爲後學之津梁也。其他則佚者居多。至于明熊宗立張世賢王文潔輩。不過剽襲本義之說。託名於作者之林耳。客歲戊寅。元胤竊讀此經。以王氏集註爲本。識其欄外。以諸家之註。備一時之研查。既爲及門之徒。講於家塾。奈何病目視短。不可快讀細書。於是別編成一書。起稿於仲冬至日。至於今春三月念有五日。而始斷手。顏曰八十一難經疏證。釐爲二卷。以還隋志之舊。且據草廬胡氏之言。劃以六篇。噫元胤識庸學楛。雖不能以闡聖言之蘊奧。評古賢之傳註矣。謹攷經文。尋其指歸。旁採羣籍。資爲證左。質以過庭之所受。對床之所聞。而後反之蔀闇。以竭吾陋。疏可通而闕可疑。必有契於鄙意而止矣。然豈敢謂析理剴切。足以啓幽前祕。擊蒙後生耶。唯在講肄之際。取便繙閱也。覽者勿以贅述見罪。幸甚。

文政己卯首夏初二日　　東都　丹波元胤識

黃帝八十一難經疏證卷上

東都　丹波元胤紹翁　學

一難曰。十二經皆有動脈。獨取寸口。以決五藏六府死生吉凶之法。何謂也。脈經。法。作候。

〔呂〕是手足經十二脈也。〔楊〕凡人兩手足。各有三陰脈三陽脈。合十二經脈。凡脈皆雙行。故有六陰六陽也。自難曰至此。是越人引經設問。從然字以下。是解釋其義。餘悉如此。例可知也。〔滑〕謂之經者。以榮衞之流行。經常不息者而言。謂之脈者。以血理分衺行體者而言也。謂凡十二經。皆有動脈。今置不取。乃獨取寸口。以決死生吉凶者。何耶。

按一難。至二十二難。論脈。是爲第一篇。○十二經脈動。呂楊註詳擧之。今不贅也。丁曰。十二經。皆有動脈者。即在兩手三部。各有會動之脈也。此據脈經。配藏府脈位於三部者。誤矣。蓋經中未有此說也。滑解脈字。本說文。說文。原作衇。曰。𠂢从血。或从肉作脈。从爲是。而又曰。脈者陌也。欠妥。又解經字曰。經者。徑也。此據劉熙釋名藝文。未確。考經者。取經緯之義。言脈之正行者。故其旁流者。謂之絡。絡猶緯也。說文曰。經。織也。从糸巠聲。緯。織橫絲也。从糸韋聲。

然寸口者。脈之大會。手太陰之脈動也。脈經。作動脈。

〔呂〕太陰者。肺之脈也。肺爲諸藏上蓋。主通陰陽。故十二經。皆會手太陰。寸口所以決吉凶者。十二經有病見寸口。知其何經之動。浮沈滑濇。春秋逆順。知其死生也。〔滑〕然者。答辭。諸篇倣此。

按素問經脈別論曰。權衡以平。氣口成寸。以決死生。又陰陽別論曰。帝云。氣口何以獨爲五藏主。岐伯曰。胃者。水穀之海。六府之大源也。五味入口。藏於胃。以養五藏氣。氣口亦太陰也。是以五藏六府之氣味。皆出於胃。見於氣口。又玉機眞藏論曰。五藏者。皆稟氣於胃。胃者。五藏之本。藏氣者。不能自致於手太陰。必因於胃氣。乃至於手太陰也。故五藏各以其時自爲而至於手太陰也。靈樞經脈篇曰。經脈者。常不可見也。其虛實也。以氣口知之。又動輸篇曰。經脈十二。而手太陰。足少陰陽明。獨動不休。何也。岐伯云。是明胃脈也。胃爲五藏六府之海。其清氣上注於肺。肺氣從太陰而行之。其行也。以息往來。故人一呼脈再動。一吸脈亦再動。呼吸不止。故動而不已。說文曰。寸。十分也。人手卻一寸動脈。謂之寸口。从又从一。

人一呼脈行三寸。一吸脈行三寸。呼吸定息。脈行六寸。人一日一夜。凡一萬三千五百息。脈行五十度。周於身。漏水下百刻。榮衛行陽二十五度。行陰亦二十五度。爲一周也。故五十度復會於手太陰。寸口者。五藏六府之所終始。故法取於寸口也。脈經。復上。有而字。寸口者。作太陰寸口也。卽六字。

〔呂〕人一息脈行六寸。十息脈行六尺。百息脈行六丈。千息六十丈。萬息六百丈。一萬三千五百息。合爲八百一十丈。爲一周。陽脈出行二十五度。陰脈入行二十五度。合爲五十度。脈行周身畢。卽漏水百刻亦畢也。謂一日一夜。漏刻盡天明。日出東方。脈還寸口。當復更始也。故曰寸口者。五藏六府之所終始也。〔紀〕榮者血也。以榮於中。衛者氣也。以衛於外。脈者領榮衛而行者也。且血者陰也。其體濡。無脈以總之。或聚或散。烏能同灌於經。氣者陽也。其體呴。無脈以理之。或暴或厥。烏能固衛於外。故脈者揔之。便無大過不及。今但言榮衛。而不言脉者。謂脉揔其榮衛而行。故言榮衛。而不言脉也。〔滑〕人謂平人不病。而息數勻者也。素問平人氣象論云。人一呼脉再動。一吸脉再動。呼吸定息脉五動。閏以大息命曰平人。行陽行陰。謂行晝行夜也。〔徐〕晝夜有長短。此舉其中而言。其行陽行陰。起止出入之法也。

按說文曰。呼。外息也。从口乎聲。吸。内息也。从口及聲。息。喘也。从心从自。自亦聲。漢書揚雄傳註曰。息出入氣也。周禮司馬政官之職。挈壺氏。凡軍事懸壺。以序聚㯍。凡喪縣壺以代哭者。皆以水火守之。分以晝夜。註。以水守壺者。爲沃漏也。以火守壺者。夜則火視刻數也。分以晝夜者。異晝夜漏也。漏之箭。晝夜共百刻。冬夏之閒。有長短爲大史立成法。有四十八箭。說文曰。漏。以銅受水刻節。晝夜百刻。从水屚聲。

又按此段大旨。原于靈樞五十營篇。而其說榮衛之行。取諸乎靈樞營衛生會篇。曰。人受氣於穀。穀入於胃以傳肺。五藏六府。皆以受氣。其清者爲營。濁者爲衛。營在脉中。衛在脉外。營周不休。五十而復大會。陰陽相貫。如環無端。衛氣行於陰二十五度。行於陽二十五度。分爲晝夜。

二難曰。脉有尺寸。何謂也。然。尺寸者。脉之大要會也。

〔滑〕人之一身。經絡榮衛。五藏六府。莫不由於陰陽。而或過與不及於尺寸見焉。故爲脉之大要會也。一難言寸口爲脉之大會。以肺朝百脉而言也。此言尺寸爲脉之大要會。以陰陽對待而言也。〔徐〕要會。言切要之地。會聚之處也。

按說文曰。尺。十寸也。人手卻十分動脉爲寸口。十寸爲尺。尺所以指。尺規榘事也。从尸从乙。乙所以識也。周制。寸尺咫尋常仞諸度量。皆以人之體爲法。大戴禮王言篇曰。布指知寸。布手知尺。是語固與靈樞骨度篇。

所謂肘至腕長一尺二寸半不合。而此段所分尺寸之法。復與骨度篇不同。蓋以從尺澤至魚際。爲一尺一寸。分尺寸二部之位也。

從關至尺。是尺內陰之所治也。從關至魚際。是寸口內陽之所治也。舊脫口字，據脈經。及諸本訂補。

〔呂〕至尺者。言從尺至關。其脈見一寸。而言尺者。是其根本。寸口長一寸。而脈見九分。陽數奇。陰數偶也。〔滑〕從關至尺澤。謂之尺。尺之內。陰之所治也。從關至魚際。是寸口。寸口之內。陽之所治也。故自魚際穴起。一寸之後。分爲尺。自尺澤穴一尺之前。分爲寸也。〔徐〕治。理也。

按說文曰。關以木橫持門戶也。从門𢇍聲。此段關字。亦是分界之義。非指掌後高骨爲關部之謂也。蓋以自掌後橫紋至尺澤。總爲一尺一寸。而分其一尺中之一寸近掌者。謂之爲尺。以其一寸中之九分。謂之爲寸口。寸口與尺。中間相隔一分之地。謂之爲關。是關爲分界之義者。可見矣。靈樞動輸篇曰。魚際者。手魚也。甲乙經曰。尺澤。在肘中約上動脈。手太陰之所入也。

故分寸爲尺。分尺爲寸。

〔丁〕分寸爲尺者。人從關至尺澤穴。當一尺也。於其尺內。分一寸以代一尺之法。是故分寸爲尺。分尺爲寸也。〔滑〕分。猶別也。〔紀〕陰陽者。脈之本。尺寸者。脈之部。今二難所論尺寸。而不言寸尺者。然順陰陽而言也。尺爲陰。寸爲陽。夫尺寸之部。爲諸經要會之所。可以察病之由來。故爲脈之要會。從關至尺。是尺內陰之所治者。按傷寒論云。去尺澤一尺。名曰尺部。是關之後。去尺澤穴一尺。而取尺之名也。關。猶隔也。自關以下。是尺部所屬。

爲陰之所治也。又經曰。去魚一寸。名曰寸口。是從關至魚際穴一寸。而取寸之名也。以關爲界。自關以上。寸口所屬。爲陽之所治也。故分寸爲尺。分尺爲寸者。從關以上。除寸之分。下爲尺也。從關以下。除尺之分。上爲寸也。

故陰得尺內一寸。陽得寸內九分。尺寸終始一寸九分。故曰尺寸也。辨眞。經釋。作尺中。

〔滑〕老陰之數。終於十。故陰得尺內之一寸。此尺字。從關至尺澤。通計十寸者而言。老陽之數。極於九。故陽得寸內之九分。此寸字。指人手卻一寸而言。寸爲尺之始。尺者寸之終。云分寸者。以終始對待言。其實財。寸得九分。尺得一寸。皆陰陽之盈數也。〔丁〕尺寸之法。舊經有注。言諸家所傳撰不同。執引三寸輒相去一寸。以備三才。並不見一寸九分之理。其一寸九分之法者。蓋爲尺寸之位。各有陰陽始終也。

案一難說取寸口之法。此段則更就其中分尺寸之位。而復與十八難分三部之說不同。學者不可一例而讀也。楊註不察此理。妄引諸家脈訣。以傳會之。併舉藏府配位之說。爲診候之式。不足爲據。本義據孫思邈說云。自肘腕入至魚際。爲一尺。十分之爲十寸。取第九分之一寸中。爲脈尺位。若此則更與經旨相左。又不可從也。素問陰陽應象大論曰。按尺寸。觀浮沈滑濇。而知病所生。又脈要精微論曰。尺內兩傍則季脇也。次註。尺內。謂尺澤之內也。靈樞邪氣藏府病形篇曰。脈急者。尺之皮膚亦急。脈緩者。尺之皮膚亦緩。是皆循按尺膚之法。內經未有就寸口分尺位之說。學者又不可執彼解此也。紀天錫亦辨藏府配位之妄。頗爲精當。

三難曰。脈有太過。有不及。有陰陽相乘。有覆。有溢。有關。有格。何謂也。然。關之前者。陽之動。脈當見九分而浮。過者。法曰太過。減者。法曰不及。遂上魚爲溢。爲外關內格。此陰乘之脈也。脈經。諸本。動下。有也字。

〔呂〕過者。謂脈過九分出一寸。名曰太過。減者。脈不及九分至八分七分六分也。此爲不及之脈也。遂上魚者。出一寸至魚際也。

關以後者。陰之動也。脈當見一寸而沈。過者。法曰太過。減者。法曰不及。遂入尺爲覆。爲內關外格。此陽乘之脈也。脈經。作關之後者。

〔呂〕過者。謂脈出過一寸。至一分二分三分四分五分。此大過之脈也。減者。謂不滿一寸。脈見七分八分。或六分五分。此爲不及之脈。〔虞〕陰陽不相榮。脈乃上魚入尺。故曰覆溢之脈。脈既覆溢。此由關格所致。本經曰。關格者。不得盡其命而死也。不病亦死。〔張〕關。無出之由。故曰關也。格者。無入之理。故曰格也。〔滑〕遂者。徑行而直前也。謝氏謂遂者。直上直下。殊無迴旋之生意。外關內格。謂陽外關不下。陰從而內出。以格拒之。此陰乘陽位之脈也。內關外格。謂陰內閉而不上。陽從而外入。以格拒之。此陽乘陰位之脈也。覆。如物之覆。由上而傾於下也。溢。如水之溢。由內而出乎外也。此篇。言陰陽之太過不及。雖爲病脈。猶未至危殆。若遂上魚入尺而爲覆溢。則死脈也。此遂字。最爲切緊。蓋承上起下之要言。不然則太過不及陰陽相乘關格覆溢。渾爲一意。漫無輕重矣。

按呂註有一脈四名之說。誤矣。此段大旨。診尺寸以詳陰陽相乘之候。而察關格之病也。故其設問。謂古之論脈者。曰太過不及。曰陰陽相乘。曰覆溢。曰關格。若是說來各有所異否。其答辭。始舉關之前後。申明陰陽之位。而以過之與減。解太過不及。爲脈之形勢。以上魚入尺。解覆溢爲脈之現體。而後結其義曰。是爲關格之病所成。何則陰陽各乘其位者。非一脈有四名。其關格之稱。與內經同指病候。非爲脈名。三十七難亦據靈樞脈度篇。爲陰陽俱盛之病矣。素問脈要精微論曰。陰陽不相應。病名曰關格。史倉公傳曰。齊侍御史成自言病頭痛。臣意切其脈。得肝氣。肝氣濁而靜。此內關之病也。又曰。脈法云。病重而脈順淸者。曰內關。內關之病。人不知其所痛。徐幹中論曰。術之於斯民也。猶內關之疾也。非有痛癢煩苛於身。情志慧然。不覺疾之已深也。然而期日即至。則血氣暴竭。故內關之疾。疾之中夭。而扁鵲之所甚惡也。是皆陰陽不相營運。人不病而死也。傷寒論平脈法曰。寸口脈浮而大。浮爲虛。大爲實。在尺爲關。在寸爲格。關則不得小便。格則吐逆。是據此段而申明其證者也。此段所診。亦是尺寸二部。本義爲三部之義。欠妥。

故曰覆溢。是其眞藏之脈。人不病而死也。脈經：而作自。

〔丁〕此者。是使陰陽不守本位。有此覆溢。故形不病而死也。〔滑〕覆溢之脈。乃孤陰獨陽。上下相離之診。故曰眞藏之脈。謂無胃氣以和之也。

案經釋。據素問玉機眞藏論。五藏各有眞藏脈。以此段爲誤。然觀本義所解。則其義自通。楊上善太素註曰。無餘物和雜。故名眞也。見于玉機眞藏論新校正。

四難曰。脈有陰陽之法。何謂也。然。呼出心與肺。吸入腎與肝。呼吸之間。脾受穀味也。其脈在中。

〔呂〕心肺在膈上。藏中之陽。故呼其氣出。肝腎在膈下。藏中之陰。故吸其氣入。脾者中州。主養四藏。故曰呼吸以受穀味。〔滑〕其脈在中者。在陰陽呼吸之中。

按經釋。以受穀味三字。爲贅辭。其說似有理。

浮者陽也。沈者陰也。故曰陰陽也。心肺俱浮。何以別之。然。浮而大散者。心也。浮而短濇者。肺也。腎肝俱沈。何以別之。然。牢而長者。肝也。按之濡。舉指來實者。腎也。脾者中州。故其脈在中。是陰陽之法也。脈經。濡。作耎。下有而大二字。法也。作脈字。

〔滑〕浮爲陽三句。此承上文而起下文之義。心爲陽中之陽。故其脈浮而大散。肺爲陽中之陰。其脈浮而短濇。肝爲陰中之陽。其脈牢而長。腎爲陰中之陰。其脈按之濡。舉指來實。〔楊〕按之有餘。舉之不足。故曰沈。按之不足。舉之有餘。故曰浮。細而遲。來往難且散。或一止。名曰濇。按之但覺堅極。故曰牢。大而長微強。按之隱指愊愊然者。謂之實。〔丁〕脾者。中央土也。能成養四旁。故隨四時而見。所以經不言脈之象也。

按濡即軟字。或作耎。脈經曰。軟脈極軟而浮細。註。軟。一作濡。云濡者。如帛衣在水中。輕手相得。

脈有一陰一陽。一陰二陽。一陰三陽。有一陽一陰。一陽二陰。一陽三陰。如此之言。寸口有六脈俱動耶。然。此言者。非有六脈俱動也。謂浮沈長短滑濇也。浮者陽也。滑者陽也。長者陽也。沈者陰也。短者陰也。濇者陰也。所謂一陰一陽者。謂脈來沈而滑也。一陰二陽者。謂脈來沈滑而長也。一陰三陽者。謂脈來浮滑而長。時一沈也。所言一陽一陰者。謂脈來浮而濇也。一陽二陰者。謂脈來長而沈濇也。一陽三陰者。謂脈來沈濇而短。時一浮也。各以其經所在。名病逆順也。脈經。此下。載六難全文。之言。作言之。此言。作經言如此。病下。有之字。

〔楊〕過於本位。謂之長。不及本位。謂之短。按之往來流利。展轉替替然。謂之滑也。隨春夏秋冬。觀其六脈之變則知病之逆順也。〔紀〕浮沈者。言其位也。長短者。言其體也。故有形則有位。有位則知病之虛實。知虛實則知病所在。然後別陰陽之道。虛自內出。實自外入。〔滑〕又設問答。以明陰陽脈見者。不單至也。惟其不單至。故有此六脈相兼而見。惟其相兼。故有一陰一陽。一陽一陰之不同也。〔徐〕但浮沈可以相兼。而滑濇短長。不得竝見。其經手足三陰三陽也。逆順。如心脈宜浮。腎脈宜沈。則爲順。如心脈反沈。腎脈反浮。則爲逆。

五難曰。脈有輕重。何謂也。然。初持脈如三菽之重。與皮毛相得者。肺部也。如六菽之重。與血脈相得者。心部也。如九菽之重。與肌肉相得者。脾部也。如十二菽之重。與筋平者。肝部也。按之至骨。舉指來疾者。腎部也。故曰輕重。舊脫腎部之部字。今據脈經諸本補。

〔呂〕菽者豆也。言脈之輕重。如三豆之重。在皮毛之間。皮毛者。肺氣所行也。言肺部也。心主血脈。次於肺。如六豆之重。肝主筋。又在脾下。故次之。腎主骨。其脈沈至骨。故曰腎也。

按脈經註曰。菽者。小豆。言脈輕如三小豆之重。呂氏作大豆。據此集註所引。誤脫大字也。考說文曰。尗豆也。象尗豆生之形也。詩采菽。鄭玄註曰。菽大豆也。又閟宮。稙穉菽麥。釋文曰。菽音叔。大豆也。禮檀弓。啜菽飲水。釋文曰。叔或作菽。音同。大豆也。蓋古人未以菽爲小豆。傷寒論舊註亦曰。菽小豆。誤矣。此段借菽以稱輕重者。特約略言之。謂醫之以指按脈。在病者膚肉上。覺得其有輕重若此也。蓋三部之上。各有一菽之重。故合三部。而稱三菽。非一部之上若有三菽之重也。以三乘之。則若六菽之重者。三部各有二菽之重也。九菽之重者。三部各有三菽之重也。十二菽之重者。三部各有四菽之重也。按之至骨。則其深至矣。更不復言輕重矣。東輿服子温亦嘗有此說。先子每稱其精核。虞庶謝縉孫並謂寸關尺。各有三菽之重。乃知肺氣之至。餘當以類推之。本義曰。腎不言菽。當如十五菽之重。此說。本于十六難呂注。經釋曰。浮而無力爲輕。沈而有力爲重。其說俱乖經旨。

六難曰。脈有陰盛陽虛。陽盛陰虛。何謂也。然。浮之損小。沈之實大。故曰陰盛陽虛。沈之損小。浮之實大。故曰陽盛陰虛。是陰陽虛實之意也。

〔滑〕大抵輕手取之。陽之分。重手取之。陰之分。不拘何部。率以是推之。〔徐〕此與上文脈有陰陽之法不同。上文言脈之屬於陰屬於陽。平脈也。此則言陰分與陽分之脈。有太過不及也。

七難曰。經言。少陽之至。乍小乍大。乍短乍長。陽明之至。浮大而短。太陽之至。洪大而長。太陰之至。緊大而長。少陰之至。緊細而微。厥陰之至。沈短而敦。此六者。是平脈邪。將病脈邪。然。皆王脈也。其氣以何月各王幾日。然。冬至之後。得甲子少陽王。復得甲子陽明王。復得甲子太陽王。復得甲子太陰王。復得甲子少陰王。復得甲子厥陰王。王各六十日。六六三百六十日。以成一歲。此三陽三陰之王時日大要也。

〔呂〕少陽王正月二月。其氣尚微少。故其脈來進退無常。陽明王三月四月。其氣始萌未盛。故其脈來浮大而短也。太陽王五月六月。其氣大盛。故其脈來洪大而長。太陰王七月八月。乘夏餘陽。陰氣未盛。故其脈來緊大而長。少陰王九月十月。陽氣衰而陰氣盛。故其脈來緊細而微也。厥陰王十一月十二月。陰氣盛極。故言厥陰。其脈來沈短以敦。敦者。沈重也。〔丁〕夫三陰三陽之氣王。隨六甲以言之。此法。按黃帝六節藏象論曰。天以六六之節成一歲。其自冬至之後。或在小寒之初。或在大寒之後。〔滑〕上文言三陽三陰之王脈。此言三陽三陰之王時。當其時則見其脈也。曆家之說。以上古十一月甲子合朔冬至爲曆元。蓋取夫氣朔之分齊也。然天度之運。與日月之行。遲速不一。歲各有差。越人所謂冬至之後得甲子。亦以此歟。首稱經言二字。考之樞素無所見。平人氣象論。太陽至。洪大而長。少陽至。乍數乍疏。乍短乍長。陽明至。浮大而短。則雖略其說而不詳。豈越人之時。別有所謂上古文字耶。將內經有之。而後世文脫耶。不可知也。後凡言經言。無所攷者。義皆倣此。

按脈經曰。洪脈。極大在指下。微脈。極細而軟。或欲絕。若有若無。細脈。小大於微。常有但細耳。

八難曰。寸口脈平而死者。何謂也。然。諸十二經脈者。皆係於生氣之原。所謂生氣之原者。謂十二經之根本也。謂腎間動氣也。此五藏六府之本。十二經脈之根。呼吸之門。三焦之原。一名守邪之神。故氣者人之根本也。根絕則莖葉枯矣。寸口脈平而死者。生氣獨絕於內也。

〔呂〕寸口脈平而死者。非應四時脈。其脈狀若平和也。又曰。十二經。皆係於生氣之原。所謂生氣之原者爲十二經本原也。夫氣衝之脈者。起於兩腎之間。主氣。故言腎間動氣。挾任脈。上至喉咽。通喘息。故云呼吸之門。上係手三陰三陽。爲支。下係足三陰三陽。爲根。故聖人引樹以設喻也。其生氣之原者。是三焦之府。宣行榮衛。邪不妄入。故曰守邪之神也。〔徐〕係。連屬也。三焦與腎同候。而腎屬下焦。故曰三焦之原。謂所從出也。〔滑〕此篇與第一難。義若相悖。然各有所指也。一難以寸口決死生者。謂寸口爲脈之大會。而谷氣之變見也。此篇以原氣言也。人之原氣盛則生。絶則寸口脈雖平猶死也。

按腎間動氣。補註。經釋。爲命門之氣。本義爲人所得以生之氣。不若呂註之長矣。呂氏去古不遠。必有師受。且考之經文。其言鑿鑿可據矣。夫腎間。則衝脈所出之地。外當平關元之分。而三焦氣化之所原也。其所稱動氣者。何。靜者爲陰。動者爲陽。動氣。則陽氣之謂也。素問陰陽離合論曰。大衝之地。名曰少陰。次註。大衝者。腎脈與衝脈。合而盛大。故曰大衝。又舉痛論曰。衝脈起於關元。隨腹直上。寒氣客則脈不通。脈不通則氣因之。故喘動應手矣。又骨空論曰。衝脈者。起於氣衝。並少陰之經。俠臍上行。靈樞海論曰。衝脈者。爲十二經之海。逆順肥瘦篇曰。衝脈者。五藏六府之海也。五藏六府皆稟焉。其下者。注少陰之大絡。出於氣街。動輸篇曰。衝脈者。十二經之海也。與少陰之絡起於腎。百病始生篇曰。虛邪之中人也。其著於伏衝之脈者。揣之應手而動。是則衝脈所出之地。在于兩腎之間。實爲十二經脈之根本也。六十六難曰。臍下腎間動氣者。人之生命也。十二經之根本也。故名曰原。三焦者。原氣之别使也。主通行三氣。經歷於五藏六府。原者。三焦之尊號也。是則與此段之義。互相發揮。可見動氣者。衝脈所主之氣。真元之陽。三焦氣化之原。而生命係焉。楊玄操曰。腎間動氣。則丹田也。道士思神。比丘坐禪。皆行心氣於臍下者。良爲此也。是説亦爲有理。荀悦申鑒曰。蹸臍二寸。謂之關。關者。所以關藏呼吸之氣。以稟授四氣也。故氣長者以關息氣。是與此段所謂呼吸之門。其義相符。篇首所謂寸口者。該三部而言。非上部有脈。下部無脈之謂。呂楊註不免迂拘。

九難曰。何以别知藏府之病耶。然。數者府也。遲者藏也。數則爲熱。遲則爲寒。諸陽爲熱。諸陰爲寒。故以別知藏府之病也。

〔呂〕府者陽。故其脈數。藏者陰。故其脈來遲。〔楊〕去來急促。一息過五至。名數也。呼吸三至。去來極遲。故曰遲也。陽脈行疾。故病乃數。陰脈行遲。故病乃遲。此直云病在藏府。

十難曰。一脈爲十變者。何謂也。然。五邪剛柔相逢之意也。假令心脈急甚者。肝邪干心也。心脈微急者。膽邪干小腸也。心脈大甚者。心邪自干心也。心脈微大者。小腸邪自干小腸也。心脈緩甚者。脾邪干心也。心脈微大者。胃邪干小腸也。心脈濇甚者。肺邪干心也。心脈微濇者。大腸邪干小腸也。心脈沈甚者。腎邪干心也。心脈微沈者。膀胱邪干小腸也。五藏各有剛柔邪。故令一輒變爲十也。

〔呂〕夏心主。脈見浮大而散。今反弦。弦者肝脈來干心也。小腸心之府。脈當浮大而洪長而微弦者。膽脈也。心脈雖洪大。當以胃氣爲本。今無胃氣。故其脈大甚也。此爲心自病。故言自干心也。小腸心之府。微大者。其脈小爲小腸自病。故言自干也。緩者脾脈。乘心。故令心脈緩也。胃脈小緩。見於心部。小腸心府。故言干之。濇肺脈。故言干心也。微濇大腸脈。小腸心府。故曰干也。沈者腎脈。故言干也。微沈者膀胱脈。小腸心府。故言干也。此夏王之時。心脈見如此者。爲失時脈。〔楊〕干。猶乘也。剛柔。陰陽也。邪者。不正之名。非有王氣。而外來干身爲病者。通爲之邪也。〔虞〕推此十變之候。乃五行勝復相加。故聖人謂之五邪也。五藏各有表裏。更相乘之。一脈成十。故十變也。有陽有陰。故曰剛柔也。於本位見他脈。故曰相逢相干也。聖人乃以心一藏爲例。其餘皆可知也。

十一難曰。經言。脈不滿五十動而一止。一藏無氣也。何藏也。然。人吸者隨陰入。呼者因陽出。今吸不能至腎。至肝而還。故知一藏無氣者。腎氣先盡也。

〔楊〕按經言。持其脈口。數其至也五十動而不一代者。五藏皆受氣。是爲平和無病之人矣。四十動而一代者。一藏無氣。難經言止。本經言代。按止者按之覺於指下而中止。代者還尺中停久方來名曰代也。止代雖兩經不同。據其脈狀。亦不殊別。故兩存之。〔丁〕五十動者。是天地陰陽。以漏刻爲制度。今陽氣虛少。故不滿五十也。其言動而止者。謂吸不能至腎。至肝而還。此陽不榮於下。故腎氣先絕也。絕則止也。此法又與生氣獨絕於內同法也。〔滑〕五藏腎最在下。吸氣是遠。若五十動不滿而一止者。知腎無所資。氣當先盡。盡猶衰竭也。不能隨諸藏氣而上矣。

按此段。原于靈樞根結篇。而約言之也。

十二難曰。經言。五藏脈已絕於內。用鍼者反實其外。五藏脈已絕於外。用鍼者反實其內。內外之絕。何以別之。然。五藏脈已絕於內者。腎肝氣已絕於內也。而醫反補其心肺。五藏脈已絕於外者。其心肺脈已絕於外也。而醫反補其腎肝。陽絕補陰。陰絕補陽。是謂實實虛虛。損不足益有餘。如此死者。醫殺之耳。

〔呂〕心肺所以在外者。其藏在膈上。上氣外爲榮衞。浮行皮膚血脈之中。故言絕於外也。腎肝所以在內者。其藏在膈下。下氣內養筋骨。故言絕於內也。〔滑〕靈樞第一篇曰。凡將用鍼。必先診脈。視氣之劇易。乃可以治。又第三篇曰。所謂五藏之氣。已絕於內者。脈口氣內絕不至。反取其外之病處。與陽經之合。有留鍼以致陽氣。陽氣至則內重竭。重竭則死矣。其死也無氣以動。故靜。所謂五藏之氣。已絕于外者。脈口氣外絕不至。反取其四末之輸。有留鍼以致其陰氣。陰氣至則陽氣反入。入則逆。逆則死矣。其死也陰氣有餘。故躁。此靈樞以脈口內外言陰陽也。越人以心肺腎肝內外。別陰陽。其理亦由是也。紀氏謂此篇言鍼法。馮玠謂此篇合入用鍼補寫之類。當在六十難之後。以例相從也。〔徐〕絕者。虛也。不足也。不絕者。實也。有餘也。

十三難曰。經言。見其色而不得其脈。反得相勝之脈者。卽死。得相生之脈者。病卽自已。色之與脈。當參相應。爲之奈何。然。五藏有五色。皆見於面。亦當與寸口尺內相應。假令色青。其脈當弦而急。色赤。其脈浮大而散。色黃。其脈中緩而大。色白。其脈浮濇而短。色黑。其脈沈濡而滑。此所謂五色之與脈。當參相應也。

〔滑〕靈樞第四篇曰。見其色知其病。命曰明。按其脈知其病。命曰神。問其病知其處。命曰工。又曰。色青者其脈弦。赤者其脈鈎。黃者其脈代。白者其脈毛。黑者其脈石。見其色而不得其脈。謂色脈之不相得也。色脈既不相得。看得何脈。得相勝之脈卽死。得相生之脈。病卽自已。已。愈也。參。合也。

脈數。尺之皮膚亦數。脈急。尺之皮膚亦急。脈緩。尺之皮膚亦緩。脈濇。尺之皮膚亦濇。脈滑。尺之皮膚亦滑。

〔丁〕數。即心也。所以臂內皮膚熱也。急者。臂內經絡滿實。所以堅急也。緩者。肌肉消。故皮膚亦緩弱也。肺主燥。所以臂內皮膚亦濇也。腎主水，其脈滑。所以臂內皮膚亦滑也。〔滑〕靈樞第四篇。黃帝曰。色脈已定。別之奈何。岐伯曰。調其脈之緩急大小滑濇。肉之堅脆。而病變定矣。帝曰。調之奈何。岐伯答曰。脈急。尺之皮膚亦急。脈緩。尺之皮膚亦緩。脈小。尺之皮膚亦減。而少氣。脈大，尺之皮膚亦賁而起。脈滑。尺之皮膚亦滑。脈濇。尺之皮膚亦濇。凡此變者。有微有甚。云此通上文所謂色脈形肉不相失。

按經釋曰。今去經文大小字。而易數字。數者。一息六七至之謂。若皮膚則如何能數。此說誤矣。素問奇病論曰。人有尺脈數甚。筋急而見。是尺膚亦有數之候也。

五藏各有聲色臭味。當與寸口尺內相應。其不相應者病也。假令色青。其脈浮濇而短。若大而緩爲相勝。浮大而散。若小而滑爲相生也。

〔呂〕色青者。肝也。浮濇而短者。肺也。肺勝肝爲賊邪。若大而緩。爲脾脈也。肝勝脾。故言相勝也。浮大而散。心脈也。心爲肝之子。若小而滑。腎脈也。腎爲肝之母。肝爲腎之子。子母相生。故爲相生也。〔虞〕肝脈弦。其色青。其聲呼。其臭羶。其味酸。心脈洪。其色赤。其聲笑。其臭焦。其味苦。脾脈緩。其色黃。其聲歌。其臭香。其味甘。肺脈濇。其色白。其聲哭。其臭腥。其味辛。腎脈沈。其色黑。其聲呻。其臭腐。其味鹹。此謂相應也。

經言。知一爲下工。知二爲中工。知三爲上工。上工者十全九。中工者十全八。下工者十全六。此之謂也。

〔丁〕上工者。謂全知色脈皮膚三法。相生相勝本始。故治病十全其九。中工知二。謂不能全收。故治病十全得八下工知一。謂不解明於全法。一心治已病。故十全得六也。〔滑〕此篇問答。凡五節。第一節爲問辭。第二第三節。言色脈形肉不得相失。第四節。言五藏各有聲色臭味。當與寸尺相應。然假令以下。但言色脈相參。不言聲臭味。殆闕文歟。抑色之著于外者。將切於參驗歟。第五節。則以所知之多寡。爲工之上下也。

按知三之義。呂註謂解一藏爲下工。解二藏爲中工。解五藏爲上工。虞庶據禮記正義。醫不三世之說。俱爲強解。靈樞邪氣藏府病形篇曰。善調尺者。不待於寸。善調脈者。不待於色。能參合而行之者。可以爲上工。上工十全九。行二者爲中工。中工十全七。行一者爲下工。下工十全六。是丁說所原。其義自明。呂覽察賢篇曰。今有良醫於此。治十人而起九人。所以求之萬也。註。以術之良。故人多求之也。凡十人中。必有一不可治之病。故全九爲上也。全。猶愈也。見于周禮疾醫職註。而工。則醫之謂也。與知一則爲工。知二則爲神。知三則神且明矣不同。此言上中下之工。與韓非子經篇。下君盡己之能。中君盡人之力。上君盡人之智語同。素問。有粗工良工之語。說文曰。工。巧飾也。象人有規榘也。與巫同意。其義可知。蓋上古之醫。必爲祝由。故通稱巫。又謂之工。山海經曰。大荒之中有山。名曰豐沮玉門。日月所入。有靈山。巫咸巫即巫朌巫彭巫姑巫真巫禮巫抵巫謝巫羅十巫。從此升降。百藥爰在。註。羣巫上下此山。采藥往來也。又開明東。有巫彭巫抵巫陽巫履巫凡巫相。註。皆神醫也。是則工之與巫。其意相同。上古俱爲醫之稱也。

十四難曰。脈有損至。何謂也。然。至之脈。一呼再至曰平。三至曰離經。四至曰奪精。五至曰死。六至曰命絕。此至之脈也。舊。至。作死。據脈經虞註本義改正。

〔呂〕平者。謂平調之脈也。〔虞〕經者。常也。謂脈離常經之所。而行過於半。不在所起之經再起。故曰離經也。一呼四至。乃陽氣亂。故脈數。數則氣耗。耗則精無所歸。獨加奪去。故曰奪精。五至。死之漸也。六至。今死矣。

何謂損。一呼一至曰離經。二呼一至曰奪精。三呼一至曰死。四呼一至曰命絕。此謂損之脈也。至脈從下上。損脈從上下也。

〔滑〕至脈從下而逆上。由腎而之肺也。損脈從上而行下。由肺而之腎也。

損脈之爲病。奈何。然。一損損於皮毛。皮聚而毛落。二損損於血脈。血脈虛少。不能榮於五藏六府也。三損損於肌肉。肌肉消瘦。飲食不爲肌膚。四損損於筋。筋緩不能自收持也。五損損於骨。骨痿不能起於牀。反此者至於收病也。從上下者。骨痿不能起於牀者死。從下上者。皮聚而毛落者死。脈經。滑。作痟。本義。不爲。作不能爲。至於收病。當作至脈之病也云。按脈經與經文同。

〔呂〕從上下者。從肺損至腎。五藏俱盡。故死。肺在上也。從下上者。從腎損之肺。亦復五藏俱盡。故死也。〔虞〕至此推究損家病證。一損肺。二損心。三損脾。四損肝。五損腎。乃如第五難脈之輕重菽數。

按皮聚者。皮膚皺臘失潤。故毛脫也。不能榮於五藏六府之榮字。古與營通。周運之義也。至於收病也。本義爲誤文。是。然脈經與經文同。則其譌亦久。呂註曰。收者。取也。經但載損家病。不載至家病。故損脈於此受病。非是至家病也。其言不免含糊。

治損之法奈何。然。損其肺者。益其氣。損其心者。調其榮衛。損其脾者。調其飲食。適其寒溫。損其肝者。緩其中。損其腎者。益其精。此治損之法也。

〔滑〕肺主氣。心主血脈。腎主精。各以其所損而治之。榮衛者。血脈之所資也。肝主血。血虛則中不足。一云。肝主怒。怒能傷肝。故損其肝者。緩其中。經曰。肝苦急。急食甘以緩之。緩者。和也。

按一說爲是。虞丁註意亦爾。適其寒溫。此衣服起居之謂。非重言飲食之義也。經釋曰。言治損。而不言治至者。蓋損至之脈。雖有從上下從下上之殊。而五者之病狀則一。故言治損。而治至之法亦備矣。

脈有一呼再至。一吸再至。有一呼三至。一吸三至。有一呼四至。一吸四至。有一呼五至。一吸五至。有一呼六至。一吸六至。有一呼一至。一吸一至。有再呼一至。再吸一至。有呼吸再至。脈來如此。何以別知其病也。

〔滑〕此再舉損至之脈。爲問答也。蓋前之損至。以五藏自病得之於內者而言。此則以經絡血氣。爲邪所中之微甚。自外得之者而言也。其曰呼吸再至。即一呼一至。一吸一至之謂。疑衍文也。

然。脈來一呼再至。一吸再至。不大不小。曰平。一呼三至。一吸三至。爲適得病。前大後小。即頭痛目眩。前小後大。即胸滿短氣。一呼四至。一吸四至。病欲甚。脈洪大者。苦煩滿。沈細者。腹中痛。滑者傷熱。濇者中霧露。一呼五至。一吸五至。其人當困。沈細夜加。浮大晝加。不大不小。雖困可治。其有大小者。爲難治。一呼六至。一吸六至。爲死脈也。沈細夜死。浮大晝死。一呼一至。一吸一至。名曰損。人雖能行。猶當著牀。所以然者。血氣皆不足故也。再呼一至。再吸一至。名曰無魂。無魂者當死也。人雖能行。名曰行尸。脈經。欲甚。作適甚。死脈上。有十字。當著。作當末。再吸一至。舊作呼吸再至。據脈經本義改訂。

〔虞〕脈三至曰離經。反於常經。知病始得。脈病反常經。法曰。奪精之脈。脈大。法曰。渾渾革至如涌泉者。病進欲甚之理明也。陰脈細沈。夜加可驗。陽脈浮大。晝加可知。魂屬陽。陽主生。今脈形如是減損。乃知陽絕。陽絕則魂去。故人死也。〔滑〕前後。非言寸尺。猶十五難前曲後居之前後。以始末言也。〔徐〕前大後小。病氣在陽。故頭痛目眩。前小後大。病氣在陰。故胸滿短氣。洪大爲陽邪外越。故煩滿。沈細爲陰邪內陷。故腹痛。滑爲血實。故爲熱。濇爲傷濕。故中霧露。此又於一息四至之病。分別言之。困者近於死也。不大不小。則晝夜不至於有加。故可治。即靈樞禁服篇所謂。若引繩大小齊等之義。若更參差不倫。則難治矣。行尸言其人生道已絕。如尸之行也。

按濇。脈難流利也。何於一息八至中而現之。蓋此段濇字。脈經所謂一止復來之義。數中有時一結也。虞註爲如刀刮竹之狀。欠妥。靈樞本神篇曰。隨神往來者。謂之魂。說文曰。魂陽氣也。从鬼云聲。

上部有脈。下部無脈。其人當吐。不吐者死。上部無脈。下部有脈。雖困無能爲害也。所以然者。譬如人之有尺。樹之有根。枝葉雖枯槁。根本將自生。脈有根本。人有元氣。故知不死。

〔楊〕上部寸口。下部尺中也。〔滑〕紀氏曰。上部有脈。下部無脈。是邪實并於上。即當吐也。若無吐證。爲上無邪。而下氣竭。故云當死。一難言寸口爲五藏主也。四難以胃爲主。其脈則主關上也。此難以尺爲主也。此越人所以錯綜其義。散見諸篇。以見寸關尺。各有所歸重云。〔徐〕上部無脈者。特因氣血之偶有滯耳。病去則自復也。

按元氣者。人身所稟天眞本原之氣。所謂通天者生之本。是也。六十六難曰。臍下腎間動氣者。人之生命也。

十二經之根本也。故名曰原。三焦者。原氣之別使也。金匱要略曰。腠者。三焦通會元真之處。爲血氣所注。是則元者。本原之謂也。春秋繁露王道篇曰。春秋何貴乎元而言之。元者。始也。言本正也。道。王道也。王者。人之始也。王正則元氣和順。又重政篇曰。春秋變一謂之元。元。猶原也。其義以隨天地終始也。故人唯有終始也。而生不必應四時之變。故元者爲萬物之本。揚雄解嘲曰。天者含元氣。白虎通曰。地者。元氣之所生。萬物之祖也。漢書律曆志曰。大極元氣。函三爲一。極。中也。元。始也。文選東都賦曰。降烟熅調元氣。又魯靈光殿賦曰。包陰陽之變化。含元氣之烟熅。李善註。春秋曆命序云。元氣正則天地八卦孳。後漢書李固傳曰。北斗斟酌元氣。運平四時。王充論衡幸偶篇曰。俱稟元氣。或獨爲人。或爲禽獸。又無形篇曰。人稟元氣於天。各受壽夭之命。以立長短之形。蓋人之生也。與天地參。則所稟之氣。其理一也。內經是謂真氣。又謂生氣者。生之所資始。而天所稟之氣也。譬如二字。本義謂當在人之有尺下。此說是矣。然脈經亦與經文同。

十五難曰。經言。春脈弦。夏脈鉤。秋脈毛。冬脈石。是王脈耶。將病脈也。然。弦鉤毛石者。四時之脈也。春脈弦者。肝東方木也。萬物始生。未有枝葉。故其脈之來。濡弱而長。故曰弦。夏脈鉤者。心南方火也。萬物之所盛。垂枝布葉。皆下曲如鉤。故其脈之來疾去遲。故曰鉤。秋脈毛者。肺西方金也。萬物之所終。草木華葉。皆秋而落。其枝獨在。若毫毛也。故其脈之來。輕虛以浮。故曰毛。冬脈石者。腎北方水也。萬物之所藏也。盛冬之時。水凝如石。故其脈之來。沈濡而滑。故曰石。此四時之脈也。

〔滑〕此內經平人氣象玉機真藏論參錯其文而爲篇也。春脈弦者。肝主筋。應筋之象。夏脈鉤者。心主血脈。應血脈來去之象。秋脈毛者。肺主皮毛。冬脈石者。腎主骨。各應其象。兼以時物之象取義也。來疾去遲。劉立之曰。來者。自骨肉之分而出於皮膚之際。氣之升而上也。去者。自皮膚之際而還於骨肉之分。氣之降而下也。〔徐〕來疾者。其來少急而勁。去遲者。其去少緩而弱。此所謂下曲如鉤也。按藏府之與五行。各有所屬。而春夏秋脈。皆以木爲喻者。唯木爲因時遷變也。

如有變奈何。然。春脈弦。反者爲病。何謂反。然。其氣來實強。是謂太過。病在外。氣來虛微。是謂不及。病在內。氣來厭厭聶聶。如循榆葉。曰平。益實而滑。如循長竿。曰病。急而勁益強。如新張弓弦。曰死。春脈微弦曰平。弦多胃氣少曰病。但弦無胃氣曰死。春以胃氣爲本。

〔呂〕實強者。陽氣盛也。少陽當微弱。今更實強。謂太過。陽主表。故今其病在外也。厥陰之氣。養於筋。其脈弦。今更虛微。故曰不及。陰處中。故今其病在內也。如循長竿。謂弦多胃氣少也。如新張弓弦。謂但強無胃氣也。

按素問平人氣象論曰。平肺脈來。厭厭聶聶。如落榆莢。曰肺平。次註。浮薄而虛者也。又曰。平肝脈來。耎弱。招招如揭長竿末稍。曰肝平。與此段爲異。弟堅曰。厭厭聶聶。聖惠方作擫擫𣘹𣘹。廣韻云。擫。於葉切。葉動貌。說文云。聶。木葉搖白也。按白。恐皃訛。皃。即貌省文。从木聶聲。爾雅曰。欇。虎櫐。釋文曰。欇。郭音涉。本又作聶。並同。爾雅曰。榆。白枌。註。枌。榆先生葉。却著莢。皮色白。說文曰。竿。竹挺也。从竹干聲。王冰素問次註曰。勁。謂勁強。急之甚也。

夏脈鉤。反者爲病。何謂反。然。其氣來實強。是謂太過。病在外。氣來虛微。是謂不及。病在內。其脈來累累如環。如循琅玕。曰平。來而益數。如雞舉足者。曰病。前曲後居。如操帶鉤。曰死。夏脈微鉤。曰平。鉤多胃氣少。曰病。但鉤無胃氣。曰死。夏以胃氣爲本。

〔呂〕實強者。太陽受氣盛也。太陽浮散。今反實強。故曰太過也。手少陰主血脈。其氣尙平實。今反見虛微。故曰不及也。心脈但當浮散。不當數也。雞舉足者。諭其數也。後居。謂之後直。如人革帶之鉤。前曲後直也。是謂但鉤無胃氣也。〔丁〕操者。執也。如手執革帶前鉤曲無力也。後居。倨而不動。勁有。故曰死也。

按素問平人氣象論曰。病脾脈來實而盈數。如雞舉足。曰脾病。與此段爲異。說文曰。環。璧也。肉好若一。謂之環。从玉瞏聲。琅玕。似珠者。琅。从玉良聲。玕。从玉干聲。禹貢。雝州。球琳琅玕。素問次註曰。如循琅玕。言脈滿而盛。微似珠形之中手。琅玕。珠之類也。居。不動也。操。執持也。雞舉足。謂如雞走之舉足也。

秋脈微毛。反者爲病。何謂反。然。氣來實強。是謂太過。病在外。氣來虛微。是謂不及。病在內。其脈來藹藹如車蓋。按之益大。曰平。不上不下。如循雞羽。曰病。按之消索。如風吹毛。曰死。秋脈微毛爲平。毛多胃氣少。曰病。但毛無胃氣。曰死。秋以胃氣爲本。（聖惠方。藹藹。作靄靄。本義。消。作蕭。）

〔呂〕車蓋。乃小車之蓋也。輕浮藹藹然也。按之益大。有胃氣。故曰平也。〔丁〕不下不上。如循雞羽者。但當濇濇然。故曰病也。風吹毛者。飄騰不定。無歸之象。故曰死也。

按藹藹。輕盈浮大之義。爾雅。釋木曰。蕡藹。註。樹實繁茂菴藹也。菴藹。即藹藹之雙聲。周禮考工記曰。髟之方也。以象地也。蓋之圜也。以象天也。素問次註曰。如循雞羽者。謂中央堅。而兩旁虛也。如風吹毛者。紛紛然也。

冬脈石。反者爲病。何謂反。然。其氣來實強。是謂太過。病在外。氣來虛微。是謂不及。病在內。脈來上大下兌。濡滑如雀之喙。曰平。啄啄連屬。其中微曲。曰病。來如解索。去如彈石。曰死。冬脈微石。曰平。石多胃氣少。曰病。但石無胃氣。曰死。冬以胃氣爲本。諸本。喙。訛作啄。俗解作喙。是。音穢。喙。許穢切。

（呂）雀喙。謂本大末兌也。啄啄者。不息。故謂之連屬。解索。謂虛緩無根本也。來遲去疾。故曰彈石。（丁）解索。診之應手如脫解之索。無力也。

按素問平人氣象論曰。死脾脈來。銳堅如鳥之喙。又曰。平腎脈來。喘喘累累如鉤。按之而堅。曰腎平。病腎脈來。如引葛。按之益堅。曰腎病。又解索作奪索。又曰。喘喘連屬。其中微曲。爲病心脈。次註。曲。謂中手而偃曲也。如彈石。言促又堅也。考啄啄。據內經。當作喘喘。丁註。謂啄啄如雀啄。連連時止。恐不爲是。蓋內經有盛喘喘數等語。俱喻脈之數疾也。

胃者。水穀之海也。主稟四時。故皆以胃氣爲本。是謂四時之變病死生之要會也。脾者。中州也。其平和不可得見。衰乃見耳。來如雀之啄。如水之下漏。是脾之衰見也。

（呂）脾寄王四季。故不言王。言平和脈不見。其衰病則見耳。

按素問次註曰。水流屋漏。言其至也。屋漏。謂時動復住。

十六難曰。脈有三部九候。有陰陽。有輕重。有六十首。一脈變爲四時。離聖久遠。各自是其法。何以別之。

〔滑〕謝氏曰。此篇問三部九候以下共六件。而本經並不答所問。似有缺文。今詳三部九候。則十八難中第三章言之。當屬此篇。錯文在彼。陰陽見四難。輕重見五難。一脈變爲四時。即十五難。春弦夏鉤秋毛冬石也。六十首。按內經方盛衰篇曰。聖人持診之道。先後陰陽而持之。奇恆之勢。乃六十首。王註。謂奇恆六十首。今世不存。則失其傳者。由來遠矣。

然。是其病有內外證。其病爲之奈何。然。假令得肝脈。其外證。善潔。面青。善怒。其內證。齊左有動氣。按之牢若痛。其病四肢滿。閉癃溲便難。轉筋。有是者肝也。無是者非也。

〔呂〕外證者。府之候。膽者。清淨之府。故面青善潔。其內證者。肝之證。〔滑〕得肝脈。診得弦脈也。肝爲將軍之官。故善怒。善。猶喜好也。臍左。肝之部也。按之牢若痛。謂其動氣。按之堅牢而不移。或痛也。厥陰脈。循陰器。肝病。故溲便難。轉筋者。肝主筋也。此段答辭。然與前問不相蒙。當別有問辭也。〔徐〕動氣。真氣不能藏。而發現於外也。牢者。氣結而堅。痛者。氣鬱而滯。

按善字。滑解爲得。詩鄘風載馳章。女子善懷。亦各有行。箋。善。猶多也。漢書溝洫志曰。引洛水至商顏下。岸善崩。註。師古曰。善崩。言憙崩也。經釋。四肢滿爲句。是。蓋筋急則覺四肢滿脹也。諸家四肢滿閉爲句。丁讀爲攣攣之義。並非。癃。補註本義作淋。考癃。音犁鍼切。義與淋同。史記孝景本紀。索隱曰。隆慮。音林閭。避殤帝諱攺之。據此癃字。亦避諱作淋。本草經內經。皆用癃字。其作淋者。蓋後人所改。素問奇病論曰。有癃者。一日數十溲。此不足也。次註。癃。小便不得也。溲。小便也。一切經音義曰。聲類云。痳。謂小便數而難出也。溲字概稱大小便。見于史倉公傳。然此段閉癃溲便難。唯言小便若閉若淋澁。虞註。謂癃溲。小府澁也。便難。大府所注難也。誤。

假令得心脈。其外證。面赤。口乾。喜笑。其內證。齊上有動氣。按之牢若痛。其病煩心。心痛。掌中熱而啘。有是者心也。無是者非也。

〔滑〕掌中手心主脈所過之處。蓋真心不受邪。受邪者手心主爾。〔徐〕素問。心在色爲赤。在聲爲笑。心氣通於舌。故火上炎則乾也。

按先子曰。啘。即噦字。靈樞雜病篇曰。噦以草刺鼻嚏。嚏而已。肘后方作卒啘不止。可以證焉。又靈樞口問篇曰。人之噦者。何氣使然。岐伯曰。穀入於胃。胃氣上注於肺。今有故寒氣與新穀氣。俱還入於胃。新故相亂。真邪相攻。氣并相逆。復出於胃。故爲噦。說文曰。噦。氣牾也。从口歲聲。本義以噦爲乾嘔。非。

假令得脾脈。其外證。面黃。善噫。善思。善味。其內證。當齊有動氣。按之牢若痛。其病腹脹滿。食不消。體重節痛。怠惰嗜臥。四肢不收。有是者脾也。無是者非也。

〔虞〕脾土也。在變動爲噫。在志爲思。主甘受味。故善味。〔丁〕當齊有動氣者。脾主中州也。其病腹滿。食不消。體重節痛。怠惰四肢不收。即是胃也。胃爲水穀之海。爲土。土靜。故有此證。〔滑〕靈樞口問篇曰。噫者。寒氣客于胃。

厥逆從下上散。復出于胃。故爲噫。經曰。脾主四肢。〔徐〕素問痿論曰。陽明主束骨。而利機關。脾與胃合。故亦主節。

按說文曰噫飽食息也。从口意聲。

假令得肺脈。其外證面白。善嚏。悲愁不樂。欲哭。有內證。齊右有動氣。按之牢若痛。其病喘欬。洒淅寒熱。有是者肺也。無是者非也。

〔虞〕肺主皮毛。外感寒內合於肺。故嚏也。悲者肺之志也。在聲爲哭。肺主氣。外候皮毛。虛則洒淅惡寒。實則熱而悶。故云寒熱。〔徐〕素問刺禁論曰。肺藏於右。臍右。肺之位也。肺主氣。氣逆則喘欬。

按靈樞口問篇曰。人嚏者。何氣使然。岐伯云。陽氣和利。滿於心。出於鼻。故爲嚏。說文曰。嚏。悟解氣也。从口疐聲。詩云。願言則嚏。

假令得腎脈。其外證面黑。喜恐欠。其內證。齊下有動氣。按之牢若痛。其病逆氣。少腹急痛。泄如下重。足脛寒而逆。有是者腎也。無是者非也。

〔虞〕腎氣不足。傷於衝脈。故氣逆。少陰之脈循少腹。故少腹急痛也。腎者胃之關。今氣虛。故爲下重。泄謂食畢思急圊。通評虛實論曰。氣逆者足寒也。〔滑〕如讀爲而。〔徐〕素問。腎在志爲恐。靈樞口問篇曰。陰氣積於下。陽氣未盡。陽引而上。陰引而下。陰陽相引。故數欠。又云。腎主爲欠。又經脈篇。足少陰腎之脈。循內踝之後。別入跟中。以上踹內。故足脛寒也。

按說文曰。欠張口气悟也。象气从人上出之形。

十七難曰。經言病或有死。或有不治自愈。或連年月不已。其死生存亡。可切脈而知之耶。然。可盡知也。診病。若閉目不欲見人者。脈當得肝脈。強急而長。而反得肺脈。浮短而濇者。死也。脈經。盡。作具。診病。作設病者。強。作弦。

〔楊〕強急。猶弦急也。〔滑〕此篇所問者三。答云可盡知也。止答病之死證。餘無所見。當有闕漏。肝開竅於目。閉目不欲見人。肝病也。肝病見肺脈。金尅木也。

病若開目而渴。心下牢者。脈當得緊實而數。反得沈濡而微者。死也。脈經。濡。作滑。本義。作澀。並非。

〔丁〕心之病證。今反見腎脈。水來尅火。故知死也。〔虞〕陽病得陰脈。故曰死也。〔徐〕心主熱。甚則開目而渴也

病若吐血。復鼽衄血者。脈當沈細。而反浮大而牢者。死也。

〔滑〕脫血脈實相反也。〔徐〕此又一義。不以生尅言。所謂病虛脈實。故死也。靈樞玉版篇曰。衄而不止。脈大。此三逆。即此義也。

按說文曰。鼽。病寒鼻窒也。从鼻九聲。釋名曰。鼻塞曰鼽。鼽。久也。涕久不通。遂至窒塞也。說文又曰。衄。鼻出血也。从血丑聲。

病若譫言妄語。身當有熱。脈當洪大。而手足厥逆。脈沈細而微者。死也。脈經。而下。有反字。沈上。又有反字。

〔楊〕按之遲但小。謂之細。〔滑〕陽病見陰脈。相反也。

按楊上善太素經註曰。譫語。多言也。

病若大腹而泄者。脈當微細而濇。反緊大而滑者。死也。脈經。反下。有得字。死下。有此之謂三字。

〔滑〕泄而脈大相反也。大腹。腹脹也。〔徐〕此亦病虛脈實也。靈樞玉版篇曰。腹鳴而滿。四支清泄。其脈大。是二逆也。

十八難曰。脈有三部。部有四經。手有太陰陽明。足有太陽少陰。爲上下部。何謂也。然。手太陰陽明金也。足少陰太陽水也。金生水。水流下行。而不能上。故在下部也。足厥陰少陽木也。生手太陽少陰火。火炎上行。而不能下。故爲上部。手心主少陽火。生足太陰陽明土。土主中宮。故在中部也。此皆五行子母。更相生養者也。

〔楊〕手太陰。肺脈也。肺爲諸藏上蓋。其治在右方。故在右手上部也。手陽明大腸脈。是肺之府。故隨肺居上部焉。足少陰腎脈。腎爲水。肺之子。水流趣於腎。又最居於下。故爲右手下部也。足太陽膀胱。爲腎之府。故隨腎居下部焉。經言脈有三部。部有四經者。謂惣兩手而言之也。兩手各有三部。部各有二經。兩手上部合四也。中下二部。亦復如此。三四十二。則十二經也。肺金居上。而下生腎水。故肺腎在左右手上下部也。足厥陰肝脈也。肝治在左方。故爲左手之下部。足少陽膽者。爲肝之府。故隨肝居下部也。手太陽小腸脈。爲心之府。故隨心居上部焉。手心主胞絡脈也。手少陽三焦脈也。故合爲左手中部。足太陰脾脈也。足陽明胃脈也。故合爲右手中部。此經作如此分別。若依脈經配三部。又與此不同也。〔徐〕此篇所論。六經部位。乃素問血氣形志篇。所謂足太陽與少陰爲表裏。少陽與厥陰爲表裏。陽明與太陰爲表裏。是爲足陰陽也。手太陽與少陰爲表裏。少陽與心主爲表裏。陽明與太陰爲表裏。是爲手陰陽也。以此爲據。

按詳經文。唯說以三部配六經之義。而非左右排位之謂也。然其言曖昧難識。姑舉楊註以解之。是復掠取王氏脈經之說而爲解者。其實叵以確據矣。

脈有三部九候。各何所主之。然。三部者。寸關尺也。九候者。浮中沈也。上部法天。主胸以上至頭之有疾也。中部法人。主膈以下至齊之有疾也。下部法地。主齊以下至足之有疾也。審而刺之者也。本義無所字。

〔楊〕寸口陽也。關中部也。尺中陰也。此三部各有浮中沈三候。三三九候也。故曰九。浮爲陽。沈爲陰。中者胃氣也。所謂自膈以上。爲上焦也。自膈以下。爲中焦也。自齊以下至足。爲下焦也。〔謝〕此一節。當是十六難中答辭。錯簡在此。而剩出脈有三部九候。各何主之十字。

按楊註以後。以此段爲左右三部。分配藏府之義。然內經及難經。未嘗有其說。蓋出于脈經兩手六脈所主藏府陰陽逆順篇。所引脈法讚文。紀天錫集註。極辨其碎義難據。實爲精當。脈經又有分別三關境界脈候篇曰。寸主射上焦。出頭及皮毛竟手。關主中焦。腹及腰。尺主射下焦。少腹至足。義與此段同。刺字。楊註爲鍼刺。丁註當作次字。紀氏爲刺候之義。未知孰是。

人病有沈滯久積聚。可切脈而知之耶。然。診在右脇有積氣。得肺脈結。脈結甚則積甚。結微則氣微。診不得肺脈。而右脇有積氣者。何也。然。肺脈雖不見。右手脈當沉伏。

〔楊〕往來緩。而時一止復來。謂之結也。脈結甚者。是診脈之狀也。結甚者。此結訓積。猶言脈結甚則積甚。脈結微則積微。其言稍隱也。極重指著骨乃得。故謂伏脈也。〔滑〕此下問答。亦未詳所屬。或曰。當是十七難中或連年月不已答辭也。〔徐〕結爲積聚之脈。平人氣象論云。結而横。有積矣。沈伏亦積氣之脈。右手統指三部言。

其外痼疾同法耶。將異也。然。結者。脈來去時一止。無常數。名曰結也。伏者。脈行筋下也。浮者。脈在肉上行也。左右表裏。法皆如此。假令脈結伏者。內無積聚。脈浮結者。外無痼疾。有積聚。脈不結伏。有痼疾。脈不浮結。爲脈不應病。病不應脈。是爲死病也。

〔滑〕此承上文。復問外之痼病。與內之積聚。法將同異。結爲積聚。伏脈行筋下。主裏。浮行肉上。主表。所以異也。前舉右脇爲例。故此云左右同法。脈病不相應。故爲死病也。〔徐〕人病以下至末。與前文不類。疑是五十二。五十五。五十六等難內錯文。

按。痼即㽽俗字。說文曰。㽽久病也。从疒古聲。又通作固錮。禮月令曰。季冬之月行春令。則國有固疾。註。生不充性。有久疾也。漢書賈誼傳曰。失今不治。必爲錮疾。

十九難曰。經言。脈有逆順。男女有常。而反者。何謂也。然。男子生於寅。寅爲木。陽也。女子生於申。申爲金。陰也。

〔楊〕元氣起於子。人之所生也。男從子左行三十。女從子右行二十。俱至於巳。爲夫婦懷姙也。古者。男子三十。

女年二十。然後行嫁娶。法於此也。十月而生男。從巳至寅。左行爲十月。故男行年起於丙寅。女從巳右行至申。爲十月。故女行年起於壬申。所以男子生於寅。女子生於申。〔滑〕此推本生物之初。而言男女陰陽也。

按脈有逆順。言脈有男之所順。女之所逆。有女之所順。男之所逆也。男女所生之理。虞註爲男女天癸之數。規楊氏之言。反非。淮南子氾論訓曰。禮三十而娶。註。三十而娶者。陰陽未分時。俱生於子。男從子數左行三十。立於巳。女從子數右行二十年。亦立於巳。合夫婦。故聖人因是制禮。使男三十而娶。女二十而嫁。其男子從巳數。左行十得寅。故人十月而生於寅。故男子數從寅起。女自巳數右行得申。亦十月而生於申。故女子數從申生也。說文曰。包。象人褱妊。巳在中。象子未成形也。元气起於子。子人所生也。男左行三十。女右行二十。俱立於巳。爲夫婦。褱妊於巳。巳爲子。十月而生。男起巳至寅。女起巳至申。故男年始寅。女年始申也。是可以證楊說。而經文實原古禮。演男女嫁娶之義者。可知矣。又離騷經曰。惟庚寅吾以降。章句云。寅爲陽正。故男始生而立於寅。庚爲陰正。故女始生而立於庚。是庚之與申雖不同。其爲義則一也。

故男脈在關上。女脈在關下。是以男子尺脈恒弱。女子尺脈恒盛。是其常也。

〔楊〕男子陽氣盛。故尺脈弱。女子陰氣盛。故尺脈強。此是其常性。〔謝〕寅爲木。木生火。又火生於寅。而性炎上。故男脈在關上。申爲金。金生水。又水生於申。而性流下。故女脈在關下。

反者。男得女脈。女得男脈也。其爲病何如。然。男得女脈。爲不足。病在內。左得之。病則在左。右得之。病則在右。隨脈言之也。女得男脈。爲太過。病在四肢。左得之病則在左。右得之病則在右。隨脈言之。此之謂也。

〔楊〕男得女脈。爲陰氣盛。陰主內。故病在內。女得男脈。爲陽氣盛。主四肢。故病在四肢也。

二十難曰。經言。脈有伏匿。伏匿於何藏。而言伏匿耶。然。謂陰陽更相乘。更相伏也。脈居陰部。而反陽脈見者。爲陽乘陰也。脈雖時沈濇而短。此謂陽中伏陰也。脈居陽部。而反陰脈見者。爲陰乘陽也。脈雖時浮滑而長。此謂陰中伏陽也。

〔楊〕陽乘陰。尺中已浮滑而長。又時時沈濇而短。故曰陽中伏陰也。寸關已沈短而濇。濇而時時浮滑而長。故曰陰中伏陽也。〔丁〕其部。非獨言寸爲陽尺爲陰也。若以前後言之。即寸爲陽部。尺爲陰部。若以上下言之。曰肌肉上爲陽部。肌肉下爲陰部。〔滑〕居。猶在也。當也。乘。猶乘車之乘。出於其上也。伏。猶伏兵之伏。隱於其中也。匿。藏也。〔徐〕引經言無考。伏匿。謂不見於本位。反藏於他部。而見其脈也。

重陽者狂。重陰者癲。脫陽者見鬼。脫陰者目盲。

〔虞〕寸口曰陽。又今重見陽脈三倍以上。故曰重陽。其病狂惑自高賢智。登高而歌。棄衣而走。罵詈不避親疎。故曰狂。尺中曰陰。而尺脈重見陰。故曰重陰。其爲病也。名曰癲疾。謂僵仆於地。閉目不醒。陰極陽復。良久却醒。故曰癲也。今天吊之類。是也。〔徐〕此又因陰陽之伏匿。而極言之。重陰重陽。言不止伏匿。陰皆變爲陽。陽皆變爲陰也。脫陽脫陰者。此又因重陽重陰而及之。鬼屬陰。陽既脫。則純乎陰。故見鬼。目得血而能視。陰既脫。則血不營於目。故曰盲。此則重陰重陽之反也。

按本義爲五十九難之錯文。然脈經文亦如是。則徐說爲得。

二十一難曰。經言。人形病脈不病。曰生。脈病形不病。曰死。何謂也。然。人形病脈不病。非有不病者也。謂息數不應脈數也。此大法。

〔周〕形體之中。覺見憔悴。精神昏憒。食不忺美。而脈得四時之從。無過不及之偏。是人病脈不病也。形體安和。而脈息乍小乍大。或至或損。弦緊浮滑沈濇不一。殘賊冲和之氣。是皆脈息不與形相應。乃脈病人不病也。仲景云。人病脈不病。名曰內虛。以無穀氣。神雖困無苦。脈病人不病。名曰行尸。以無王氣。卒眩仆不識人。短命則死。〔謝〕按本經答文。詞意不屬。似有脫誤。

二十二難曰。經言。脈有是動。有所生病。一脈輒變爲二病者。何也。然。經言是動者。氣也。所生病者。血也。邪在氣。氣爲是動。邪在血。血爲所生病。氣主呴之。血主濡之。氣留而不行者。爲氣先病也。血壅而不濡者。爲血後病也。故先爲是動。後所生病也。

〔虞〕氣病傳血。此乃一脈變爲二病。脈動反常。邪在氣。氣受邪。傳之與血。故血爲所生病。呴之。氣流行之貌也。濡者。濡潤之貌。言人身所稟者。氣血也。氣血通行。沮潤人身。其爲病也若此。〔丁〕氣主呴之。呴呴。謂吹噓往來之象。人一身經脈通行。氣血或居。一經脈中。氣留不行。故血壅不濡。其氣先病。名曰是動。血壅不濡。後病。名曰所生。此是一脈輒變爲二病也。〔滑〕氣主呴之。謂氣煦噓然來。薰蒸於皮膚分肉也。血主濡之。謂血濡潤筋骨。滑利關節。榮養藏府也。此脈字。非尺寸之脈。乃十二經隧之脈也。此謂十二經隧之脈。每脈中輒有二病者。蓋以有在氣在血之分也。〔徐〕此亦非經之全文。乃約經語。以成文者也。是動所生病。見靈樞經脈篇。是動諸病。乃本經之病。所生之病。則以類推。而旁及他經者。經文竝無氣血分屬之說。

按自一難至此。論脈。是爲第一篇。

二十三難曰。手足三陰三陽。脈之度數。可曉以不。然。手三陽之脈。從手至頭。長五尺。五六合三丈。手三陰之脈。從手至胸中。長三尺五寸。三六一丈八尺。五六三尺。合二丈一尺。足三陽之脈。從足至頭。長八尺。六八四丈八尺。足三陰之脈。從足至胸。長六尺五寸。六六三丈六尺。五六三尺。合三丈九尺。人兩足蹻脈。從足至目。長七尺五寸。二七一丈四尺。二五一尺。合一丈五尺。督脈任脈。各長四尺五寸。二四八尺。二五一尺。合九尺。凡脈長一十六丈二尺。此所謂十二經脈長短之數也。

〔楊〕一手有三陽。兩手合爲六陽。故曰五六合三丈也。兩手各有三陰。合爲六陰。故曰三六一丈八尺。兩足各有三陽。故曰六八四丈八尺。按此脈度數七尺五寸。中人之形。而云長八尺。理則難解。然足之六陽。從足指而向上行。由其紆曲。故曰八尺也。兩足各有三陰。故曰六六三丈六尺也。按足太陰少陰。皆至舌下。足厥陰至於頂上。今言至胸中者。蓋據其相接之次也。督脈起於脊膂。上於頭。下於面。至口齒縫。計則不止長四尺五寸。今言四尺五寸者。當取上極於風府。而言之也。〔虞〕人有陰蹻陽蹻二脈。兩足合四脈。陽蹻者。起於跟中。循外踝。上行入風池。陰蹻者。亦起於跟中。乃是足少陰之別絡也。自然骨之後。上內踝之上。上出人迎之前。入頄內廉。

屬目內眥合太陽脈。長七尺五寸。兩行合一丈五尺。準此推之至目者。是兩足陰蹻脈也。〔滑〕此靈樞廿七篇全文。三陰三陽。靈樞皆作六陰六陽。義尤明白。〔徐〕靈樞脈度篇。論蹻脈起止。專指陰蹻言。而不及陽蹻。則其長短之數。乃陰蹻之數也。

按自二十三難至二十九難。論經絡。是爲第二篇。

經脈十二。絡脈十五。何始何窮也。然。經脈者。行血氣。通陰陽。以榮於身者也。其始從中焦。注手太陰陽明。陽明注足陽明太陰。太陰注手少陰太陽。太陽注足太陽少陰。少陰注手心主少陽。少陽注足少陽厥陰。厥陰復還注手太陰。別絡十五。皆因其原。如環無端。轉相溉灌。朝於寸口人迎。以處百病。而決死生也。

〔滑〕因者。隨也。原者。如也。朝。猶朝會之朝。以。用也。因上文經脈之尺度。而推言經絡之行度也。直行者謂之經。旁出者謂之絡。十二經。有十二絡。兼陽絡陰絡。脾之大絡。爲十五絡也。謝氏云。始從中焦者。蓋謂飲食入口。藏于胃。其精微之化。注手太陰陽明。以次相傳。至足厥陰。厥陰復還注手太陰也。寸口人迎。古法以俠喉兩旁動脈。爲人迎。至晉王叔和。直以左手關前一分爲人迎。右手關前一分爲氣口。後世宗之。愚謂昔人所以取人迎氣口者。蓋人迎爲足陽明胃經。受穀氣而養五藏者也。氣口爲手太陰肺經。朝百脈而平權衡者也。〔徐〕脈所注爲原。靈樞九針十二原篇云。原者。五藏之所以稟三百六十五節氣味也。

按靈樞經脈篇曰。經脈者。所以能決死生。處百病。調虛實。不可不通。經釋。以處爲揆度。未妥。蓋處者。處分之謂也。大戴禮。諸侯遷廟篇曰。聽其聲。處其氣。考其所爲。觀其所由。義與此同。榮古與營通。即營周之義也。

經曰。明知終始。陰陽定矣。何謂也。然。終始者。脈之紀也。寸口人迎。陰陽之氣。通於朝使。如環無端。故曰始也。終者。三陰三陽之脈絕。絕則死。死各有形。故曰終也。

〔滑〕謝氏曰。靈樞第九篇云。凡刺之道。畢于終始。明知終始。五藏爲紀。陰陽定矣。又曰。不病者。脈口人迎。應四時也。少氣者。脈口人迎俱少。而不稱尺寸也。此一節。因上文寸口人迎。處百病決死生。而推言之。謂欲曉知終始。於陰陽爲能定之。蓋以陽經取決於人迎。陰經取決於氣口也。朝使者。朝。謂氣血如水潮應時而灌溉。使。謂陰陽相爲用也。始。如生物之始。終。如生物之窮。欲知生死。脈以候之。陰陽之氣。通於朝使。如環無端。則不病。一或不相朝使。則病矣。況三陰三陽之脈絕乎。絕必死矣。其死之形狀。則具如下篇。

按經釋曰。靈樞終始篇云。終始者。經脈爲紀。此終始。蓋指十二經之所起止也。非謂氣行爲始。脈絕爲終也。其終始篇篇末。亦載十二經脈絕病形。豈因此遂誤以終始之終。爲即此終耶。

二十四難曰。手足三陰三陽氣已絕。何以爲候。可知其吉凶不。然。足少陰氣絕。即骨枯。少陰者。冬脈也。伏行而溫於骨髓。故骨髓不溫。即肉不著骨。骨肉不相親。即肉濡而却。肉濡而却。故齒長而枯。髮無潤澤者。骨先死。戊日篤。己日死。素問診要經終論新校正曰。詳王註云。骨不耎。骨硬。難經。及甲乙經云。骨不濡。則肉弗能著。當作骨不濡。靈樞經脈篇。亦作濡。本義。澤下。長有無潤澤三字。按下文例。骨髓不溫。當作脈不溫。

〔楊〕足少陰。腎脈也。腎主冬。故云冬脈也。腎主內榮骨髓。故云伏行而温於骨髓也。却。結縮也。謂齒齦之肉結縮。而故齒漸長而枯燥。色不澤也。腎爲津液之主。今無津液。故使髮不潤焉。戊己土也。腎水也。土尅水。故云戊日篤己日死也。〔滑〕此下六節。與靈樞第十篇文。皆大同小異。濡讀爲軟。〔徐〕却。退縮也。

按温。即温養之謂。濡。古軟字。見于素問玉機真藏論新校正。却。楊爲結縮。義與軟字相乖。

足太陰氣絶。則脈不榮其口脣。口脣者。肌肉之本也。脈不榮。則肌肉不滑澤。肌肉不滑澤。則肉滿。肉滿則脣反。脣反則肉先死。甲日篤。乙日死。

〔滑〕脾其華在脣四白。其充在肌。脾絶則肉滿脣反也。肉滿。謂肌肉不滑澤。而緊急䐜脹也。

足厥陰氣絶。即筋縮引卵與舌。厥陰者。肝脈也。肝者。筋之合也。筋者。聚於陰器。而絡於舌本。故脈不營。則筋縮急。筋縮急。即引卵與舌。故舌卷卵縮。此筋先死。庚日篤。辛日死。舌厥之間。舊剩卷字。據甲乙經删。

按素問熱論曰。厥陰脈循陰器。而絡於肝。次註。凡虛中而受物者。皆謂之器。其於體外。則謂陰囊。其於身中所司。則謂膀胱矣。

手太陰氣絶。即皮毛焦。太陰者。肺也。行氣温於皮毛者也。氣弗榮。則皮毛焦。皮毛焦。則津液去。津液去。即皮節傷。皮節傷。則皮枯毛折。毛折者。則毛先死。丙日篤。丁日死。

〔滑〕肺者。氣之本。其華在毛。其充在皮。肺絶則皮毛焦。而津液去。皮節傷。以諸液皆會於節也。

手少陰氣絕。則脈不通。少陰者。心脈也。心者。脈之合也。脈不通。則血不流。血不流則色澤去。故面黑如梨。此血先死。壬日篤。癸日死。舊脫少陰者。心脈也。心者。脈之合也。十二字。今據脈經所引靈樞補之。本義。甲乙經。梨。作黧。非。

〔楊〕經云手三陰。今此推釋太陰少陰。而心主一經不言之。何也。然心主者。心包絡之脈也。少陰者。心脈也。二經同候於心。故言少陰絕。則心主亦絕。其診既同。故不別解也。本經云面黑如漆柴。此云如梨漆柴者。恆山苗也。其草色黃黑無潤澤。故以為喻。梨者。人所食之菓也。亦取其黃黑為言。人即無血則色黃黑。似此二物。無光華也。

按方言曰。老。燕代之北鄙。曰梨。郭璞註。言面色如凍梨。爾雅正義。孫炎云耇。面如凍梨。色如浮垢。是楊註所本。丁註曰梨字當作黧。誤。考諸本草。恆山苗未載漆柴名。不知何據。

三陰氣俱絕者。則目眩轉。目瞑。目瞑者。為失志。失志者。則志先死。死即目瞑也。

〔楊〕三陰者。是手足三陰脈也。此五藏之脈也。五藏者。人之根本也。故三陰俱絕。則目瞑。瞑。閉也。〔虞〕人之五志皆屬於陰。今三陰已絕。五藏皆失其志。故無喜怒憂思恐。五志俱亡。故曰失志也。

按眩轉之眩。當是系訛。蓋眩。或作玄。因訛系為玄。再轉从目也。靈樞經脈篇曰。五陰氣俱絕。則目系轉。轉則目運。又大惑論曰。五藏六府之精氣。皆上注於目。又曰。腦轉則引目系急。目系急則目眩以轉矣。再按辨正條例曰。註義。目眩為失志。今從之補註。作目瞑。據此。似舊作目系轉目眩。

六陽氣俱絶者。則陰與陽相離。陰陽相離。則腠理泄。絶汗乃出。大如貫珠。轉出不流。卽氣先死。旦占夕死。夕占旦死。

〔丁〕六陽者。是手足三陽也。〔楊〕陰與陽相離者。陰陽隔絶。不相朝使也。腠理泄者。陽氣已下。毛孔皆開。所以然也。絶汗者。乃汗出如珠。言身體汗出著肉。如綴珠而不流散。故曰貫珠也。

按占亦診候之義。莊子人間世曰。匠石覺而診其夢。釋文司馬彪云。診。占夢也。

二十五難曰。有十二經。五藏六府十一耳。其一經者。何等經也。然。一經者。手少陰與心主別脈也。心主與三焦爲表裏。俱有名而無形。故言經有十二也。

〔楊〕手少陰。眞心脈也。手心主。心包絡脈也。二脈俱是心脈。而少陰與少陽合。心主與三焦脈合。三焦者。有位而無形。心主有名而無藏。故二經爲表裏也。五藏六府。各一脈。爲十一脈。心有兩脈。合成十二經爲。據此而言。

六府亦止五府耳。

二十六難曰。經有十二。絡有十五。餘三絡者。是何等絡也。然。有陽絡。有陰絡。有脾之大絡。陽絡者。陽蹻之絡也。陰絡者。陰蹻之絡也。有絡有十五焉。

〔楊〕十二經。各有一絡。爲十二絡耳。今云十五絡者。有陰陽之二經。脾之大絡。合爲十五絡也。

按陰陽二蹻。見于二十八難。靈樞經脈篇曰。脾之大絡。名曰大包。出淵腋下三寸。布胷脇。

二十七難曰。脈有奇經八脈者。不拘於十二經。何謂也。然。有陽維。有陰維。

有陽蹻。有陰蹻。有衝。有督。有任。有帶之脈。凡此八脈者。皆不拘於經。故曰奇經八脈也。經有十二。絡有十五。凡二十七氣。相隨上下。何獨不拘於經也。然。聖人圖設溝渠。通利水道。以備不然。天雨降下。溝渠溢滿。當此之時。霶霈妄行。聖人不能復圖也。此絡脈滿溢。諸經不能復拘也。脈經。不然。作不虞。當此之時。在于聖人上。

（虞）奇。音基也。奇。斜也。零也。不偶之義。謂此八脈。不係正經陰陽。無表裏配合。別道奇行。故曰奇經也。所以經言八脈不拘於經。以此可驗矣。楊氏言奇異之義。非也。（滑）奇經者。絡脈之滿溢。而爲之者歟。或曰。此絡脈三字。越人正指奇經而言也。既不拘於經。直謂之絡脈。亦可也。此篇兩節。舉八脈之名。及所以爲奇經之義。（徐）言血脈充盛。十二經不足以容之。則溢出而爲奇經。故奇經爲十二經之別脈也。

按說文曰。圖。畫計難也。从口从啚。啚。難意也。徐鍇云。規畫之也。溝。水瀆。廣四尺。深四尺。从水冓聲。渠。水所居。从水榘省聲。滂。滂沛也。从水旁聲。徐鉉等云。今俗作霶霈。非是。

二十八難曰。其奇經八脈者。既不拘於十二經。皆何起何繼也。然。督脈者。起於下極之俞。並於脊裏。上至風府。入屬於腦。脈經。繼。作繫。

（呂）督脈者。陽脈之海也。（楊）下極者。長強也。（徐）繼。續也。

按靈樞經脈篇曰。督脈之別。名曰長強。挾膂上項。散頭上。下當肩胛。左右別走太陽。入貫膂。脈經曰。衝脈者。陰脈之海也。督脈者。陽脈之海也。又其敍八脈。與本經不同。始載二維。次蹻脈。次衝脈。次督脈。次任脈。次帶脈也。照之下文敍奇經之病。其次相同。且其所記。任衝二脈之起行。亦與本經不同。反合于下文呂註。甲乙經。屬於腦下。又云。上巔循額。至鼻柱。陽脈之海也。楊註以督爲都綱之義。非。先子曰。督。古與裻通。其脈循脊上行。故以背縫名之。晉語曰。衣之偏裻之衣。註。裻在中。左右異。故云偏。莊子養生主論曰。緣督以爲經。釋文。李頤云。督。中也。說文曰。裻。新衣聲。一曰背縫。从衣叔聲。甲乙經曰。風府在項上一寸大筋內。長強在脊骶端。

任脈者。起於中極之下。以上毛際。循腹裏。上關元。至咽喉。甲乙經。作中極之上。脈經。作任脈者。起於胞門子戶。夾臍上行。至胸中。註。一云。任脈者。起於中極之下。以上毛際。循腹裏。至關元。至咽喉。

〔丁〕中極者。穴名也。在齊下四寸。其中極之下者。曲骨穴也。

按先子曰。任。與衽通。其循腹裏上行。猶衽之在于腹前也。說文曰。衽。衣裣也。从衣壬聲。又曰。裣。交衽也。从衣金聲。楊註。任者。姙也。此爲人之生養之本。誤。甲乙經曰。關元在臍下三寸。王冰素問骨空論註曰。言中極之下者。言從少腹之內上行。而外出于毛際而上。非謂本起於此也。何以言之。針經云。衝脈者。十二經之海。與少陰之絡。起於腎下。出於氣街。又云。衝脈任脈者。皆起於胞中。上循脊裏。爲經絡之海。由此言之。則任脈衝脈。從少腹之內上行。至中極之下。氣街之內。明矣。

衝脈者。起於氣衝。並足陽明之經。夾齊上行。至胸中而散也。脈經。衝脈者。起於關元。循腹裏。直上至咽喉中。註。一云衝脈者。起於氣衝。並陽明之經。夾臍上行。至胸中而散。

〔楊〕經云。衝脈者。十二經之海也。如此則不獨爲陰脈之海。恐呂氏誤矣。衝者。通也。言此脈下至于足。上至于頭。通受十二經之氣血。故曰衝焉。此奇經之三脈也。〔虞〕素問云。衝脈起於氣街。難經云。起於氣衝。又針經穴中。兩存其名。衝。街之義也。素問云。並足少陰之經。難經言。並足陽明之經。况少陰之經。夾齊左右各五分。陽明之經。夾齊左右各二寸。氣衝又是陽明脈氣所發。如此推之。則衝脈自氣衝起。在陽明少陰二經之內。其理明矣。大體督脈任脈衝脈。此三脈。皆自會陰穴會合而起。一脈分爲三岐。行於陰陽。部分不同。故名各異也。

按靈樞逆順肥瘦篇曰。夫衝脈者。五藏六府之海也。五藏六府皆稟焉。楊註規呂稱陰脈之海。是而其以衝爲通。未盡說文曰。衝。通道也。从行童聲。春秋云。及衝以戈擊之。又曰。街。四通道也。从行圭聲。虞註。衝。街之義。此說爲妥。蓋此脈爲十二經之所注。猶四通之路也。甲乙經曰。氣衝。在歸來下。鼠谿上一寸。動脈應手。

帶脈者。起於季脇。迴身一周。（脈經。脇。作肋。）

〔楊〕帶之爲言。束也。言總束諸脈。使得調柔也。季脇。在肋下。下接於髖骨之間。是也。迴。繞也。繞身一周。猶如束帶。

按說文曰。帶。紳也。男子鞶革。婦人鞶絲。象繫佩之形。佩必有巾。从巾。

陽蹻脈者。起於跟中。循外踝。上行入風池。陰蹻脈者。亦起於跟中。循內踝。上行至咽喉。交貫衝脈。（甲乙經。至。作入。）

〔丁〕陽蹻脈。起於跟中。循外踝者。中衝穴也。上入風池穴者。項後髮際陷中。是奇經之五脈也。陰蹻脈。亦起跟中。循內踝者。照海穴也。上行至咽喉。交貫衝脈。其又至目下承泣穴。是陰蹻脈始終也。是奇經之六脈也。

按先子曰。蹻。與屩通。史記孟嘗君傳曰。馮驩聞孟嘗君好客。躡屩而見之。索隱。屩。音脚。字亦作蹻。又虞卿傳曰。躡蹻擔簦。徐廣註。蹻。草履也。蓋蹻脈起于跟中。故義取于此。或曰。蹻即繑之義。說文曰。繑。絝紐也。从糸喬聲。綺脛衣也。从糸奇聲。此說亦通。楊註。蹻捷疾也。是人行走之機要。動足之所由。誤矣。甲乙經曰。風池。在顳顬後。髮際陷者中。

陽維陰維者。維絡于身。溢畜不能環流灌漑諸經者也。故陽維。起於諸陽會也。陰維。起於諸陰交也。比于聖人圖設溝渠。滿溢流於深湖。故聖人不能拘通也。而人脈隆盛。入於八脈。而不環周。故十二經。亦不能拘之。其受邪氣。畜則腫熱。砭射之也。脈經。陽維起於諸陽會也二句。在于陽維陰維者上。無故字。又無比于以下五十二字。作此八者不繫於十二經。故曰奇經八脈者也。十八字。甲乙經。無諸經者也四字。經釋。灌漑。作灌溢。

〔楊〕維者。維持之義也。此脈爲諸脈之綱維。故曰維脈也。此有陰陽二脈。爲奇經八脈也。〔虞〕十二經隆盛。入於八脈。而不環周。邪在八脈。腫熱畜積。故以砭石射刺之。故曰砭射之也。〔紀〕陽維者。維絡於陽之脈。陰維者。維絡於陰之脈。所以陰陽能相維者。經血滿足。通達四旁。能維絡於諸經也。〔徐〕按二維之脈。經無明文。其起止蓋不可考。不還周。言不復歸於十二經也。

按素問刺腰痛論曰。陽維之脈。令人腰痛。痛上怫然腫。刺陽維之脈。脈與太陽合腨下間。去地一尺所。次註。太陽所生。與正經並行。而上至腨下。復與太陽合而上也。又曰。飛陽之脈。令人腰痛。痛上怫怫然。甚則悲以恐。次註。是陰維之脈也。又曰。刺飛陽之脈。在內踝上五寸。少陰之前。與陰維之會。次註。陰維之會。以三脈在此穴位也。是經文二維之稱。他無所見。而其所會之穴。見于甲乙經。說文曰。湖。大陂也。从水胡聲。揚州浸有五湖。浸。川澤所仰以灌漑也。拘通。言不能拘止其所流通也。本義曰。溢畜不能環流灌漑諸經者也。十二字。

當在十二經亦不能拘之之下。則於此無所聞。而於彼得相從矣。經釋曰。維絡於身之下。必有缺文。後人誤以此二句。移入此處。故難通也。考脈經。甲乙經。並與經文同。則滑徐說。難以信據。而脈經以二經所起二句。冠于陽維陰維者上。殊覺文順。本義又曰。其受邪氣畜云十二字。謝氏以爲於本文上下。當有缺文。然脈經無此。疑衍文也。或云。當在三十七難。關格不得盡其命而死矣之下。因邪在六府而言也。此說似有理。然據虞註。其義亦迂。經釋曰。奇經之脈。不能還周。故邪氣無從而出。惟以砭石以射之。則邪氣因血以泄。病乃已也。此說最爲妥善。

二十九難曰。奇經之爲病。何如。然。陽維維於陽。陰維維於陰。陰陽不能自相維。則悵然失志。溶溶不能自收持。陽維爲病。苦寒熱。陰維爲病。苦心痛。

陽維爲病云十四字。舊在于帶之爲病後。今據脈經。謝註。本義。移于此。脈經。溶溶。作容容。甲乙經。則悵然云十二字。作爲病腰腹縱容如囊水之狀。註。一云。腹滿腰溶溶。如坐水中狀。

〔呂〕悵然者。其人驚。驚即維脈緩。故令人身不能收持。驚則失志善忘恍惚也。陽爲衛。故寒熱。陰爲榮。榮爲血。血者心。故心痛也。〔丁〕溶溶者。緩慢所以不能收持也。〔滑〕溶溶。無力貌。〔徐〕溶溶。浮蕩之貌。

按說文曰。溶。水盛也。从水容聲。是與經旨不符。故舉三說。說文又曰。悵。望恨也。从心長聲。

陰蹻爲病。陽緩而陰急。陽蹻爲病。陰緩而陽急。

〔滑〕兩蹻脈病。在陽則陽結急。在陰則陰結急。受病者急。不病者自和緩也。

按內經。載八脈病證。經釋詳擧之。今不贅。

衝之爲病。逆氣而裏急。督之爲病。脊強而厥。任之爲病。其內苦結。男子爲七疝。女子爲瘕聚。帶之爲病。腹滿腰溶溶。若坐水中。此奇經八脈之爲病也。

〔呂〕衝脈。從關元上至咽喉。故其爲病。逆氣而裏急。督脈在脊。病則其脈急。故令其脊強也。任脈起於胞門子戶。故其脈結爲七疝瘕聚之病。帶脈者。迴帶人之身體。病則其腹緩。故令腰溶溶也。〔丁〕逆氣。腹逆也。裏急。腹痛也。〔虞〕瘕者。謂假於物形也。〔徐〕溶溶如坐水中。寬慢不收。而畏寒也。

按諸病源候論。虛勞裏急候曰。虛勞則腎氣不足。傷於衝脈。衝脈爲陰脈之海。起於關元。關元穴在臍下。隨腹直上至咽喉。勞傷內損。故腹裏拘急也。七疝。虞註。謂厥疝。盤疝。寒疝。癥疝。附疝。狼疝。氣疝也。此稱。諸病源候論所載。而內經。有五藏風疝。及狐疝瘨疝之七名。未知此所謂七疝否。

自二十三難至此。論經絡。是爲第二篇。

黃帝八十一難經疏證卷下

東都　丹波元胤紹翁　學

三十難曰。榮氣之行。常與衛氣相隨不。然。經言。人受氣於穀。穀入於胃。乃傳於五藏六府。五藏六府。皆受於氣。其清者爲榮。濁者爲衛。榮行脈中。衛行脈外。榮周不息。五十而復大會。陰陽相貫。如環之無端。故知榮衛相隨也。

〔楊〕衛者。護也。此是人之慓悍之氣。行於經脈之外。晝行於身。夜行於藏。衛護人身。故曰衛氣。凡人陰陽二氣。皆會於頭手足。流轉無窮。故曰。如環之無端也。〔滑〕此篇。與靈樞第十八篇。岐伯之言同。但穀入於胃。乃傳與五藏六府。五藏六府。皆受於氣。靈樞作穀入於胃。以傳與肺。五藏六府。皆以受氣。爲少殊爾。皆受於氣之氣。指水穀之氣而言也。夫以用而言。則清氣爲榮者。濁中之清者也。濁氣爲衛者。清中之濁者也。以體而言。則清之用。不離乎濁之體。濁之用。不離乎清之體。故謂清氣爲榮。濁氣爲衛。亦可也。謂榮濁衛清。亦可也。紀氏亦云素問。榮者水穀之精氣。則清。衛者水穀之悍氣。則濁。精氣入於脈中則濁。悍氣行於脈外則清。或問。三十二難云。血爲榮。氣爲衛。此則榮衛皆以氣言者。何也。曰。經云。榮者水穀之精氣。衛者水穀之悍氣。又云清氣爲榮。濁氣爲衛。蓋統而言之。則榮衛皆水穀之氣所爲。故悉以氣言可也。析而言之。則榮爲血。而衛爲氣。固自有分。是故榮行脈中。衛行脈外。猶水澤之於川澮。風雲之於大虛也。

按自三十難至四十七難。論藏府。是爲第三篇。○榮營同。環周之義也。靈樞。有五十營篇。釋人氣通行之數。又營氣篇曰。營氣之道。內穀爲寶。穀入於胃。乃傳之肺。流溢於中。布散於外。精專者行於經隧。常營無已。終而復始。又營衛生會篇。及此段。有榮周不息之語。其義並同。而查說文曰。營。市居也。从宮熒省聲。據此與環周之義不叶。蓋營。古讀如環。韓非子五蠹篇曰。蒼頡之作書也。自環者謂之私。背私者謂之公。說文。引韓非。作自營爲厶。背厶爲公。漢書地理志曰。臨菑。名營丘。故齊詩云。子之營。遭我虖嶩之間兮。顏師古註。齊國風營詩之辭也。毛詩作還。齊詩作營。是其音通。則義相藉者。營衛之營。亦與環同義。靈樞脈度篇曰。蹻脈者。合於太陽陽蹻而上行。氣并相還。則爲濡目。氣不榮。則目不合。是還(與環通)榮互用。則又可以證焉。楊註。榮者榮華。營者經營。並乖經旨。說文曰。衛。宿衛也。从韋从帀从行。行。列衛也。夫氣之在外爲護。謂之衛。在內周流。謂之營。素問痺論曰。榮者。水穀之精氣也。和調於五藏。灑陳於六府。乃能入於脈也。故循脈上下。貫五藏絡六府也。衛者。水穀之悍氣也。其氣慓疾滑利。不能入於脈也。故循皮膚之中。分肉之間。熏於肓膜。散於胸腹。虞註。有清濁誤寫之說。不可從焉。

三十一難曰。三焦者。何稟何生。何始何終。其治常在何許。可曉以不。然。三焦者。水穀之道路。氣之所終始也。上焦者。在心下下膈。在胃上口。主內而不出。其治在膻中。玉堂下一寸六分。直兩乳間陷者是。中焦者。在胃中脘。不上不下。主腐熟水穀。其治在齊傍。下焦者。當膀胱上口。主分別清濁。主出而不內。以傳導也。其治在齊下一寸。故名曰三焦。其府在氣街。一本曰衝。

〔楊〕自膈以上。名曰上焦。主出陽氣。温於皮膚分肉之間。若霧露之溉焉。胃上口。穴在鳩尾下二寸五分也。自齊以上。名曰中焦。變化水穀之味。生血以營五藏六府。及於身體。中脘。在鳩尾下四寸也。自齊以下。名曰下焦。齊下一寸。陰交穴也。主通利溲便。以時下而傳。故曰出而不內也。氣街者。氣之道路也。三焦既是行氣之主。故云府在氣街。街。衢也。衢者。四達之道焉。一本曰衝。此非扁鵲之語。蓋呂氏再録之言。別本有此言。於義不可用也。〔虞〕中焦。其治在齊傍左右各一寸。乃足陽明胃脈所發。夾齊。乃天樞穴也。中焦主脾胃。故治在此經中。故曰齊傍也。三焦其府在氣街、鍼經本名氣衝。衝者通。與四達之義不殊。兩存之可也。〔紀〕三焦者。稟原氣以資始。合胃氣以資生。上達胸中而爲用。往來通貫。宣布無窮。造化出內。作水穀之道路。爲氣之所終始也。靈樞經云。上焦如霧。中焦如漚。下焦如瀆。且如上焦者。其氣自下而上。散於胷中。分布薰蒸於皮膚腠理。在胃上口。主內物而不令出。中焦者。其治在臍旁。其用在胃中脘。中脘者。乃十二經所起所會。陰陽口完之處。故曰脘也。素問云。三焦者。爲決瀆之官。其府在氣街者。乃原氣所藏之處也。夫三焦者。焦字从火从隹。乃火之㸑物也。火之性自下而上。今三焦始於原氣。用於中脘。散於膻中。亦如火自下而上也。故素問云。飲入於胃。游溢精氣。上輸於脾。此指中焦也。脾胃散精。上歸於肺。此指上焦也。通調水道。下輸膀胱。此指下焦也。然脾肺膀胱。既爲藏府。而又謂三焦。人以是知之。蓋內有所蘊。則曰玄府。氣達于外。則曰三焦。名之爲焦者。皆得火而發也。如此則見三焦上下。爲水穀之道路。作氣之終始也。證義云。人受水穀。皆納於胃。穀氣從胃。而納於三焦。三焦始傳於肺。而遍於十二經。則三焦之府在胃中。明矣。是不在氣街也。天錫言。三焦爲原氣之別使。主發用氣街之氣。合水穀之氣。而達於四旁。通十二經絡。是府在氣街也明矣。證義之言。不合本經之意。〔滑〕治。猶司也。猶郡縣治之治。謂三焦治所也。〔徐〕膀胱上口。闌門也。清者入於膀胱。而爲溺。濁者入於大腸。而爲滓穢。府猶舍。藏聚之義也。

按白虎通曰。三焦者。包絡府也。水穀之道路。氣之所終始也。故上焦若竅。中焦若編。下焦若瀆。此段經文。原於靈樞營衛生會篇。而與素問六節藏象論。靈樞本藏篇所言。有名有狀之三焦。素問靈蘭秘典論。靈樞本輸篇所言。專指下焦氣化之三焦。靈樞經脈篇。三十八難所言。手少陽三焦經脈氣所行之三焦。固自不同。蓋所謂有名無狀者。是也。甲乙經曰。玉堂。一名玉英。在紫宮下一寸六分陷者中。任脈氣所發。膻中。一名元兒。在玉堂下一寸六分陷者中。任脈氣所發。說文曰。脘。胃府也。从肉完聲。讀若患。前段舉五藏六府。稟水穀榮衛之氣。而相資養。爲論藏府之首條。因及三焦之氣。論其發用之理。以次之也。本義。以其府在氣街句爲衍。非。紀註辨之明晰。

三十二難曰。五藏俱等。而心肺獨在膈上者。何也。然。心者血。肺者氣。血爲榮。氣爲衛。相隨上下。謂之榮衛。通行經絡。營周於外。故令心肺在膈上也。

五行大義。引八十一問。作五藏俱等。心肺獨在鬲上。何。對曰。心主氣。肺主血。血行脈中。氣行脈外。相隨上下。故曰營衛。故令心肺在膈上也。

〔滑〕心榮肺衛。通行經絡。營周於外。猶天道之運於上也。鬲者。隔也。凡人心下有鬲膜。與脊脇周回相著。所以遮隔濁氣。不使上熏於心肺也。〔徐〕素問五藏生成論云。諸血者皆屬於心。諸氣者皆屬於肺。蓋營行脈中。故血爲營。衛行脈外。故氣爲衛。

三十三難曰。肝青象木。肺白象金。肝得水而沈。木得水而浮。肺得水而浮。金得水而沈。其意何也。然。肝者。非爲純木也。乙角也。庚之柔。大言陰與陽。小言夫與婦。釋其微陽。而吸其微陰之氣。其意樂金。又行陰道多。故令肝得水而沈也。肺者。非爲純金也。辛商也。丙之柔。大言陰與陽。小言夫與婦。釋其微陰。婚而就火。其意樂火。又行陽道多。故令肺得水而浮也。肺熟而復沈。肝熟而復浮者。何也。故知辛當歸庚。乙當歸甲也。

〔滑〕紀氏云。肝爲陰中之陽。陰性尙多。不隨於木。故得水而沈也。肺爲陽中之陰。陽性尙多。不隨於金。故得水而浮也。此乃言其大者耳。若言其小。則乙庚丙辛。夫婦之道也。及其熟而沈浮反者。各歸所屈。見其本性故也。陳氏云。肝屬甲乙木。應角音而重濁。析而言之。則甲爲木之陽。乙爲木之陰。合而言之。則皆陽也。以其屬少陽。而位于人身之陰分。故爲陰中之陽。夫陽者必合陰。甲乙之陰陽本自爲配合。而乙與庚通。剛柔之道。乙乃釋甲之微陽。而反樂金。故吸受庚金微陰之氣。爲之夫婦。木之性本浮。以其受金之氣。而居陰道。故得水而沈也。及熟之。則所受金之氣去。乙復歸之甲。而木之本體。自然還浮也。肺屬庚辛金。應商音而輕清。析而言之。則庚爲金之陽。辛爲金之陰。合而言之。則皆陰也。以其屬太陰而位于人身之陽分。故爲陽中之陰。夫陰者必合陽。庚辛之陰陽。本自爲配合。而辛與丙通。剛柔之道。辛乃合庚之微陰。而反樂夫火。故就丙火之陽。爲之夫婦。金之性本沈。以其受火之氣。炎上。而居陽道。故得水而浮也。及熟之。則所受火之氣乃去。辛復歸之庚。而金之本體。自然還沈也。愚謂肝爲陽。陰中之陽也。陰性尙多。故曰微陽。其居在下。行陰道也。肺爲陰。陽中之陰也。陽性尙多。故曰微陰。其居在上。行陽道也。熱則無所樂。而反其本矣。何也。物熱而相交之氣散也。

按白虎通曰。木所以浮。金所以沈。何。子生於母之義。肝所以沈。肺所以浮。何。有知者尊其母也。又五行大義引白虎通曰。甲木畏金。以乙妻庚。受庚之化。木法其本。直甲故浮。肝法其化。直乙故沈。庚金畏火。以辛妻丙。受丙之化。金法其本。直庚故沈。肺法其化。直辛故浮。今本白虎通。失載。

三十四難曰。五藏各有聲色臭味。可曉知以不。然。十變言。肝色青。其臭臊。其味酸。其聲呼。其液泣。心色赤。其臭焦。其味苦。其聲言。其液汗。脾色黃。其臭香。其味甘。其聲歌。其液涎。肺色白。其臭腥。其味辛。其聲哭。其液涕。腎色黑。其臭腐。其味鹹。其聲呻。其液唾。是五藏聲色臭味也。

〔滑〕此五藏之用也。聲色臭味下。欠液字。肝色靑臭臊。木化也。呼出木也。味酸。曲直作酸也。液泣。通乎目也。心色赤臭焦。火化也。言。陽火也。味苦。炎上作苦也。液汗。心主血。汗爲血之屬也。脾色黃臭香。土化也。歌。緩土也。一云。脾神好樂。故其聲主歌。味甘。稼穡作甘也。液涎。通于口也。肺色白臭腥。金化也。哭。慘金也。味辛。從革作辛也。液涕。通乎鼻也。腎色黑臭腐。水化也。呻。吟誦也。象水之聲。味鹹。潤下作鹹也。液唾。水之屬也。四明陳氏云。腎位遠。非伸之。則氣不得及於息。故聲之呻者。自腎出也。然肺主聲。肝主色。心主臭。脾主味。腎主液。五藏錯綜。互相有之。〔徐〕此又本五行而言也。十變未詳。五藏之聲。靈九針篇。素宣明五氣篇。俱云心噫。肺欬。肝語。脾呑。腎欠。而此則爲呼言歌哭呻。則本之素陰陽應象大論。蓋彼以病之所發言。此以情之所發言。其理一也。

按說文曰。臊。豕膏臭也。从肉喿聲。無聲出涕曰泣。从水立聲。次。慕欲口液也。从欠从水。玉篇曰。次。或作涎。又說文曰。涕。泣也。从水弟聲。洟。鼻液也。从水夷聲。據此。此段涕字。似當作洟。然素問宣明五氣篇曰。五藏化液。心爲汗。肺爲涕。肝爲淚。脾爲涎。腎爲唾。又解精微論曰。髓者。骨之充也。故腦滲爲涕。又曰。涕之與泣者。譬如人之兄弟。急則但死。生則俱生。是皆以涕爲鼻液。則未必可改作也。

五藏有七神。各何所藏耶。然。藏者。人之神氣所舍藏也。肝藏魂。肺藏魄。心藏神。脾藏意與智。腎藏精與志也。

〔楊〕肝心肺各一神。脾腎各二神。五藏合有七神。

按靈樞本神篇曰。生之來。謂之精。兩精相搏。謂之神。隨神往來者。謂之魂。並精而出入者。謂之魄。所以任物者。謂之心。心有所憶。謂之意。意之所存。謂之志。因慮而處物。謂之智。說文。魂。陽氣也。从鬼云聲。魄。陰神也。从鬼白聲。昭公七年左傳曰。子產云。人生始化曰魄。既生魄。陽曰魂。用物精多。則魂魄強。是以有精爽。至於神明。又二十五年左傳曰。樂祁云。心之精爽。是謂魂魄。註。魄。形也。陽。神明也。正義云。初人之生也。始變化爲形。形之神者。名之曰魄。魂魄。神靈之名。附形之靈爲魄。附氣之神爲魂也。附形之靈者。謂初生之時。耳目心識。手足運動。啼呼爲聲。此則魄之靈也。附氣之神者。謂精神性識。漸有所知。此則附氣之神也。五行大義曰。老子經。及素問云。心藏神者。神以神明照口爲義。言心能明了萬事。神是身之君。象火。腎藏精者。精靈叡知爲稱。亦是精智氣。腎水智巧。故精藏爲魂藏肝。魄藏肺者。魂既屬天。天爲陽。陽主善。尙左。居肝。在東方木位。魄既屬地。地氣爲陰。陰主惡。尙右。故居肺。在西方金位。

三十五難曰。五藏各有所。府皆相近。而心肺獨去大腸小腸遠者。何謂也。

經言。心榮肺衛。通行陽氣。故居在上。大腸小腸。傳陰氣而下。故居在下。所以相去而遠也。又諸府者。皆陽也。清淨之處。今大腸小腸胃與膀胱。皆受不淨。其意何也。然。諸府者謂是非也。經言。小腸者。受盛之府也。大腸者。傳瀉行道之府也。膽者。清淨之府也。胃者。水穀之府也。膀胱者。津液之府也。一府猶無兩名。故知非也。

〔滑〕謂諸府爲清淨之處者。其說非也。今大腸小腸胃與膀胱。各有受任。則非陽之清淨矣。各爲五藏之府。固不得而兩名也。蓋諸府。體爲陽。而用則陰。經所謂濁陰歸六府是也。云諸府皆陽。清淨之處。唯膽足以當之耳。

〔徐〕通行陽氣。即營衛之氣。靈營衛生會篇云。行陽二十五度。行陰二十五度是也。陰氣。濁氣也。謂穢滓所歸也。

按諸府者。謂是非也。言清淨之處。謂諸府爲皆是者。則非也。唯膽之一府爲爾耳。楊註謂是非者。言諸府各別其所傳化。此爲是也。小腸爲府。此爲非也。是殆爲強解。素問金匱真言論曰。言人身之藏府中陰陽。則藏者爲陰。府者爲陽。靈樞本輸篇曰。肺合大腸。大腸者。傳道之府。心合小腸。小腸者。受盛之府。肝合膽。膽者。中精之府。脾合胃。胃者。五穀之府。腎合膀胱。膀胱者。津液之府也。

小腸者。心之府。大腸者。肺之府。胃者。脾之府。膽者。肝之府。膀胱者。腎之府。

小腸。謂赤腸。大腸。謂白腸。膽者。謂青腸。胃者。謂黄腸。膀胱者。謂黒腸。下焦所治也。

〔楊〕腸者。取其積貯熟治之義也。故以名之。〔滑〕此以五藏之色。分別五府。而皆以腸名之也。〔徐〕靈營衛生會篇云。水穀者。常并居胃中。成糟粕。而俱下於大腸。而成下焦。滲而俱下。濟泌別汁。循下焦。而滲入膀胱焉。故至府。皆下焦之氣所治也。

按本義曰。下焦所治一句。屬膀胱。此說不可從。

三十六難曰。藏各有一耳。腎獨有兩者。何也。然。腎兩者。非皆腎也。其左者爲腎。右者爲命門。命門者。謂精神之所舍。原氣之所繫也。故男子以藏精。女子以繫胞。故知腎有一也。謂精神。舊作諸神精。今據三十九難改訂。

〔滑〕腎之有兩者。以左者爲腎。右者爲命門也。男子於此而藏精。受五藏六府之精而藏之也。女子於此而繫胞。是得精而能施化。胞則受胎之所也。原氣。謂齊下腎間動氣。人之生命。十二經之根本也。此篇言非皆腎也。三十九難亦言。左爲腎。右爲命門。而又云。其氣與腎通。是腎之兩者。其實則一爾。〔徐〕靈素竝無右腎爲命門之說。靈根結篇云。太陽根於至陰。結於命門。命門者。目也。靈衛氣篇亦云。命門者。目也。素陰陽離合論云。太陽根於至陰。結於命門。名曰陰中之陽。經文所云止此。

按五行大義曰。八十一問云。藏各有一。腎獨兩者。何也。左者腎。右者命門。命門者。精神之所會也。問云。前解腎陰故雙。今言左腎右命門。此豈不自乖張乎。答曰。命門與腎。名異形同。水藏則體質不殊。故雙。主陰數爲名。則左右兩別。故各有所主。猶如三焦膀胱俱水府。不妨兩號。此說實得經旨。素問上古天眞論曰。腎者主水。受五藏六府之精而藏之。故五藏盛乃能寫。是男子所言藏精也。先子曰。女子繫胞之胞。指子宮言焉。然說文曰。胞。兒生裹也。从肉从包。漢書外戚傳。顏師古註曰。胞。謂胎之衣也。即胞衣之義。非子宮也。唯素問五藏別論曰。腦髓骨脈膽女子胞。此六者。地氣之所生也。氣厥論曰。胞移熱於膀胱。則癃溺血。靈樞五音五味篇曰。衝脈任脈。皆起於胞中云者。與此段同義。而古又與脬通。見于靈樞五味論。史倉公傳。

三十七難曰。五藏之氣。於何發起。通於何許。可曉以不。然。五藏者。當上關於九竅也。故肺氣通於鼻。鼻和則知香臭矣。肝氣通於目。目和則知白黑矣。脾氣通於口。口和則知穀味矣。心氣通於舌。舌和則知五味矣。腎氣通於耳。耳和則知五音矣。五藏不和。則九竅不通。六府不和。則留結爲癰。

〔滑〕謝氏云。本篇問五藏之氣。於何發起。通於何許。答文止言五藏通九竅之義。而不及五藏之發起。恐有缺文。愚按五藏發起。當如二十三難流注之義。上關九竅。靈樞作七竅者是。後二句。結上起下之辭。五藏陰也。陰不和則病於內。六府陽也。陽不和則病於外。〔徐〕此段乃靈脈度篇全文。止易數字。經云五藏常內關於上七竅也。

按五行大義曰。五藏候在五官。口舌二管。共在一處。餘不共者。口是脾候。脾。土也。舌是心候。心。火也。共處者土寄治於火鄉也。舌在口內者。火於五行不常見也。須之則有。不用則隱。如舌在口內。開口即見。閉口則藏。又心爲身之主。貴。故在內也。又曰。肝主目者。肝。木藏也。木是陽。東方顯明之地。眼目亦光顯照了。故通乎目。腎主耳者。腎。水藏。水。陰也。北方陰暗之地。耳能聽聲。聲是陰微之象。故通乎耳。以鼻應肺者。鼻以空虛納氣。肺亦虛而受氣故也。素問陰陽應象大論曰。心主舌。又曰。在竅爲舌。次註。舌所以司辨五味也。金匱真言論云。南方赤色。入通於心。開竅於耳。尋其爲竅。則舌義便乖。以其主味。故云舌也。

邪在六府。則陽脈不和。陽脈不和。則氣留之。氣留之。則陽脈盛矣。邪在五藏。則陰脈不和。陰脈不和。則血留之。血留之。則陰脈盛矣。陰氣太盛。則陽氣不得相營也。故曰格。陽氣太盛。則陰氣不得相營也。故曰關。陰陽俱盛。不得相營也。故曰關格。關格者。不得盡其命而死矣。

〔徐〕此篇自首至此。皆靈樞脈度篇原文。而將關格二字。陰陽倒置。脈度篇云。陰氣太盛。陽氣不能營。故曰關。陽氣太盛。陰氣不能營。故曰格。素問六節藏象論云。人迎四盛以上爲格陽。寸口四盛以上爲關陰。靈樞終始篇云。人迎四盛。且大且數。名曰溢陽。溢陽爲外格。脈口四盛。且大且數。名曰溢陰。溢陰爲內關。經文並無以陰盛爲格。陽盛爲關者。不知傳寫之誤。抑越人之易經文也。

經言。氣獨行於五藏。不營於六府者。何也。然。氣之所行也。如水之流。不得息也。故陰脈營於五藏。陽脈營於六府。如環之無端。莫知其紀。終而復始。其不覆溢。人氣內溫於藏府。外濡於腠理。

〔滑〕此因上文營字之意而推及之也。亦與靈樞十七篇文大同小異。所謂氣獨行于五藏。不營於六府者。非不營於六府也。謂在陰經則營於五藏。在陽經則營於六府。脈氣周流。如環無端。則無關格覆溢之患。而人之內得以溫於藏府。外得以濡於腠理矣。

三十八難曰。藏唯有五。府獨有六者。何也。然。所以府有六者。謂三焦也。有原氣之別焉。主持諸氣。有名而無形。其經屬手少陽。此外府也。故言府有六焉。

〔楊〕三焦無內者。惟有經脈。名手少陽。故曰外府也。〔滑〕三焦主持。爲原氣別使者。以原氣賴其導引。潛行默運于一身之中。無或間斷也。外府。指其經手少陽而言。蓋三焦外有經。而內無形。故云。詳見六十六難。

三十九難曰。經言府有五。藏有六者。何也。然。六府者。正有五府也。然。五藏亦有六藏者。謂腎有兩藏也。其左爲腎。右爲命門。命門者。謂精神之所舍也。男子以藏精。女子以繫胞。其氣與腎通。故言藏有六也。府有五者。何也。然。五藏各一府。三焦亦是一府。然不屬於五藏。故言府有五焉。

〔滑〕前篇言藏有五。府有六。此言府有五。藏有六者。以腎之有兩也。腎之兩。雖有左右命門之分。其氣相通。實皆腎而已。府有五者。以三焦配合手心主也。合諸篇而觀之。謂五藏五府可也。五藏六府亦可也。六藏六府亦可也。

四十難曰。經言。肝主色。心主臭。脾主味。肺主聲。腎主液。鼻者肺之候。而反知香臭。耳者腎之候。而反聞聲。其意何也。然。肺者西方金也。金生於巳。巳者南方火也。火者心。心主臭。故令鼻知香臭。腎者北方水也。水生於申。申者西方金。金者肺。肺主聲。故令耳聞聲。

〔楊〕五行有相因成事。有常體成事者。至如肺腎二藏。相因成也。其餘三藏。自成之也。

按五行大義曰。五行非直性相雜。當方亦有雜義。南方丙丁巳午未丙火也。丁中有雜水。巳中有生金。西方庚辛申酉戌庚金也辛中有雜火申中有生水。

四十一難曰。肝獨有兩葉。以何應也。然。肝者東方木也。木者春也。萬物始生。其尚幼小。意無所親。去太陰尚近。離太陽不遠。猶有兩心。故有兩葉。亦應木葉也。

〔楊〕肝者。據大葉言之。則是兩葉也。若據小葉言之。則多葉矣。〔徐〕何應。謂其義何所應也。下條云。肝有七葉。蓋於兩葉中細分之。左則三岐。右則四岐也。其尚幼小。言物皆生於春。其體皆幼。肝應乎其時。得萬物初生之體。非謂春時肝始生也。素金匱真言論云。陽中之陽。心也。陰中之陰。腎也。陰中之陽。肝也。腎水太陰。爲肝之母。心火太陽。爲肝之子。肝爲陰中之陽。居腎之上心之下。故曰尚近不遠也。無親。謂不專屬也。兩心。或從乎陽。或從乎陰也。下文肝有七葉。左三葉奇數。從陽之義。右四葉偶數。從陰之義。然凡木之甲拆。皆兩葉。此乃木之本體。故肝與之相應。

四十二難曰。人腸胃長短。受水穀多少。各幾何。然。胃大一尺五寸。徑五寸。長二尺六寸。橫屈受水穀三斗五升。其中常留穀二斗。水一斗五升。小腸大二寸半。徑八分。分之少半。長三丈二尺。受穀二斗四升。水六升三合。合之大半。迴腸大四寸。徑一寸半。長二丈一尺。受穀一斗。水七升半。廣腸大八寸。徑二寸半。長二尺八寸。受穀九升三合。八分合之一。故腸胃凡長五丈八尺四寸。合受水穀八斗七升六合八分合之一。此腸胃長短。受水穀之數也。

〔楊〕凡人食入於口。而聚於胃。故經云。胃者水穀之海。胃中穀熟。則傳入小腸也。小腸受胃之穀。而傳入於大腸。分穀三分有二爲大半。有一爲少半。迴腸者。大腸也。受小腸之穀。而傳入於廣腸。廣腸者。䐈腸也。一名肛門。受大腸之穀而傳出。〔虞〕水穀自胃有三斗五升。傳入小腸。則穀剩四斗。水少八升六合。合之少半。又傳入大腸。水穀之數。比之在胃。各減一半。至此則水分入膀胱。穀傳入肛門也。〔徐〕大言其四圍。徑言其口之廣。凡圜形者。徑一則圍三。故圍大一尺五寸。則徑五寸也。胃在腹中。其形盤曲而生。故曰橫屈。按以圍三徑一之法約之。則大四寸者。徑當一寸二分。分之少半。迴腸云一寸半。疑誤。又廣腸大八寸。則不止二寸半。當得二寸六分。分之大半。下文云徑二寸大半爲是。此疑誤脫大字。廣腸止云受穀。而不及水。義最精細。蓋水穀入大腸之時。已別泌精液。入於膀胱。惟糟粕傳入廣腸。使從大便出。故不云受水多少也。凡總上受水穀之數。靈平人絕穀篇云。九斗二升一合。合之大半。乃爲合數。而此所云。與上文不符。或傳寫之誤。

按史記項羽本紀曰。漢有天下大半。註。韋昭云。凡數三分有二爲大半。一爲少半。

肝重四斤四兩。左三葉。右四葉。凡七葉。主藏魂。心重十二兩。中有七孔三毛。盛精汁三合。主藏神。脾重二斤三兩。扁廣三寸。長五寸。有散膏半斤。主裹血。溫五藏。主藏意。肺重三斤三兩。六葉兩耳。凡八葉。主藏魄。腎有兩枚。重一斤一兩。主藏志。

〔徐〕散膏。津液之不凝者。裹血。謂統之使不散也。垂下爲葉。旁出爲耳。是肺共成八葉。

按說文曰。銖。十分黍之重也。从金朱聲。又曰。二十四銖爲一兩。从一㒳平分。㒳亦聲。漢律歷志曰。權者。銖兩斤鈞石也。所以稱物平施。知輕重也。本起於黃鐘之重。一龠容千二百黍重十二銖。兩之爲兩。二十四銖爲兩。十六兩爲斤。

膽在肝之短葉閒。重三兩三銖。盛精汁三合。胃重二斤二兩。紆曲屈伸長二尺六寸。大一尺五寸。徑五寸。盛穀二斗。水一斗五升。小腸重二斤十四兩。長三丈二尺。廣二寸半。徑八分。分之少半。左迴疊積十六曲。盛穀二斗四升。水六升三合。合之大半。大腸重二斤十二兩。長二丈一尺。廣四寸。徑一寸。當齊右迴十六曲。盛穀一斗。水七升半。膀胱重九兩二銖。縱廣九寸。盛溺九升九合。

〔紀〕紆曲屈伸者。言其使物往而復有也。雖能屈留其物。而不得久停。復伸去之。故曰紆曲屈伸。〔徐〕靈樞腸胃篇云。迴腸當臍。左環迴周葉積而下。迴運環反十六曲。大四寸。徑一寸寸之少半。其長短受盛。與經文俱同。水從大腸滲入膀胱。則爲溺。不與穀同居。故不曰水而曰溺。

口廣二寸半。脣至齒長九分。齒以後至會厭。深三寸半。大容五合。舌重十兩。長七寸。廣二寸半。咽門重十兩。廣二寸半。至胃長一尺六寸。喉嚨重十二兩。廣二寸。長一尺二寸。九節。肛門重十二兩。大八寸。徑二寸大半。長二尺八寸。受穀九升三合八分合之一。

〔楊〕咽。嚥也。言可以嚥物也。又謂之嗌。言氣之流通阨要之處也。咽爲胃之系也。故經云。咽主地氣。喉嚨。空虛也。言其中空虛。可以通氣息焉。即肺之系也。呼吸之道路。故經云。喉主天氣。肛。釭也。言其處似車釭形。故曰肛門。即廣腸之門也。又名䏰腸。

按靈樞憂恚無言篇曰。咽喉者。水穀之道也。喉嚨者。氣之所以上下者也。會厭者。音聲之戶也。

四十三難曰。人不食飲。七日而死者。何也。然。人胃中常有留穀二斗。水一斗五升。故平人日再至圊。一行二升半。日中五升。七日五七三斗五升。而水穀盡矣。故平人不食飲七日而死者。水穀津液俱盡。即死矣。

〔楊〕圊。廁也。〔徐〕日中五升。靈平人絕穀篇作一日中五升。言一日之中共去五升也。

按先子曰。三斗五升。兼水穀而爲言。然漢書食貨志曰。今一夫挾五口。食人月一石半。則知人一日食五升也。又後漢南蠻傳曰。計人稟五升。註。古升小。故曰五升也。據此七日得三斗五升。則水飲不預焉。七日益以陰陽五行之數論之耳。七日不食。豈有死者乎。

四十四難曰。七衝門何在。然。脣爲飛門。齒爲戶門。會厭爲吸門。胃爲賁門。太倉下口爲幽門。大腸小腸會爲闌門。下極爲魄門。故曰七衝門也。

〔楊〕會厭爲吸門者。會厭爲五藏音聲之門戶。故云會厭爲吸門也。胃爲賁門。賁者。膈也。胃氣之所出也。胃出穀氣以傳肺。肺在膈上。故以胃爲賁門也。太倉下口爲幽門。太倉者。胃也。胃之下口。在齊上三寸。既幽隱之處。

故曰幽門也。〔丁〕齒爲戶門者。爲關鍵開合。五穀由此摧廢出入也。會厭爲吸門者。咽喉爲水穀下時。厭按呼吸也。大腸小腸會爲闌門。會者。合也。大腸小腸合會之處。分闌水穀精血。各有所歸。故曰闌門也。〔滑〕會厭謂咽嗌會合也。厭。猶掩也。謂當咽物時。合掩喉嚨。不使食物誤入。以阻其氣之噓吸出入也。

按衝門者。承上文謂水穀通行之門也。楊註以衝爲通。是也。然言藏府之氣。通出之所。則未盡。本義曰。衝。衝要之衝。亦非經旨。脣爲飛門者。飛。古與扉通。素問皮部論曰。陽明之陽。名曰害蜚。是亦闔扉之義。說文曰。戶。護也。半門曰戶。象形。扉。戶扇也。从戶非聲。蓋齒爲戶門。則脣爲之扇。故曰扉門。靈樞憂恚無言篇曰。口脣者。音聲之扇也。諸病源候論作音聲之扉。諸註爲飛動之義。未免傅會。胃爲賁門者。楊註。賁者膈也。爲是。膈。即防隔濁氣之謂。賁亦與墳通。而義與隔同。爾雅曰。墳。大防也。註。謂隄也。可以證矣。素問繆刺論曰。邪客於足少陰之絡。令人善怒。氣上走賁上。新校正云。是氣上走鬲上也。靈樞經筋篇曰。手太陰之筋。下絡胷裏。散貫賁。合賁下。抵季脇。脈要精微論曰。尺中附上。內以候鬲。次註。肝主賁。賁。鬲也。是亦以膈稱賁也。或曰。既有防隔之義。不可又謂之門。曰。漢書溝洫志。九河之名。有鬲津。顏師古云。鬲津。言其陿小可鬲以爲津而度也。鬲。與隔同。據此賁門鬲津。其義相同。丁註曰。言若虎賁圍遶之象。本義曰。物之所賁鬱也。與奔同。俱爲強解。靈樞脹論曰。胃者。太倉也。說文曰。倉。穀藏也。倉黃取而藏之。故謂之倉。大腸小腸會爲闌門者。楊註。爲遺失之義。考僧玄應一切經音義。引通俗文曰。縱出曰闌。是其所據。然不若丁註爲確。說文曰。闌。門遮也。从門柬聲。下極爲魄門者。先子曰。謂糟粕之所出也。魄。古與粕通。莊子天道篇曰。古人之糟魄已夫。釋文云。司馬彪云。爛食曰粕。一云。糟爛爲魄。又作粕。素問五藏別論曰。魄門亦爲五藏使。水穀不得久藏。楊註曰。肛門。是肺氣之所出也。肺藏使。故曰魄門。本義曰。魄門。亦取幽陰之義。

經釋曰。飲食至此精華已去。止存形質。故曰魄門。即所謂鬼門也。此說並誤。

四十五難曰。經言八會者。何也。然。府會大倉。藏會季脇。筋會陽陵泉。髓會絕骨。血會鬲俞。骨會大杼。脈會大淵。氣會三焦外一筋直兩乳內也。熱病在內者。取其會之氣穴也。

〔楊〕人藏府筋骨髓血脈氣。此八者。皆有會合之穴。若熱病在於內。則於外取其所會之穴。以去其疾也。季脇。章門穴也。三焦外一筋直兩乳內者。膻中穴也。〔丁〕季脇。軟肋之名。〔滑〕太倉。一名中脘。在齊上四寸。六府取稟於胃。故爲府會。季脇。章門穴也。在大橫外直齊季肋端。爲脾之募。五藏取稟於脾。故爲藏會。足少陽之筋。結於膝外廉。陽陵泉也。在膝下一寸外廉陷中。又膽與肝爲配。肝者筋之合。故爲筋會。絕骨。一名陽輔。在足外踝上四寸。輔骨前。絕骨端。如前三分。諸髓皆屬於骨。故爲髓會。鬲俞。在背第七椎下。去脊兩旁各一寸半。足太陽脈氣所發也。太陽多血。又血乃水之象。故爲血會。大淵在掌後陷中動脈。即所謂寸口者。脈之大會也。四明陳氏曰。髓會絕骨。髓屬於腎。腎主骨。於足少陽無所關。腦爲髓海。腦有枕骨穴。則當會枕骨。絕骨誤也。血會鬲俞。血者心所統。肝所藏。鬲俞在七椎下兩旁。上則心俞。下則肝俞。故爲血會。〔徐〕絕骨屬足少陽。即懸鐘穴。在外踝上四寸。靈經脈篇。論足少陽之脈云。是主骨。蓋諸髓皆屬於骨。故爲絕骨。大杼屬足太陽。在項後第一椎下。去脊旁一寸半。靈海論云。衝脈爲十二經之海。其輸在於大杼。動輸篇云。衝脈。與腎之大絡。起於腎下。蓋腎主骨。膀胱與腎合。故爲骨會。三焦外。謂在焦膜之外。兩乳內。謂兩乳之中。任脈之所過。即膻中穴也。靈經脈篇。手少陽之脈。是主氣。又海論云。膻中者。爲氣之海。故爲氣會。

按經釋。以絶骨爲懸鐘。誤。辨正條例曰。三焦。證以註文。穴在膻中。即上焦之分。所言三者。乃字之誤。辨正作上本義曰。謝氏云。三焦。當作上焦。此未爲得。蓋三焦直指上焦而言。若內經專稱下焦爲三焦矣。

四十六難曰。老人卧而不寐。少壯寐而不寤者。何也。然。經言。少壯者。血氣盛。肌肉滑。氣道通。榮衛之行。不失於常。故晝日精。夜不寤。老人血氣衰。氣肉不滑。榮衛之道濇。故晝日不能精。夜不得寐也。故知老人不得寐也。

〔楊〕衛氣者。晝日行於陽。陽者身體也。夜行於陰。陰者腹內也。人目開。衛氣出則寤。入則寐。少壯者。衛氣行不失於常。故晝得安靜。而夜得穩眠也。老者衛氣出入不得應時。故晝不得安靜。夜不得寐也。精者。靜也。靜。安也。

按說文曰。寐。臥也。从㝱省未聲。寤。寐覺而有信曰寤。从㝱省五聲。一曰。晝見而夜㝱也。精字訓靜。未妥。精。目之明也。出于荀子解蔽篇。用精惑也註。

四十七難曰。人面獨能耐寒者。何也。然。人頭者。諸陽之會也。諸陰脈皆至頸胸中而還。獨諸陽脈。皆上至頭耳。故令面耐寒也。

〔徐〕靈逆順肥瘦篇曰。手之三陰。從藏走手。手之三陽。從手走頭。足之三陽。從頭走足。足之三陰。從足走腹。此之謂也。按此章問答。亦本靈邪氣藏府病形篇。經文云。十二經脈。三百六十五絡。其血氣皆上於面。而走空竅。又云。其皮厚其肉堅。故天熱甚寒。不能勝之也。此改作諸陽經之氣。皆上於頭。蓋本逆順肥瘦篇義。移作此處註解。理極明。實與經文異致而同歸也。

按自三十難至此。論藏府。是爲第三篇。

四十八難曰。人有三虛三實。何謂也。然。有脈之虛實。有病之虛實。有診之虛實也。脈之虛實者。濡者爲虛。緊牢者爲實。病之虛實者。出者爲虛。入者爲實。言者爲虛。不言者爲實。緩者爲虛。急者爲實。診之虛實者。濡者爲虛。牢者爲實。癢者爲虛。痛者爲實。外痛內快。爲外實內虛。內痛外快。爲內實外虛。故曰虛實也。脈經。上文濡者。作脈來耎者。無緊字。下文無濡者爲虛。牢者爲實八字。

〔楊〕藏氣虛精氣脫。故多言語也。藏氣實邪氣盛。故不欲言語也。濡者爲虛。皮膚濡緩也。牢者爲實。皮肉牢強也。癢者爲虛。身體虛痒也。身形有痛處。皆爲實。輕手按之則痛。爲外痛。病淺故也。重手按之則快。爲內虛。病深故也。重手按之則痛。爲內實。病深故也。輕手按之則快。爲外虛。病淺故也。凡人病。按之則痛者。皆爲實。按之則快者。皆爲虛也。〔丁〕陰陽者。主其內外也。今陽不足。陰出乘之。在內俱陰。故知出者爲虛也。陰不足。陽入乘之。在外俱陽。故知入者爲實也。〔滑〕濡者爲虛。緊牢者爲實。此脈之虛實也。出者爲虛。是五藏自病。由內而之外。所謂內傷是也。入者爲實。是五邪所傷。由外而之內。所謂外傷是也。不言者爲實。以人之邪氣內鬱。故昏亂而不言也。診。按也。候也。按其外而知之。非診脈之診也。濡者爲虛。牢者爲實。脈經無此二句。謝氏以爲衍文。楊氏謂。按之皮肉柔濡者爲虛。牢強者爲實。然則有亦無害。外痛內快。爲邪盛之在外。內痛外快。爲邪盛之在內矣。

〔徐〕濡。柔弱輭弱也。傷寒論云。諸濡亡血。又云。濡則衛氣微。可見濡爲氣血兩虛之候。弦勁曰緊。堅實曰牢。素平人氣象論。脈盛而緊曰脹。傷寒論云。趺陽脈緊者。脾氣強。又云。寒則堅牢。可見緊牢爲邪氣實之候。脈不止此二種。舉此以類推也。緩。病來遲也。正氣奪。而邪氣微。則病漸深。急。病來驟也。正氣未病。而邪氣盛。則病疾速也。

按自四十八難至六十一難。論病。是爲第四篇。

四十九難曰。有正經自病。有五邪所傷。何以別之。然。經言。憂愁思慮則傷心。形寒飲冷則傷肺。恚怒氣逆。上而不下。則傷肝。飲食勞倦則傷脾。久坐濕地。強力入水。則傷腎。是正經之自病也。

〔呂〕心爲神。五藏之君。聰明才智。皆由心出。憂勞之甚。則傷其心。心傷神弱也。肺主皮毛。形寒者。皮毛寒也。飲冷者。傷肺也。肺主受水漿。水漿不可冷飲。肺又惡寒。故曰傷也。肝與膽爲藏府。其氣勇。故主怒。怒則傷也。飲食飽胃氣滿。脾絡恆急。或走馬跳躍。或以房勞。脈絡裂。故傷脾也。久坐濕地。謂遭憂喪。強力者。謂舉重引弩。入水者。謂復溺於水。或婦人經水未過。強合陰陽也。〔虞〕久坐濕地。則外濕內感於腎。合之風寒。發爲瘴病。強力過用。必致自傷也。經脈別論曰。持重遠行。必傷於腎。生氣通天論曰。因而強力。腎氣乃傷。高骨乃壞。經脈別論云。度水跌仆。喘出於腎與骨也。〔滑〕此與靈樞第四篇文。大同小異。但傷脾一節。作若醉入房。汗出當風。則不同爾。謝氏曰。飲食勞倦。自是二事。飽食得者。飢飽失時。勞倦者。勞形力而致倦怠也。此本經自病者。病由內作。非外邪之干。所謂內傷者也。或曰。坐濕入水。亦從外得之也。何爲正經自病。曰。此非天之六淫也。

何爲五邪。然。有中風。有傷暑。有飲食勞倦。有傷寒。有中濕。此之謂五邪。

〔呂〕肝主風。心主暑。脾主勞倦。肺主寒。腎主濕。此五病從外來也。〔虞〕正經自病。亦言飲食勞倦傷脾。今五邪亦言飲食勞倦。正經病。謂正經虛。又傷飲食。五邪病。謂食飲傷於脾。而致病也。

假令心病。何以知中風得之。然。其色當赤。何以言之。肝主色。自入爲青。入心爲赤。入脾爲黃。入肺爲白。入腎爲黑。肝爲心邪。故知當赤色也。其病身熱。脇下滿痛。其脈浮大而弦。

〔呂〕身熱者心。滿痛者肝。二藏之病證也。浮大者心。弦者肝。二藏脈見應也。

按辨正條例曰。假令肝病。註義云。心病。按下文肝主色。及言自入入心入脾入肺入腎。皆主肝而言。則知非心病。又其文云其病身熱脇下滿痛。皆肝病之證。則知註義之非。今從補註。與權此說反非。經釋曰。自此以下五段。乃舉心之受五邪爲言。餘四藏可類推也。

何以知傷暑得之。然。當惡臭。何以言之。心主臭。自入爲焦臭。入脾爲香臭。入肝爲臊臭。入腎爲腐臭。入肺爲腥臭。故知心病傷暑得之也。當惡臭。其病身熱而煩。心痛。其脈浮大而散。

〔呂〕心主暑。今傷暑。此正經自病。不中他邪。〔徐〕臭字上。以下文推之。當有焦字。浮大。心之本脈。散則浮大而空虛無神。心之病脈。

何以知飲食勞倦得之。然。當喜苦味也。虛爲不欲食。實爲欲食。何以言之。脾主味。入肝爲酸。入心爲苦。入肺爲辛。入腎爲鹹。自入爲甘。故知脾邪入心。爲喜苦味也。其病身熱。而體重嗜臥。四肢不收。其脈浮大而緩。

〔呂〕心主傷熱。脾主勞倦。今心病。以飲食勞倦得之。故知脾邪入心也。身熱者。心也。體重者。脾也。此二藏病證也。浮大者。心脈。緩者。脾脈也。〔徐〕虛則脾氣不能化穀。實則尙能化穀。故有能食不能食之分。蓋風寒暑濕。其氣不殊。故無虛實之辨。

按本義曰。虛爲不欲食。實爲欲食。二句。於上下文。無所發明。疑錯文也。此說不是。

何以知傷寒得之。然。當譫言妄語。何以言之。肺主聲。入肝爲呼。入心爲言。入脾爲歌。入腎爲呻。自入爲哭。故知肺邪入心。爲譫言妄語也。其病身熱。洒洒惡寒。甚則喘欬。其脈浮大而濇。

〔呂〕身熱者。心。惡寒者。肺。此二藏病證也。浮大者。心脈。濇者。肺脈也。〔紀〕高承德疏云。呼者。長呼也。歌者。歌曲也。呻者。呻吹也。天錫言。千金云。肝實令人叫呼不已。王冰註。呼者。叫呼也。歌者。歌嘆也。呻者。呻吟也。據高疏。恐未中理。

何以知中濕得之。然。當喜汗出不可止。何以言之。腎主液。入肝爲泣。入心爲汗。入脾爲涎。入肺爲涕。自入爲唾。故知腎邪入心。爲汗出不可止也。其病身熱。而小腹痛。足脛寒而逆。其脈沈濡而大。此五邪之法也。液。舊作濕。今從周氏改。涎。舊作液。今從諸註本改之。

〔呂〕心主暑。腎主濕。今心病。以傷濕得之。故知腎邪入心也。身熱者。心。小腹痛者。腎。腎邪干心。此二藏病證也。大者。心脈。沈濡者。腎脈也。〔滑〕腎化五液。腎爲心邪。故汗出不可止。〔徐〕此以心一經爲主病。而以各證。驗其所從來。其義與十難診脈法同。以一經爲例。而餘則準此推廣。使其無所不貫。

五十難曰。病有虛邪。有實邪。有賊邪。有微邪。有正邪。何以別之。然。從後來者爲虛邪。從前來者爲實邪。從所不勝來者爲賊邪。從所勝來者。爲微邪。自病者爲正邪。何以言之。假令心病。中風得之爲虛邪。傷暑得之爲正邪。飲食勞倦得之爲實邪。傷寒得之爲微邪。中濕得之爲賊邪。

〔呂〕心王之時。脈當洪大而長。反得弦小而急。是肝王畢。未傳於心。奪心之王。是肝往乘心。故言從後來也。肝爲心之母。母之乘子。是爲虛邪也。心王得脾脈。心王畢當傳脾。今心王未畢。是脾來逆奪其王。故言從前來也。脾者心之子。子之乘母。是爲實邪。心王得腎脈。水勝火。故是爲賊邪也。心王反得肺脈。火勝金。故爲微邪也。心王之時。脈實強太過。反得虛微。爲正邪也。心主暑。今心自病傷暑。故爲正邪也。脾主勞倦。故爲實邪。肺主寒。又長心。故爲微邪。腎主濕。水尅火。故爲賊邪。〔徐〕後。謂生我者也。邪挾生氣而來。則雖進而易退。故爲虛邪。前我生者。受我之氣者。其力方旺。還而相尅。其勢必甚。故爲實邪。按素八正神明論云。虛邪。八正之虛邪也。正邪者。身形用力汗出腠理開。所中之風也。其所謂虛邪。乃虛風。乃太乙所居之宮。從其衝後來者。爲虛風也。正風。汗出毛孔開。所受之風也。其詳見靈九宮八風篇。與此所云虛邪正邪各不同。然襲其名。而義自別。亦無妨也。

五十一難曰。病有欲得溫者。有欲得寒者。有欲得見人者。有不欲得見人者。而各不同。病在何藏府也。然。病欲得寒。而欲見人者。病在府也。病欲得溫而不欲得見人者。病在藏也。何以言之。府者陽也。陽病欲得寒。又欲見人。藏者陰也。陰病欲得溫。又欲閉戶獨處。惡聞人聲。故以別知藏府之病也。

〔紀〕府爲陽。陽病則熱有餘。而寒不足。故飲食衣服居處。皆欲就寒也。陽主動。而應乎外。故欲得見人。藏爲陰。陰病則寒有餘。而熱不足。故飲食衣服居處。皆欲就溫也。陰主靜。而應乎內。故欲閉戶獨處。而惡聞人聲也。

五十二難曰。府藏發病。根本等不。然。不等也。其不等奈何。然。藏病者。止而不移。其病不離其處。府病者。彷彿賁響。上下行流。居處無常。故以此知藏府根本不同也。

〔丁〕藏病爲陰。陰主靜。故止而不移。府病爲陽。陽主動。故上下行流。居處無常。

按彷彿。與仿佛通。說文曰。仿。相似也。从人方聲。佛。見不審也。从人弗聲。文選傅毅舞賦曰。彷彿神動。據此。彷佛。言府病游移。不審其處也。賁響。卽奔響。經釋。爲賁動有聲。是。靈樞壽夭剛柔篇曰。氣痛時來時去。怫愾賁響。又百病始生篇曰。虛邪之中人也。傳舍於腸胃。在腸胃之時。賁響腹脹。多寒則腸鳴。楊上善太素經耶傳篇註。賁響。虛起貌。

五十三難曰。經言。七傳者死。間藏者生。何謂也。然。七傳者。傳其所勝也。間藏者。傳其子也。何以言之。假令心病傳肺。肺傳肝。肝傳脾。脾傳腎。腎傳心。一藏不再傷。故言七傳者死也。間藏者。傳其所生也。

〔呂〕七。當爲次。字之誤也。此下有間字。卽知上當爲次。此蓋次傳其所勝藏。故其病死也。

按虞註。反以呂爲誤。非。素問平人氣象論曰。脈反四時。及不間藏。曰難已。又標本病傳論曰。諸病以次是相傳者。皆有死期。不可刺。間一藏止。及至三四藏者。乃可刺也。

假令心病傳脾。脾傳肺。肺傳腎。腎傳肝。肝傳心。是母子相傳。竟而復始。如環之無端。故言生也。

〔呂〕間藏者。間其所勝藏。而相傳也。心勝肺。脾間之。肝勝脾。心間之。脾勝腎。肺間之。肺勝肝。腎間之。腎勝心。肝間之。此謂傳其所生也。

五十四難曰。藏病難治。府病易治。何謂也。然。藏病所以難治者。傳其所勝也。府病易治者。傳其子也。與七傳間藏同法也。

〔滑〕藏病難治者。以傳其所勝也。府病易治者。以傳其所生也。雖然。此特各舉其一偏而言爾。若藏病傳其所生。亦易治。府病傳其所勝。亦難治也。

五十五難曰。病有積有聚。何以別之。然。積者。陰氣也。聚者。陽氣也。故陰沈而伏。陽浮而動。氣之所積。名曰積。氣之所聚。名曰聚。故積者。五藏所生。聚者。六府所成也。積者。陰氣也。其始發有常處。其痛不離其部。上下有所終始。左右有所窮處。聚者。陽氣也。其始發無根本。上下無所留止。其痛無常處。謂之聚。故以是別知積聚也。

〔滑〕積者。五藏所生。五藏屬陰。陰主靜。故其病沈伏。而不離其處。聚者。六府所成。六府屬陽。陽主動。故其病浮動。而無所留止也。周仲立云。陰沈而伏。初亦未覺。漸以滋長。日積月累。是也。聚者。病之所在。與血氣偶然邂逅。

故無常處也。與五十二難意同。

按靈樞百病始生篇曰。積之始生。得寒乃生。厥乃成積也。又曰。虛邪之中人也。傳舍於腸胃之外。募原之間。留着於脈。稽留而不去。息而成積。

五十六難曰。五藏之積。各有名乎。以何月何日得之。然。肝之積。名曰肥氣。在左脇下。如覆杯。有頭足。久不愈。令人發欬逆瘖瘧。連歲不已。以季夏戊己日得之。何以言之。肺病傳於肝。肝當傳脾。脾季夏適王。王者不受邪。肝復欲還肺。肺不肯受。故留結爲積。故知肥氣以季夏戊己日得之。

〔楊〕積。畜也。言血脈不行。積畜成病也。凡積者。五藏所生也。榮氣常行。不失節度。謂之平人。平人者。不病也。一藏受病。則榮氣壅塞。故病焉。然五藏受病者。則傳其所勝。所勝適王。則不肯受傳。既不肯受。則反傳所勝。所勝復不爲納。於是則留結成積。漸以長大。病因成矣。肥氣者。肥盛也。言肥氣聚於左脇之下。如覆桮突出。如肉肥盛之狀也。小兒多有此病。按前章有積有聚。此章唯出五積之名狀。不言諸聚。聚者。六府之病。亦相傳行。還如五藏。以勝相加。故不重言。從省約也。積畜。舊作積蓄。今從本義改訂。〔滑〕欬逆者。足厥陰之別。貫膈上注肺。肝病。故胸中欬而逆也。內經。五藏皆有瘧。此在肝爲風瘧也。抑以瘧爲寒熱病。多屬少陽。肝與之爲表裏。故云左脇肝之部。

按靈樞邪氣藏府病形篇曰。肝脈微急。爲肥氣。在脇下。若覆杯。瘖字說文所無。即痎之異構。脈經引此段。作痎瘧。又素問瘧論曰。痎瘧皆生於風。新校正。引太素經註。作瘖瘧。說文曰。瘧。熱寒休作。从疒虐。虐亦聲。痎。二日一發瘧。从疒亥聲。

心之積。名曰伏梁。起齊上。大如臂。上至心下。久不愈。令人病煩心。以秋庚辛日得之。何以言之。腎病傳心。心當傳肺。肺以秋適王。王者不受邪。心復欲還腎。腎不肯受。故留結爲積。故知伏梁以秋庚辛日得之。

〔滑〕伏梁。伏而不動。如梁木然。

按靈樞邪氣藏府病形篇曰。心脈微緩爲伏梁。在心下。上下行。時唾血。又經筋篇曰。手少陰之筋。其病內急。心承伏梁。下爲肘綱。此並以伏梁爲心病。而素問腹中論所謂伏梁。與此不同。説文曰。梁。水橋也。从木从水办聲。

脾之積。名曰痞氣。在胃脘。覆大如盤。久不愈。令人四肢不收。發黄疸。飲食不爲肌膚。以冬壬癸日得之。何以言之。肝病傳脾。脾當傳腎。腎以冬適王。王者不受邪。脾復欲還肝。肝不肯受。故留結爲積。故知痞氣以冬壬癸日得之。

〔楊〕痞。否也。言否結成積也。脾氣虚。則胃中熱。而引食焉。脾病不能通氣行津液。故雖食多而羸瘦也。

按素問平人氣象論曰。溺黄赤安臥者。黄疸。又曰。目黄者黄疸。説文曰。疸。黄病也。从疒旦聲。

肺之積。名曰息賁。在右脇下。覆大如杯。久不已。令人洒淅寒熱。喘欬。發肺壅。以春甲乙日得之。何以言之。心病傳肺。肺當傳肝。肝以春適王。王者不受邪。肺復欲還心。心不肯受。故留結爲積。故知息賁以春甲乙日得之。

〔滑〕右脇。肺之部。肺主皮毛。故洒淅寒熱。〔徐〕息賁。氣息奔迫也。

按素問陰陽別論曰。二陽之病。發心脾。有不得隱曲。女子不月。其傳爲風消。有傳爲息賁者。死不治。次註。傳爲入肺。喘息而上奔。靈樞邪氣藏府病形篇曰。肺脈滑甚。爲息賁上氣。又經筋篇曰。手太陰之筋。其病甚。成息賁。喘急吐血。又曰。手心主之筋。其病胷痛息賁。此息賁。氣息奔逆之謂。徐說爲得。賁。奔古通。夏小正曰。玄駒賁。賁者。何也。走于地中也。下文賁豚之賁亦同。楊註。息。長也。賁。鬲也。漸長而逼於鬲。本義曰。或息或奔。並非。肺壅。甲乙經。脈經。作肺癰。是。壅。古與癰通。素問大奇論曰。肺之雍。喘而兩胠滿。新校正云。肺壅。肝壅。腎雍。甲乙經。俱作癰。

腎之積。名曰賁豚。發於少腹。上至心下。若豚狀。或上或下無時。久不已。令人喘逆。骨痿少氣。以夏丙丁日得之。何以言之。脾病傳腎。腎當傳心。心以夏適王。王者不受邪。腎復欲還脾。脾不肯受。故留結爲積。故知賁豚以夏丙丁日得之。此是五積之要法也。

〔楊〕此病狀似豚。而上衝心。又有奔豚之氣。非此積病也。名同而疾異焉。〔滑〕令人喘逆者。足少陰之支。從肺出絡心。注胸中故也。〔徐〕少腹。腎之分。至心下。言上則至心而止。喘逆。腎氣上冲也。素問逆調論曰。腎主臥與喘。腎主骨。故骨痿。下焦不能納氣。故少氣。

按靈樞邪氣藏府病形篇曰。腎脈微急。爲沈厥奔豚。甲乙經。豚。作肫。訛。說文曰。豚。小豕也。从彖省。肖形。篆文。从肉豕作豚。又曰。肫。面頯也。从肉屯聲。是其義自異。諸病源候論作賁㹠。㹠。卽豚俗字。見于廣韻。

五十七難曰。泄凡有幾。皆有名不。然。泄凡有五。其名不同。有胃泄。有脾泄。有大腸泄。有小腸泄。有大瘕泄。名曰後重。胃泄者。飲食不化。色黃。脾泄者。腹脹滿。泄注。食卽嘔吐逆。大腸泄者。食已窘迫。大便色白。腸鳴切痛。小腸泄者。溲而便膿血。少腹痛。大瘕泄者。裏急後重。數至圊而不能便。莖中痛。此五泄之法也。本義。經釋。作要法也。

〔楊〕泄。利也。胃屬土。故其利色黃。而飲食不化焉。化。變也。消也。言所食之物。皆完出不消變也。注者。無節度也。言利下猶如注水。不可禁止焉。脾病不能化穀。故食卽吐逆也。窘。迫。急也。食訖卽欲利。迫急不可止也。白者。從肺色焉。腸鳴切痛者。冷也。切者。言痛如刀切其腸之狀也。小腸屬心。心主血脈。故便膿血。小腸處在少腹。故少腹痛也。瘕。結也。少腹有結。而又下利者。是也。一名利重後者。言大便處疼重也。數欲利至所卽不利。又痛引陰莖中。此是腎泄也。〔丁〕裏急者。腸中痛。後重者。腰以上沈重也。〔陳〕胃泄。卽飧泄也。脾泄。卽濡泄也。大腸泄。卽洞泄也。小腸泄。謂凡泄。則小便先下。而便血。卽血泄也。大瘕泄。卽腸澼也。〔徐〕名曰後重。此專指大瘕泄而言。蓋腎邪下結。氣墜不升故也。

五十八難曰。傷寒有幾。其脈有變不。然。傷寒有五。有中風。有傷寒。有濕溫。有熱病。有溫病。其所苦各不同。

〔徐〕傷寒。統名也。下五者。傷寒之分證也。按王叔和編次仲景傷寒論略例云。中而卽病者。名曰傷寒。不卽病者。寒毒藏於肌膚。至春變爲溫病。至夏變爲暑病。暑病者。熱極重於溫也。又第四篇。先序痓濕暍三證。痓則傷寒之變證。暍卽熱病。濕卽此篇所謂濕溫也。又傷寒論。太陽上篇。亦首舉中風傷寒溫病證脈各異之法。素熱病論云。今夫熱病者。皆傷寒之類也。又云。凡病傷寒而成溫者。先夏至日爲病溫。後夏至日爲病暑。則此五者之病。古人皆謂之傷寒。與難經淵源一轍。後世俗學。不明其故。聚訟紛紜。終無一是。是可慨也。

按肘后方曰。傷寒時行溫疫。三名一種耳。又曰。貴勝雅言。總名傷寒。世俗因號爲時行。千金方引小品方曰。論治者。不判傷寒與時行溫疫。爲異氣耳。云傷寒雅士之辭。天行溫疫。是田舍間號耳。不說病之異同也。是可證徐說矣。有變之變。本義曰。當作辨。謂分别其脈也。誤。蓋變者。謂其有各異不耳。

中風之脈。陽浮而滑。陰濡而弱。濕溫之脈。陽濡而弱。陰小而急。傷寒之脈。陰陽俱盛而緊濇。熱病之脈。陰陽俱浮。浮之滑。沈之散濇。溫病之脈。行在諸經。不知何經之動也。各隨其經所在而取之。

〔楊〕中風之脈。關以前浮滑。尺中濡弱者也。小細也。急疾也。輕手按者。名浮。重手按者。名沈也。〔滑〕上文言傷寒之目。此言其脈之辨也。陰陽字。皆指尺寸而言。〔徐〕傷寒論云。太陽之爲病脈浮。又云。浮則爲風。靈邪氣藏府病形篇云。滑者。陽氣盛。微有熱。又素平人氣象論云。脈滑曰病風。陽盛則陰虛。故陰脈濡而弱也。濕熱傷陰。故陽脈無力而濡弱。陰脈則邪盛而小急。寒邪中人。營衛皆傷。故陰陽俱盛。緊者陰脈之象。傷寒論云。脈陰陽俱緊者。名曰傷寒。又云。諸緊爲寒。濇者。血氣爲寒所凝。不和利也。靈邪氣藏府病形篇。濇者多血少氣。微有寒。

按溫病所現何脈。越人無明文。當以傷寒論補之。論云。風溫爲病。脈陰陽俱浮。是也。

按傷寒論曰。太陽病。發熱汗出。惡風脈緩者。名爲中風。又曰。太陽中風。陽浮而陰弱。陽浮者熱自發。陰弱者汗自出。又曰。太陽病。或已發熱。或未發熱。必惡寒體痛。嘔逆。脈陰陽俱緊者。名爲傷寒。並此段之意也。謝縉孫曰。按仲景例。風溫與難經中風脈同。而無濕溫之說。此說誤矣。風溫。溫病之類證。濕溫。見于玉函經。曰。濕溫。其人常傷于濕。因而中暍。濕熱相薄。則發濕溫。熱病之脈。沈之散濇。濇字恐衍。蓋熱病之脈。重按則散大。輕按則滑利也。滑濇相反。無並見之理。素問生氣通天論曰。冬傷於寒。春必溫病。次註。寒不爲釋。陽怫于中。寒怫相持。爲溫病。又熱論曰。凡病傷寒而成溫者。先夏至日者。爲病溫。傷寒論曰。太陽病。發熱而渴。不惡寒者。爲溫病。亦是與此段同。楊註曰。溫病則是疫癘之病。非爲春病也。殆爲謬解。行在諸經者。寒毒之藏于皮膚者。浸經而後爲病。故不知其定在何經也。其脈之現象。未知與風溫相類否。古經欠詳。姑據徐說。

傷寒有汗出而愈。下之而死者。有汗出而死。下之而愈者。何也。然。陽虛陰盛。汗出而愈。下之卽死。陽盛陰虛。汗出而死。下之而愈。

〔徐〕滑氏本義。引外臺語。謂表病裏和。爲陽虛陰盛。表和裏病。爲陽盛陰虛。傷寒例。亦有陽盛陰虛。汗之則死。下之則愈。陽虛陰盛。汗之則愈。下之則死之文。成無己註。則以陽邪乘虛入府。爲陽盛陰虛。陰邪乘表虛。客於榮衛。爲陽虛陰盛。活人書以內外俱熱。爲陽盛陰虛。內外俱寒。爲陽虛陰盛。惟王安道溯洄集。則以寒邪在外。爲陰盛可汗。熱邪內熾。爲陽盛可下。此說最爲無弊。

按傷寒例又曰。桂枝下咽。陽盛卽斃。承氣入胃。陰盛以亡。據此表寒裏熱之解爲確。

寒熱之病。候之如何也。然。皮寒熱者。皮不可近席。毛髮焦。鼻槀。不得汗。肌寒熱者。皮膚痛。唇舌槀。無汗。骨寒熱者。病無所安。汗注不休。齒本槀痛。

〔楊〕五藏六府。皆有寒熱。此經惟出三狀。餘皆闕也。〔滑〕此蓋內傷之病。因以類附之。〔徐〕寒熱在皮。邪之中人最淺者。肺主皮毛。開竅於鼻。故皮有邪。則毛髮焦乾。而鼻枯槁不澤也。不得汗。營衛不和也。脾主肌肉。開竅於口。故肌有邪。則唇舌皆受病也。骨受邪。則病最深。故一身之中。無所得安也。腎主骨。又主液。齒爲骨之餘。故骨病。則腎液泄而爲汗。齒枯槁而痛也。

按此段。全原乎靈樞寒熱病篇。而文多不全。鼻槁唇槁下。經有臘字。齒本槁痛。作齒未槁。取其少陰於陰股之絡。齒巳槁死不治。先子曰。寒熱之病。即虛勞寒熱之謂。素問脈要精微論曰。風成爲寒熱。又曰。沈細數散者。寒熱也。又平人氣象論曰。寸口脈沈而喘。曰寒熱。又風論曰。其寒也則衰飲食。其熱也則消肌肉。故使人怢慄。而不能食。名曰寒熱。又玉機真藏論曰。發寒熱。法當三歲死。靈樞論疾診尺篇曰。尺膚炬然。先熱後寒者。寒熱也。尺膚先寒。久大之而熱者。亦寒熱也。又官能篇曰。寒熱淋露。以輸異處。史倉公傳曰。濟北王侍者韓女病。要背痛。寒熱。衆醫皆以爲寒熱。魏志華佗傳註。引佗別傳曰。有婦人長病經年。世謂寒熱注病者也。可觀古以虛勞骨蒸等。稱寒熱病矣。

五十九難曰。狂癲之病。何以別之。然。狂之始發。少臥而不饑。自高賢也。自辨智也。自貴倨也。妄笑好歌樂。妄行不休。是也。癲疾始發。意不樂。直視僵仆。其脈三部陰陽俱盛。是也。

〔楊〕狂病之候。觀其人初發之時。不欲眠臥。又不肯飲食。自言賢智尊貴。歌笑行走不休。皆陽氣盛所爲。故經言重陽者狂。此之謂也。今人以爲癲。謬矣。癲顛也。發則僵仆焉。故有顛蹶之言也。陰氣太盛。故不得行立而倒仆也。今人以爲癎疾。誤矣。

按廣雅曰。瘨狂也。顔師古急就篇註曰。顛疾性理顛倒失常。亦謂之狂也。是楊註所非。然癲疾亦有類狂者。素問脈解篇。有狂癲疾之文。又厥論曰。陽明之厥。則癲疾欲走呼。陰陽類論曰。病在腎罵詈妄行。巔疾爲狂。是癲狂兼病者。非爲一病也。諸病源候論曰。癎者。小兒病也。十歲巳上爲癲。十歲巳下爲癎也。

六十難曰。頭心之病。有厥痛。有眞痛。何謂也。然。手三陽之脈。受風寒。伏留而不去者。名厥頭痛。入連在腦者。名眞頭痛。其五藏氣相干。名厥心痛。其痛甚。但在心。手足青者。卽名眞心痛。其眞心痛者。旦發夕死。夕發旦死。

〔楊〕去者。行也。厥者。逆也。言手三陽之脈。伏留而不行。則壅逆而衝於頭。故名厥頭痛也。足三陽留壅。亦作頭痛。今經不言之。從省文故也。諸經絡皆屬於心。若一經有病。其脈逆行。逆則乘心。乘心則心痛。故曰厥心痛。是五藏氣衝逆致痛。非心家自病也。心者。五藏六府之主。法不受病。病卽神去氣竭。故手足爲之清冷也。心痛手足冷者。爲眞心痛。手足温者。爲厥心痛也。〔滑〕眞頭痛。其痛甚。腦盡痛。手足青至節。死不治。蓋腦爲髓海。眞氣之所聚。卒不受邪。受邪則死。其眞心痛者。眞字下。當欠一頭字。蓋闕文也。手足青之青。當作清。冷也。

六十一難曰。經言。望而知之。謂之神。聞而知之。謂之聖。問而知之。謂之工。切脈而知之。謂之巧。何謂也。然。望而知之者。望見其五色。以知其病。聞而知之者。聞其五音。以別其病。問而知之者。問其所欲五味。以知其病所起所在也。切脈而知之者。診其寸口。視其虛實。以知其病在何藏府也。經言。

以外知之曰聖。以内知之曰神。此之謂也。在何上。舊剩一病字。

〔楊〕望色者。假令肝部見青色者。肝自病。見赤色者。心乘肝。肝亦病。故見五色。知五病也。五音者。謂宮商角徵羽也。以配五藏。假令病人好哭者。肺病也。好歌者。脾病也。故云聞其音知其病也。問病人云好辛味者。則知肺病也。好食冷者。則知内熱。故云知所起所在。切。按也。謂按寸口之脈者。若弦多者。肝病也。洪多者。心病也。浮數則病在府。沈細則病在藏。故云在何藏也。〔袁〕五藏之色。見於面者。各有部分。以應相生相尅之候察之。以知其病也。聞五藏五聲。以應五音之清濁。或互相勝負。或其音嘶嗄之類。別其病也。問其所欲五味中。偏嗜偏多食之物。則知藏氣有偏勝偏絕之候也。〔滑〕以外知之。望聞。以内知之。切也。神。微妙。聖。通明也。又總結之言。聖神。則工巧在内矣。

按自四十八難至此。論病。是爲第四篇。○靈樞邪氣藏府病形篇曰。黃帝問於岐伯云。余聞之。見其色知其病。命曰明。按其脈知其病。命曰神。問其病知其處。命曰工。説文曰。巧。技也。从工丂聲。夫望聞與問。以醫之聽視測病之情態。故曰神。曰聖。曰工。唯診脈一事。在于手技。故曰巧也。楊註。視色聽聲切脈。皆在外而知内之病也。是説不確。

六十二難曰。藏井滎有五。府獨有六者。何謂也。然。府者。陽也。三焦行於諸陽。故置一俞。名曰原。府有六者。亦與三焦共一氣也。滎。舊訛作榮。今據靈樞改訂。

〔楊〕五藏之脈。皆以所出爲井。所流爲滎。所注爲俞。所行爲經。所入爲合。是謂五俞。以應金木水火土也。六府亦其俞應五行。惟所過爲原。獨不應五行也。原者。元也。元氣者。三焦之氣也。其氣尊大。故不應五行。所以六府有六俞六府既是陽，三焦亦是陽，故云共一氣也。〔虞〕詳此經義。前後問答。文理有闕。〔徐〕俞。穴也。靈本輸篇。以所過之穴爲原。蓋三焦所行者遠。其氣所流聚之處五穴不足以盡之。故別置一穴。名曰原也。

按自六十二難。至六十八難。論經穴。是爲第五篇。

六十三難曰。十變言。五藏六府滎合。皆以井爲始者。何也。然。井者。東方春也。萬物之始生。諸蚑行喘息。蜎飛蠕動。當生之物。莫不以春而生。故歲數始於春。日數始於甲。故以井爲始也。

〔楊〕凡藏府皆以井爲始。井者謂谷井爾。非謂掘作之井。山谷之中。泉水初出之處。名之曰井。井者。主出之義也。泉水既生。留停於近。滎迂未成大流。故名之曰滎。滎者。小水之狀也。留停既深。有注射輸文之處。故名之曰俞。俞者。委積逐流。行經歷而成渠徑。徑者。經也。亦經營之義也。經行既達。合會於海。故名之曰合。合者。會也。此是水行流轉之義。人之經脈。亦法於此。故取名焉。所以井爲始春者。以其所生之義也。歲數始於春者。正月爲歲首故也。日數始於甲者。謂東方甲乙也。正月與甲乙。皆屬於春也。〔滑〕蚑者行。喘者息。息謂噓吸氣也。公孫洪傳作蚑行喙息。義尤明白。蜎者飛。蠕者動。皆虫豸之屬。

按五俞之解。楊註頗爲詳晰。今更疏其義。所謂谷井之說。蓋原于易井九二曰。井谷射鮒。甕敝漏。王弼註。谿谷出水。從上注下。水常射焉。井之爲道。以下給上者也。是則井者。經脈之所出也。其既出也。未能爲流利。故謂之滎。說文曰。滎。絕小水也。从水。熒省聲。水雖絕小。豬則外瀉。故謂之俞。俞與輸同。說文曰。輸。委輸也。从車。俞聲。卽輸瀉之謂。其既輸瀉。則爲波隴之勢。故謂之徑。經與徑通。爾雅釋水曰。直波曰徑。註。徑。涏也。水勢若此。則遂歸於海故謂之合。是五俞取水之義也。楊註經字攷徑。又爲經營之義。未確。本義引項氏家說以俞爲窬字。亦欠妥。說文曰。蝡動也。从虫耎聲。蚑行也。从虫支聲。脈經引四時經曰。蜎飛蠕動。蚑蠷喘息。皆稟土恩註。蛾蚋幾微之蟲。因陰陽氣變化而生也。喘息有血脈之類也。李善文選七發註曰。凡生類之行。皆謂之蚑。

六十四難曰。十變又言。陰井木。陽井金。陰滎火。陽滎水。陰俞土。陽俞木。陰經金。陽經火。陰合水。陽合土。陰陽皆不同。其意何也。然。是剛柔之事也。陰井乙木。陽井庚金。陽井庚。庚者乙之剛也。陰井乙。乙者庚之柔也。乙爲木。故言陰。井木也。庚爲金。故言陽。井金也。餘皆倣此。

〔楊〕五藏皆爲陰。陰井爲木。滎爲火。俞爲土。經爲金。合爲水。六府爲陽。陽井爲金。滎爲水。俞爲木。經爲火。合爲土。以陰井木。配陽井金。是陰陽夫婦之義。故云。乙爲庚之柔。庚爲乙之剛。餘並如此也。〔虞〕所尅者爲妻。謂孤陽不生。孤陰不長。故井滎亦名夫婦。剛柔相因而成也。〔徐〕靈本輸篇。藏井屬木。府井屬金。其餘滎俞所屬。俱無明文。

六十五難曰。經言。所出爲井。所入爲合。其法奈何。然。所出爲井。井者。東方春也。萬物之始生。故言所出爲井也。所入爲合。合者北方冬也。陽氣入藏。故言所入爲合也。

〔楊〕奈何。猶如何也。春夏主生養。故陽氣在外。秋冬主收藏。故陽氣在內。人亦法之。

六十六難曰。經言。肺之原。出于太淵。心之原。出于太陵。肝之原。出於太衝。脾之原。出于太白。腎之原。出于太谿。少陰之原。出于兌骨。膽之原。出于丘墟。胃之原。出于衝陽。三焦之原。出于陽池。膀胱之原。出于京骨。大腸之原。出于合谷。小腸之原。出于腕骨。十二經皆以俞爲原者。何也。然。五藏俞者。三焦之所行。氣之所留止也。三焦所行之俞爲原者。何也。然。臍下腎間動氣者。人之生命也。十二經之根本也。故名曰原。三焦者。原氣之別使也。主通行三氣。經歷於五藏六府。原者。三焦之尊號也。故所止輒爲原。五藏六府之有病者。皆取其原也。

〔楊〕此皆五藏俞也。所以五藏皆以俞爲原。少陰。真心脈也。亦有原。在掌後兌骨端陷者中。一名神門。一名中都。前云心之原。出于太陵者。是心胞絡脈也。凡云心病者。皆在心胞絡脈矣。真心不病。故無俞。今有原者。外經之病。不治內藏也。〔滑〕肺之原太淵。至腎之原太谿。見靈樞第一篇。其第二篇曰。肺之俞太淵。心之俞太陵。肝之俞太衝。脾之俞太白。腎之俞太谿。膀胱之俞束骨。過于京骨爲原。膽之俞臨泣。過于丘墟爲原。胃之俞陷谷。過于衝陽爲原。三焦之俞中渚。過于陽池爲原。小腸之俞後谿。過于腕骨爲原。大腸之俞三間。過于合谷爲原。蓋五藏陰經。止以俞爲原。六府陽經。既有俞。仍別有原。靈樞七十一篇曰。少陰無輸。心不病乎。岐伯曰。其外經病。而藏不病。故獨取其經於掌後兌骨之端也。又第二篇曰。心出于中衝。溜於勞宮。注于太陵。行於間使。入于曲澤。手少陰也。又素問繆刺論曰。刺手心主少陰兌骨之端。各一痏。立已。又氣穴論曰。藏俞五十七穴。王註。五藏俞。惟有心包絡井俞之穴。而亦無心經井俞穴。又七十九難曰。假令心病。寫手心主俞。補手心主井。詳此各經文。則手少陰與心主同治也。

按甲乙經曰。太淵。在掌後陷者中。太陵。在掌後兩筋間陷者中。太衝。在足大指本節後二寸。太白。在足內側核骨下陷者中。太谿。在足內踝後跟骨上。動脈陷者中。丘墟。在足外廉踝下。如前陷者中。衝陽。在足趺上五寸。骨間動脈上。陽池。在手表上腕上陷者中。京骨。在足外側大骨赤白肉際。合谷。在手大指次指間。腕骨。在手外側腕前起骨下陷者中。按此段三焦。與三十一難所謂同。弟堅曰。通行三氣之三。當是生字。八難。生氣之原。呂註。作三氣之原。可證。禮樂記曰。合生氣之和。道五常之行。鄭玄註。生氣。陰陽氣也。紀天錫爲三焦之氣。誤矣。太素經。亦作行元氣。出于醫家千字文註。

六十七難曰。五藏募皆在陰。而俞在陽者。何謂也。然。陰病行陽。陽病行陰。故令募在陰。俞在陽。

〔楊〕腹爲陰。五藏之募皆在腹。故云募皆在陰。背爲陽。五藏之俞皆在背。故云俞皆在陽。內藏有病。則出行於陽。陽俞在外也。外體有病。則入行於陰。陰募在腹也。故鍼法云。從陽引陰。從陰引陽。此之謂也。〔滑〕俞。史扁鵲傳。作輸。猶委輸之輸。言經氣由此。而輸於彼也。〔徐〕六府募亦在陰。俞亦在陽。不特五藏爲然。又下節陰陽並舉爲言。疑五藏下。當有六府二字。按募俞。經無明文。素問通評虛實論。腹暴滿。按之不下。取太陽經絡者。胃之募也。

按先子曰。募。檢字書曰。廣求也。無干人身之義。因攷素靈諸篇。募者。幕之訛也。幕。舊从肉作膜。素問太陰陽明論曰。脾與胃以膜相連，新校正云，太素膜作幕。又瘧論曰。邪氣內薄於五藏。橫連募原。新校正云。全元起本募作膜。又痿論曰。肝主身之筋膜。靈樞邪客篇曰。地有林木。人有募筋。此募幕字形相近。故易訛也。素問舉痛論曰。寒氣客於腸胃之間。膜原之下。又曰。寒氣客於小腸膜原之間。靈樞百病始生篇曰。虛邪之中人也。傳舍於腸胃之外。募原之間。又曰。或著於腸胃之募原。蓋膜者。內在各藏各府之間。而外連于軀殼矣。藏府之位于人身也。背部則其氣從脊骨間而輸出。腹部則其幕連著于皮肉。故孔穴之直其次者。在背謂之俞。在腹謂之幕。肝幕期門。膽幕日月之類。是也。素問通評虛實論及此段。俱訛从力作募。後人不察。遂相襲用。本義曰。募。猶募結之募。抑亦失考。

六十八難曰。五藏六府。各有井滎俞經合。皆何所主。然。經言。所出為井。所流為滎。所注為俞。所行為經。所入為合。井主心下滿。滎主身熱。俞主體重節痛。經主喘欬寒熱。合主逆氣而泄。此五藏六府。其井滎俞經合所主病也。

〔呂〕井者木。木者肝。肝主滿也。滎者火。火者心。心主身熱也。俞者土。土者脾。脾主體重也。經者金。金主肺。肺主寒熱也。合者水。水主腎。腎主泄也。〔虞〕腎氣不足。傷於衝脈。則氣逆而裏急。腎主開竅於二陰。腎氣不禁。故泄注。〔謝〕此舉五藏之病各一端為例。餘病可以類推而互取也。不言六府者。舉藏足以該之。〔徐〕出。始發源也。流。漸盛能流動也。注。流所向注也。行。通達條貫也。入。藏納歸宿也。五句。本靈九針十二原篇文。流作溜。義同。

按自六十二難。至此。論俞穴。是為第五篇。

六十九難曰。經言。虛者補之。實者瀉之。不實不虛以經取之。何謂也。然虛者補其母。實者瀉其子。當先補之。然後瀉之。不實不虛。以經取之者。是正經自生病。不中他邪也。當自取其經。故言以經取之。

〔滑〕靈樞第十篇載十二經皆有盛則瀉之。虛則補之。不盛不虛。以經取之。虛者補其母。實者瀉其子。子能令母實。母能令子虛也。假令肝病虛。卽補厥陰之合曲泉是也。實則瀉厥陰之滎行間是也。先補後瀉。卽後篇陽氣不足。陰氣有餘。當先補其陽。而後瀉其陰之意。然於此義不屬。非闕誤。卽衍文也。不實不虛。以經取之者。卽四十九難憂愁思慮則傷心。形寒飲冷則傷肺云者。蓋正經之自病者也。楊氏云。不實不虛。是謂藏不相乘也。故云自取其經。

按自六十九難。至八十一難。論鍼法。是爲第六篇。

七十難曰。經言。春夏刺淺。秋冬刺深者。何謂也。然。春夏者。陽氣在上。人氣亦在上。故當淺取之。秋冬者。陽氣在下。人氣亦在下。故當深取之。

〔楊〕經言。春氣在毫毛。夏氣在皮膚。秋氣在分肉。冬氣在筋骨。此四時之氣也。其四時受病。亦各隨正氣之深淺。故用鍼者。治病各依四時氣之深淺而取之也。〔徐〕陽氣。謂天地之氣。人氣。謂營衛之氣。上。謂皮肉之上。下。謂筋骨之中。

春夏各致一陰。秋冬各致一陽者。何謂也。然。春夏溫。必致一陰者。初下鍼。沈之至腎肝之部。得氣引持之陰也。秋冬寒。必致一陽者。初內鍼。淺而浮之至心肺之部。得氣推內之陽也。是謂春夏必致一陰。秋冬必致一陽。

〔虞〕經言。春夏養陽。言取一陰之氣。以養於陽。慮成孤陽致者。到也。及也。言到於腎肝。引持一陰之氣。肝腎陰也。秋冬養陰。言至陰用事。無陽氣以養其陰。故取一陽之氣。以養於陰。免成孤陰也。心肺乃陽也。〔丁〕人之肌膚。皆有厚薄之處。但皮膚之上。爲心肺之部。陽氣所行。肌肉之下。爲腎肝之部。陰氣所行。其春夏陽氣上騰。所用鍼沈手內鍼。至腎肝之部。得氣引持陰氣。以和其陽氣。故春夏必致一陰也。秋冬陰氣下致。所用鍼浮手。至心肺之部。得氣推內鍼入。引持陽氣。以和其陰氣也。故秋冬必致一陽也。

七十一難曰。經言刺榮無傷衞。刺衞無傷榮。何謂也。然。鍼陽者。臥鍼而刺之。刺陰者。先以左手。攝按所鍼榮俞之處。氣散乃內鍼。是謂刺榮無傷衞。刺衞無傷榮也。

〔丁〕人之榮爲陰。衞爲陽。二者爲之表裏。其臥鍼取之。恐傷於榮也。鍼榮先以左手。攝按所刺之穴。令陽散而內鍼者。蓋恐傷於衞也。〔滑〕無毋通。禁止辭。〔徐〕此卽素刺齊論所云。刺骨無傷筋。刺筋無傷肉。刺肉無傷脈。刺脈無傷皮。刺皮無傷肉。刺肉無傷筋。刺筋無傷骨之義。按臥鍼之法。卽靈官鍼篇浮刺之法。攝按散氣。卽素離合真邪論捫而循之。切而散之之義。然經文各別有義。此取之以爲刺陽刺陰之道。義亦爲當。

七十二難曰。經言能知迎隨之氣。可令調之。調氣之方。必在陰陽。何謂也。然。所謂迎隨者。知榮衞之流行。經脈之往來也。隨其逆順而取之。故曰迎隨。調氣之方。必在陰陽者。知其內外表裏。隨其陰陽而調之。故曰調氣之方。必在陰陽。

〔滑〕迎隨之法。補瀉之道也。迎者。迎而奪之。隨者。隨而濟之。然必知榮衛之流行。經脈之往來。榮衛流行。經脈往來。其義一也。知之而後可以視夫病之逆順。隨其所當而爲補瀉也。在。察也。內爲陰。外爲陽。表爲陽。裏爲陰。察其病之在陰在陽。而調之也。〔徐〕靈樞終始篇云。陽受氣於四末。陰受氣於五藏。故瀉者迎之。補者隨之。知迎知隨。氣可令和。和氣之方。必通陰陽。所引經文本此。

七十三難曰。諸井者。肌肉淺薄。氣少不足使也。刺之奈何。然。諸井者木也。滎者火也。火者木之子。當刺井者。以滎瀉之。故經言。補者不可以爲瀉。瀉者不可以爲補。此之謂也。

〔丁〕諸井在手足指稍。故言肌肉淺薄也。井爲木。是火之母。滎爲火。是木之子。故肝木實。瀉其滎。〔滑〕諸經之井皆在手足指稍。肌肉淺薄之處。氣少不足使爲補瀉也。故設當刺井者。只瀉其滎。以井爲木。滎爲火。火者木之子也。詳越人此說。專爲瀉井者言也。若當補井。則必補其合。故引經言補者不可以爲瀉。瀉者不可以爲補。各有攸當也。補瀉反則病益篤。而有實實虛虛之患。可不謹歟。

七十四難曰。經言。春刺井。夏刺滎。季夏刺俞。秋刺經。冬刺合者。何謂也。然。春刺井者。邪在肝。夏刺滎者。邪在心。季夏刺俞者。邪在脾。秋刺經者。邪在肺。冬刺合者。邪在腎。

〔楊〕經云。冬刺井。春刺滎。此乃云春刺井。夏刺滎。理極精奇。是變通之義也。〔滑〕滎俞之繫四時者。以其邪各有所在也。

按楊註所引經文。見于靈樞順氣一日分爲四時篇。

其肝心脾肺腎而繫於春夏秋冬者何也。然。五藏一病。輒有五也。假令肝病。色青者肝也。臊臭者肝也。喜酸者肝也。喜呼者肝也。喜泣者肝也。其病衆多。不可盡言也。四時有數。而並繫於春夏秋冬者也。鍼之要妙。在於秋毫者也。

〔滑〕五藏一病。不止於五。其病尤衆多也。雖其衆多。而四時有數。故病繫於春夏秋冬。及井滎輸經合之屬也。用鍼者。必精察之。詳此篇文義。似有缺誤。今且依此解之。〔徐〕言病雖萬變。而四時實有定數。治之之法。總不出此。其道約易行也。

七十五難曰。經言。東方實。西方虛。瀉南方。補北方。何謂也。然。金木水火土。當更相平。東方木也。西方金也。木欲實。金當平之。火欲實。水當平之。土欲實。木當平之。金欲實。火當平之。水欲實。土當平之。東方肝也。則知肝實。西方肺也。則知肺虛。瀉南方火。補北方水。南方火。火者木之子也。北方水。水者木之母也。水勝火。子能令母實。母能令子虛。故瀉火補水。欲令金不得平木也。經曰。不能治其虛。何問其餘。此之謂也。

〔丁〕平者。調四方虛實之法也。〔滑〕金不得平木。不字疑衍也。〇東方實西方虛。瀉南方補北方者。木金火水。

欲更相平也。木火土金水之欲實。五行之貪勝而務權也。金木水火土之相平。以五行所勝。而制其貪也。經云。一藏不平。所勝平之。東方實則知西方虛矣。若西方不虛。則東方安得而過於實邪。或瀉或補。要亦抑其甚而濟其不足。損過就中之道也。〔徐〕水勝火。木之母。勝木之子也。子能令母實。瀉子則火勢益衰。而水得以恣其尅伐。母能令子虛。補母則水勢益旺。而火不敢留。其有餘如此。則火不能尅金。而反仰食木之氣以自給。使金氣得伸。而木日就衰。金自能平木也。子母二字。諸家俱以木爲火之母。水爲金之子爲言。義遂難曉。觀本文以水勝火三字接下。明明卽指上文木之子木之母也。末句引經言。若此義不明。則治虛之法且不能。安能治他病乎。按六十九難云。虛則補母。實則瀉子。今實則瀉子補母。虛則反補其子。義雖俱有可通。而法則前後互異。未知何故。

按此段諸說未確。徐說頗爲明備。是言金之性本尅木。木欲實者。當調平之。而今金虛不能施其令。反爲木所凌。故補木所母之水。則水勢汪洋。足以更助金。瀉木所子之火。火勢旣衰。必仰救于木。木旣救之。則其過實之勢又衰。不暇以凌金。金不受凌。則虛者必復。復則遂得平木之實者矣。水旣尅火。則其勢益實。是所以木之母。勝木之子。而謂之子令母實。母令子虛也。

七十六難曰。何謂補瀉。當補之時。何所取氣。當瀉之時。何所置氣。然。當補之時。從衞取氣。當瀉之時。從榮置氣。其陽氣不足。陰氣有餘。當先補其陽。而後瀉其陰。陰氣不足。陽氣有餘。當先補其陰。而後瀉其陽。榮衞通行。此其要也。

〔滑〕靈樞五十二篇曰。浮氣之不循經者。爲衛氣。其精氣之行于經者。爲榮氣。蓋補則取浮氣之不循經者。以補虛處。瀉則從榮置其氣。而不用也。置。猶弃置之置。然人病虛實不一。補瀉之道。亦非一也。是以陽氣不足。而陰氣有餘。則先補陽。而後瀉陰以和之。陰氣不足。而陽氣有餘。則先補陰。而後瀉陽以和之。如此則榮衛自然通行矣。〔徐〕何所置氣。言取何氣以爲補。而其所瀉之氣。則置之何地也。從榮置氣。謂散其氣於營中也。靈終始篇云。陰盛而陽虛。先補其陽。後瀉其陰。而和之。陰虛而陽盛。先補其陰。後瀉其陽。而和之。此其説之所本也。

七十七難曰。經言。上工治未病。中工治已病者。何謂也。然。所謂治未病者。見肝之病。則知肝當傳之與脾。故先實其脾氣。無令得受肝之邪。故曰治未病焉。中工治已病者。見肝之病。不曉相傳。但一心治肝。故曰治已病也。

〔楊〕五藏得病。皆傳其所勝。肝病傳脾之類也。若當其王時。則不受傳。即不須行此方也。

按上工治未病。不治已病。見于靈樞逆順篇。謂刺邪之未盛與已衰而爲其治。五藏傳邪之義。又見于金匱要略。

七十八難曰。鍼有補瀉。何謂也。然。補瀉之法。非必呼吸出內鍼也。然。知爲鍼者。信其左。不知爲鍼者。信其右。當刺之時。必先以左手。厭按所鍼滎俞之處。彈而努之。爪而下之。其氣之來。如動脈之狀。順鍼而刺之。得氣因推而內之。是爲補。動而伸之。是謂瀉。不得氣。乃與男外女內。不得氣。是謂十死不治也。本義。經釋。無然知之知字。

〔滑〕彈而努之。鼓勇之也。努。讀若怒也。爪而下之。掐之稍重。皆欲致其氣之至也。氣至指下。如動脈之狀。乃乘其至而刺之、順、猶循也。乘也。停鍼待氣。氣至鍼動。是得氣也。此段越人心法。非呼吸出內者也。氣久而不至。乃與。男子則淺其鍼。而候之衛氣之分。女子則深其鍼。而候之榮氣之分。如此而又不得氣。是謂其病終不可治也。篇中前後二氣字不同。不可不辨。前言氣之來如動脈狀。未刺之前。左手所候之氣也。後言得氣不得氣。鍼下所候之氣也。此自兩節。〔徐〕素離合真邪論云。吸則內鍼。無令氣忤。候呼引鍼。呼盡乃去。大氣皆出。故命曰瀉。呼盡內鍼。靜以久留。以氣至爲故。候吸引鍼。氣不得出。各在其處。推闔其門。令神氣存。大氣留止。故命曰補。此呼吸出內之法。越人以爲其道不盡於此也。信其左。謂其法全在善用其左手也。信其右。即呼吸出內鍼也。

按音釋。厭。益涉切。非。厭。壓古通。說文曰。壓。壞也一曰。塞補。从土厭聲。厭按。即塞按所鍼之俞也。

七十九難曰。經言。迎而奪之。安得無虛。隨而濟之。安得無實。虛之與實。若得若失。實之與虛。若有若無。何謂也。然。迎而奪之者。瀉其子也。隨而濟之者。補其母也。假令心病。瀉手心主俞。是謂迎而奪之者也。補手心主井。是謂隨而濟之者也。所謂實之與虛者。牢濡之意也。氣來實牢者爲得。濡虛者爲失。故曰若得若失也。

〔虞〕心病却瀉手心主俞。心者法不受病。受病者心包絡也。手心主者。則手厥陰心包絡也。包絡中俞者土也。心火也。土是火子。乃瀉其俞。此乃寫子也。迎。謂取氣。奪。謂瀉氣也。心火井木。今補心主之井。謂補母也。木者火之母也。隨。謂自衛取氣。濟。謂補不足之經。〔滑〕問辭出靈樞第一篇。得。求而獲也。失。縱也。遺也。其第二篇云。言實與虛若有若無者。謂實者有氣。虛者無氣也。言虛與實。若得若失者。謂補者。佖然若有得也。瀉者。怳然若有失也。卽第一篇之義。迎者迎於前。隨者隨其後。氣來實牢濡虛。以隨濟迎奪而爲得失也。蓋得失有無義實相同。互舉之省文爾。〔徐〕此子母。卽以本經井俞所屬五行生尅言。非如七十五難。指五藏所屬子母也。氣。指鍼下之氣也。其氣來而充實堅牢爲得。濡弱虛微爲失。言得失則有無在其中矣。

八十難曰。經言。有見如入。有見如出者。何謂也。然。所謂有見如入者。謂左手見氣來至。乃內鍼。鍼入見氣盡。乃出鍼。是謂有見如入。有見如出也。

〔丁〕欲刺人脈。先以左手。候其穴中之氣。其氣來而內鍼。候氣盡乃出其鍼者。非迎隨補瀉之穴也。〔滑〕所謂有見如入下。當欠有見如出四字。如。讀若而。孟子書。望道而未之見。而讀若如。蓋通用也。

八十一難曰。經言。無實實虛虛。損不足而益有餘。是寸口脈耶。將病自有虛實耶。其損益奈何。然。是病非謂寸口脈也。謂病自有虛實也。假令肝實而肺虛。肝者木也。肺者金也。金木當更相平。當知金平木。假令肺實而肝虛微少氣。用鍼不補其肝。而反重實其肺。故曰實實虛虛。損不足而益有餘。此者中工之所害也。

〔楊〕上工治未病。知其虛實之原。故補瀉而得其宜。中工未審傳病之本。所治反增其害也。〔滑〕肝實肺虛。金當平木。如七十五難之說。若肺實肝虛。則當抑金而扶木也。中工。中常之工。猶云粗工也。

按自六十九難。至此。論鍼法。是爲第六篇。

陳存仁編校

皇漢醫學叢書

醫事啓源

今邨亮祗卿著

醫事啓源

提要

日本今村亮祗卿氏。乃精於漢方醫學之巨擘也。平素撰述頗多。類皆卓識名著。而本書亦爲其所手輯之一。因彼邦之風土、政體、習俗、飲食、嗜好等等。較之漢土。大同小異。則漢醫之宜於彼邦。亦可推想而知。惟其自荷蘭西洋醫術輸入以後。遂致漢方醫學。一蹶不振。一般醫家。喜新惡舊。往往捨己而從人。今村氏深爲不然。乃錄西醫之所說恆爲漢醫所有者。舉若干條。論其梗概。詳其源流。蒐輯成書。以教後學而闢時俗之惑。故名之曰醫事啓源。全書共列二十篇。援古證今。語語精確。不特爲保存漢方固有之學術。抑且爲復興漢醫之文獻焉。

醫事啓源緒言

醫事啓源一卷。日本今邨亮著。亮雅精漢醫。所著另有傷寒論私考八卷。金匱雕題三卷。溫疫論訂正二卷。醫彀二卷。脚氣鈎要二卷。醫案類編八卷。藥能考四卷。暴瀉方論一卷。醫事問答一卷。種痘問答一卷。杏林餘興及續杏林餘興各一册。此書因西醫盛行之始。慮學漢醫者喜新厭故。舍己從人。乃撮取西醫治法。爲漢醫所固有者。如解剖、須劑等事凡二十篇。歷徵古書。博而能確。示漢醫無所不備。其用心深矣。卷首有若山拯敍題。文久二年壬戌(同治元年)春正月末。有亮子芳跋題。文久二年春二月。則此書當作於文久元年。考日本各種西學。多由和蘭人輸入。醫亦然。其享保(康熙五十五年即享保元年)已前。惟與我及和蘭互市。(享保前一年卽正德五年有减清蘭互市船數之文)日本史稱延享元年甲子。(乾隆九年)靑木文藏始講蘭書。寶歷四年甲戌。(乾隆十九年)山脇東洋著臟志。明和二年乙酉。(乾隆三十年)多喜安元建醫學館。安永三年甲午。(乾隆三十九年)前野杉田譯蘭方醫書。而解體新書亦於是年刻成。天明三年癸卯。(乾隆四十八年)蘭學階梯成。是年大槻立澤述蘭文讀法。寬政三年辛亥。（乾隆五十六年）幕府政學制仍建醫學館。五年癸丑建和學所文化。八年辛未（嘉慶十六年）幕府設和蘭譯局。文政九年丙戌（道光六年）蘭醫多來江戶。嘉永二年己酉（道光二十九年）幕府禁蘭醫方。至安政五年戊午（咸豐八年）停禁。而其勢遂不可遏矣。文久元年建西洋醫學所。蓋卽亮著此書之年。書中自云嘉永二年。蘭船始齎牛痘苗來長崎云云。併可證日本之於西醫術。得自蘭人無疑。而亮之發憤著書。亦可知矣。顧自亮著書之日。迄今始五十餘年耳。聞日本官私醫者。已無一漢醫存矣。今我國之醫術亦猶五十年前日本之於和蘭也。讀此書者。能不有感於斯文。

醫事啓源序

蠶之吐絲。王雎之醃魚微物之智亦有過人者。洋夷之性。專一而纖巧。故其所謂窮理之説。及百般器械之制。奥妙精緻。殆奪化工。至醫治之術亦然。然而學洋醫者。不知其本之皆出於漢土。往往井蛙自誇。以爲他所弗有也。不庶於遼豕之見乎。特漢人才大。能創之而不能精焉。爲可憾耳。了菴今邨君邃於醫者也。於古今方書。無所不讀。邇者抄錄洋醫諸術出漢籍者若干條。論其梗概。以示其徒。名曰醫事啓源。蓋欲俾學者知其所本精之而又精。以箝洋醫之口。解時俗之惑也。其志可謂切矣。夫我邦之於漢土。壤地連接。風氣相通。政體習俗。以至飲食嗜好。皆小異而大同。則漢方之宜邦人。亦可推矣。況慣熟二千年之久者乎。雖然今之學漢方者。大率皆拘牽常格。不能有所發明。所謂依樣畫胡蘆。彼術之出於己者。且不省知。俾紅髮異類成豎子名。此則獨何歟。讀是書者。可以愕然而寤矣。

文久二年壬戌春正月巖邑若山拯序

醫事啓源目錄

解剖……一
頒劑……六
熨法……八
灌水……九
脚湯……一〇
酒劑……一一
製鍊……一三
棠汗……一三
起泡……一五
喞筒……一七
導尿……一七
塗藥……一八
芥子膏……一八
嚏藥……一九

鼎烔……………………………………二〇
箭鍼……………………………………二一
角法……………………………………二三
蜞鍼……………………………………二四
刺絡……………………………………二五
引痘……………………………………二八

醫事啓源

日本上毛今邨亮祗卿著

漢土醫術。精覈詳密。超絕諸蕃。至於外治。則蕃亦不無可取。但其所用之方。漢既皆有。從來漢醫。或用焉。或否焉。從人人所見。而至其法制載籍。歷然悉可檢按。彼徒未曾覩漢籍。自誇開創。固無足咎。乃醫不學者。從而和之。遂使世人言蕃醫精細窮理新奇取功。非漢學所企及也。可笑甚矣。抑內景之說。出於素靈。導尿之術。創於千金。斑蝥起泡。螞蜞咂血等。晉唐方書屢稱其功。今舉數條。以授生徒。顧徵引率略。罣一漏百。庶博雅之士。觸類纂集。非固與彼抗。特示漢無不備耳。是書脫稿。會聞栲窗喜多村先生既有著辨之。恨予未及鑒知。不免遼豕之譏焉。

解剖

靈樞經水篇曰。夫八尺之士。皮肉在此。外可度量切循而得之。其死可解剖而視之。其藏之堅脆。府之大小。穀之多少。脈之長短。血之清濁。氣之多少。十二經之多血少氣。與少血多氣。與其皆多血氣。與其皆少血氣。皆有大數。解剖之言。始見於此。漢書王莽傳。莽誅翟義之黨。使太醫尙方與巧屠共刳剝之。度量五藏。以竹筳導其脈。知所終始。云可以治病。文獻通考載五藏存眞圖。趙與時賓退錄云。廣西戮歐希範及其黨。凡二日剖五十有六腹。宜州推官靈簡皆詳視之。爲圖以傳於世。晁公武郡齋讀書志載存眞圖一卷。崇甯間泗洲刑賊於市。郡守李夷行遣醫並畫工往視。決膜摘膏肓曲折。圖之盡得纖悉。今校以古書。無少異者。張杲醫說云。無爲軍張濟善用鍼。得訣於異人。能親解人而視其經絡。則無不精。因歲饑疫人相食。凡視一百七十人。以行鍼無不立驗。赤水玄珠載何一陽說云。余先年精力時。以醫從師征南。歷剖賊腹。考驗藏府。心大長於豕心。而頂平不尖。大小腸與豕無異。惟小腸上多紅花紋。膀胱是眞脬之室。餘皆如難經所云。無所謂脂膜如手掌大者。漢土辨藏府經絡。取之實驗如此。本邦平安山脇氏請官始有觀藏之舉。著藏志。嗣後三谷氏橘氏杉田氏解視。皆有圖說。宜就其本書見其詳。

按古昔有醫經之學。有經方之學。醫經論藏府經絡。人所以成形體。如素問靈樞是也。經方者辨吐下溫凉。主在施治。如傷寒金匱是也。主在施治者。隨證立論。故其如藏府。則曰心。曰胃。曰膀胱。曰血室耳。非故省略。言有所主也。然從事經方者。不精醫經。從事醫經者。多疏經方。自昔而然。要之醫經則論常。經方則說變。是所以歧而爲二也。惟夫上古神聖。闡造化之祕。究人身之理。辨藏府經絡所在。審其官能機關。以爲養生治病之標準。其玄妙至精。非所測焉。余往年解刑屍檢視内景。與古書所說如合符節。當時有所私記。贅附於此。以爲蒙學之一助。肺者位諸藏之上。充胸脇之中。上連喉嚨。下蓋心。分左右爲二大葉。其色青。縹帶微紅。其官主呼吸。以管吹氣道。則兩肺皆怒張。鮮澤似蟬翼。九鍼篇曰。肺者五藏六府之蓋也。病能篇曰。肺者爲心之蓋。心者在胸膛之上。兩乳之間。麗肺葉之中。其色鮮赤。形如菡萏之倒掛。上圓下尖。左右有二室。其一名經脈。自心之左而出。蓋送血之官。其一名絡脈。納血於心之右。蓋收血之官。一往一復。流動周身。機發斡旋。莫有間斷。是爲至貴之地。九鍼篇曰。心主脈。津液別論曰。五藏六府。心爲之主。邪客篇曰。心者。五藏六府之大主也。精神之所舍也。其藏堅固。邪不能容。容之則心傷。心傷則神去。神去則死。心尾動而應乳下。虛里是也。平人氣象論曰。左乳之下。其動應手。宗氣泄也。脾者其色紫赤。其形如牛舌。其質如肉。位左脇下。在胃背側。其官造膽汁。出津液。消磨飲食。化熟水穀。太陰陽明篇曰。脾與胃以膜相連。厥論曰。脾主爲胃。行其津液。肝者其色赤褐。

在腹右季脇之下。擁護絡脈。抱持膽囊。傍胃側。嚮心下。其形大。其氣臊臭。其質尤重。其官納血於心。又製膽汁。調經論曰。肝藏血。金匱眞言論曰。肝其味酸。痿論曰。肝主身之筋膜。膽者其色青白。橢而如卵。在肝內。其官甚苦。汁化水穀。四時氣篇曰。膽液泄則口苦。天年篇曰。五十歲肝葉始薄。膽汁始減。胃者其色薄黃。在膈膜之下。肝脾之間。位腹之中央。其形圓而長。於左方。其中空虛。如大囊。上連食道。下接小腸。其官容受水穀。主磨盪輸之小腸。腸胃篇曰。胃紆曲屈伸。平人絕穀篇曰。胃橫屈受水穀。五藏別論曰。胃者水穀之海。六府之大源也。腎者其色紫黯。有兩枚。位五藏之下。六府之後。其官主泌別水血。痿論謂之水藏。上古天眞論曰。腎主水。其下有小腎。二曰命門。（案與素問所謂命門異）三十六難曰。命門者。男子以藏精。女子以繫胞。膀胱其色黯黃。位少腹之下。在橫骨之上。直腸之前。其狀如倒壺蘆。上腹圓大。下頸窄小。其官緒水。下連尿道。小腸其色淺黃。其形如管。膜包其外。以曲尺計之。長二丈許。比之大腸。其形差細。其質薄。名曰薄腸。其上口屈曲而連胃下口。自在右嚮左脇。迂迴臍上。屈曲少腹。腸胃篇曰。小腸回運還反十六曲。大腸。其形如竹根。長僅五尺許。比之小腸差大。其質堅厚。故曰厚腸。小腸盤踞於內大腸環曲於外。其狀爲六腸纏小腸。其官共主化精微。輸之膜外。泌糟粕。導之肛門。本輸篇曰。大腸屬上。小腸屬下。三焦者。內經詳其名狀。而難經言無形。後人疑之。紛紛不決。然難經問難疑義之書。有與素問往往不相合者。徐遁陳無擇張季明張介賓之徒。皆以爲有形。近於是矣。今驗之實物。上焦者。蓋所謂奇縷管是也。中焦者。大機里爾是也。下焦者。奇縷科臼是也。其官轉化飲食。造釀氣血。非六府之數而何也。五藏別論曰。胃大腸小腸三焦膀胱此五者。名曰傳化之府。上焦連脾藏。在胃後。歷橫膜。緣脊骼。上行胸中。會左肩。下而入絡脈。營衛生會篇曰。上焦出於胃上口。並咽以上。貫膈而布胸中。又曰中焦亦並胃中而出上焦之後。此所受氣者。泌糟粕。蒸津液。化其精微。上注於肺脈。化而爲血。故曰營血之府。下焦者。別迴腸注於膀胱而滲入。故水穀常並居胃中。成糟粕而俱下於大腸而成下焦。其官主決瀆。其名雖有三等。所以致其功績則一也。此其大較見於經文。而歷可徵者。素難古書也。且詞致簡遠。非深於醫者。不易遽曉。苟能熟讀之。則足以觀醫經之一斑矣。夫精神之運。氣血之行。係天機之呼吸。而至其所以然。則所謂有眞宰存焉。自然之大數。非人力可得而量知也。乃聖人且就其可知者立名數曰精神。曰魂魄。曰藏府。曰經絡。曰氣血。曰津液。諄諄說示。令人知處活物之理。其精密非後醫所能及也。今探死腸而求其理。猶剖死馬而驗騏驥。觀之無益。不觀亦無損。如藏府經絡。軒岐既已講明之。蓄醫嘗糟粕矜新創。不知其所以立教而索諸毫釐紛頣之中。此荀卿所云以指測河。以戈舂黍之類。多見不知其量焉。余嘗言醫經者。天地性命。藏府經絡之學。故語常者居多焉。經方者。陰陽虛實攻補溫涼之書。故論變者居多焉。此二者猶兩輪之不可偏廢矣。知常通變而醫之能事畢矣。

（評）著者明察內景。推闡眞理。足爲社友參考之資。其異同姑不具論。僅言三焦。著者於文久元年。（卽前清咸豐十一年）已證明有形。返觀我國。今日尚有不盡然者。學識不齊。詬病之原。論中於精神之運氣血之行。再三致意。所謂今探死腸而求其理云云。描摹蓄醫刻舟求劍之弊。令人一讀一擊節。

煩劑

製鍊之法。創見於周禮天官。瘍醫鄭玄註云。五毒五藥之有毒者。今醫方有五毒之藥。作之合黃𡗝置石膽丹砂雄黃磁石其中。燒之三日三夜。其烟上著以雞羽掃取之。以注創惡肉。破骨則盡出。此卽輕粉粉霜銀硃生生乳之祖。案外傳輕粉。其來久矣。內服之則以中藏經明月丹爲始。本草圖經曰。飛鍊水銀爲輕粉。醫家下膈最爲要藥。聖惠方直指方宣明論醫壘元戎醫學統旨並稱其效。李時珍曰。水銀乃至陰毒物。因火煆丹砂而出。加鹽礬鍊而爲輕粉。加硫黃升而爲銀硃。輕飛靈變化純陰爲燥烈。其性走而不守。善劫痰涎。消積滯。故水腫、風疾、濕熱、毒瘡、皆被劫從齒齦而出。邪鬱爲之暫開。而痰亦因以愈。若服以過劑。或不得法。則毒氣被竄入經絡。筋骨。莫之能出。痰涎既去。血液耗亡。筋骨失所養。營衛不從。變爲筋攣骨痛。發爲癰腫疳漏。或手足皸裂。蟲癬頑痺。經年累月。遂成廢痼。其害無窮。蕃土所製升汞甘汞加羅蔑兒等。與輕粉生生乳同。今試之須劑。於黴毒神効靈驗。非他藥所及。使膏肓廢疾。收功於數旬之間。可謂奇特矣。但用之須愼。不失其機矣。

附製輕粉法

水銀一兩　白礬二兩　食鹽一兩

右三味同研不見星。鋪於鐵器內。以小烏盆覆之。篩竈灰鹽水和封固盆口。用炭煉二一炷香。取開。則粉上附於盆面。其白如雪。（今世煆法分量不與古法同蓋從簡便也。）續日本紀元明天皇和同六年伊勢國始獻水銀粉。今藥鋪所鬻者。亦出於勢州射和製生生乳方法。已詳見於黴瘡秘錄。然煆法迂曲。後學不易遽曉。蓋陳氏奇其術耳。老友尾臺士超傳東洞翁秘法極爲簡易。因錄之於左。

消石十六錢　礬石十二錢　綠礬十八錢　食鹽三錢

青鹽三錢五分（用戎鹽）　雲母二錢五分（用漢產浸鹽水日乾爲末）

礜石三錢（火煆烟盡爲度）　水銀十二錢

右八味各別爲末。合入水銀煉用津唾搗數千杵。以不現星爲度。安放瓦器中。（即今戶窯）向底附着乃盖之銅線縛之。鹽泥固封。藏過五旬。倒器埋之地中。底出地寸許。加火其上。用炭率三斤。炭盡起器。待火氣消。發封乳滴著蓋裏狀如束針。取出聽用。

（評）歷陳水銀各方於內服之弊。恰如吾人所欲言。上海毒門戕伐生命多矣。用者愼之。

熨法

溫散凝寒。通暢血氣。是熨法之所主。故古昔於灸代用拘急攣縮。痛痺不仁。凡係血氣之凝結者。一切用之。血氣形志篇曰。形苦志樂。病生於筋。治之以熨引。

（註云熨謂藥熨引謂導引）壽夭剛柔篇曰。寒痺之爲病也。留而不去。時痛而皮不仁。以藥熨之。用淳酒二十升。蜀椒一升。乾姜一斤。桂心一斤。凡四種。皆㕮咀漬酒中。用棉絮一斤。細白布四丈。并內酒中。置酒馬矢熅中蓋封塗。勿使泄。又刺節眞邪篇曰。治厥者必先熨。調和其經。掌與腋肘與脚項與脊以調之。火氣已通。血脈乃行。扁鵲療虢太子尸厥。爲五分之熨。見於史記本傳中。藏經曰。宜蒸熨而不蒸熨。則令人冷氣潛伏。漸成痺厥。不當蒸熨而蒸熨。則使陽氣偏行。陰氣內聚。千金及翼方外臺載熨癥諸方。聖濟用葱白熨臍下。又用黑豆熨前後心。或炒鹽醋灰。赤水玄珠爲熨臍方。又有熨白虎歷節風方。蕃醫以蒟蒻熨心腹。即張景岳罨熨法。

（評）著者溫散凝寒。通暢氣血二句。足明熨法之宜。治病兼用。不無小裨。倘風火暑熱痺絡熨之或反加甚。

灌水

灌水之法。其來尚矣。倉公傳傷寒論皆及之。玉函經曰。過經成壞病。鍼藥所不能制。與水灌枯槁。陽氣微散。身寒溫衣覆汗出。表裏通利。其病即除。

華陀療婦人寒熱注病。用冷水灌之。千金外臺治石發有冷水洗浴之法。南史載徐嗣伯用灌水治房伯玉之病。張戴人浴痘兒出於儒門事親。他如衄血不止。用新水隨左右洗足。及冷水噀面。冷水浸紙貼顖上。以熨斗熨之。金瘡血出不止。冷水浸之卽止。共見於本草綱目中。

（評）灌水治病。其來已古。卽今每見熱病。殆用井水雪水。灌入口中。旋得大汗而愈者。此中病理。其酷暑雷雨之應熱者寒之是已。有寒痰積水挾氣蓄血者。妄用則殆。

脚湯

五常政大論曰。行水漬之。（注謂湯浸漬也）陰陽應象大論曰。其有邪者。漬形以爲汗。玉機眞藏論曰。脾風可浴。金匱附方有礬石湯浸脚。巢源曰。邪氣在表。洗浴發汗卽愈。外臺引文仲捋脚方。水煮杉木浸捋脚去腫滿大驗。皇國亦有湯漬法。見於榮化物語。本草衍義曰。熱湯助陽氣。行經絡。患風冷氣痺之人。多以湯渫脚至膝上。厚覆使汗出周身。然亦別有藥。亦終假陽氣而行爾。四時暴泄利。四肢冷。臍腹疼。深坐湯中。浸至腹上。頻頻作之。又曰生陽諸藥。無速於此。朱愼人治風疾。掘坑令坐坑內。以熱湯淋之良久。以簟蓋之。汗出而愈。聖惠方有淋溻瘡上之法。博愛心鑑治痘瘡頂陷。有水楊湯。諸如是類。不暇僂指。姑抄一二。以資攷閱。
(評)脚氣用藥湯渫洗。屢見效驗。冰冷者可以得汗。古人妄禁水洗。不知用藥之效。助湯氣行經絡。痿者可使之起。

酒劑

醪醴見於素問。然上古所作。不能知其法。扁鵲傳曰。其在腸胃。酒醪之所及也。仲景氏之方八味丸。土瓜根散。赤丸。天雄散。四方。各以酒服之。下瘀血湯。一方以酒煮之。麻黃醇酒湯。以美清酒五升煮之。(漢書師古註醇酒不澆謂厚酒也)芎歸膠艾湯。炙甘草湯。當歸四逆加吳茱萸生姜湯。鼈甲煎丸。清酒與水合煮之。(案周禮酒正辨。三酒之物。一曰事酒。二曰昔酒。三曰清酒。鄭註清酒今之冬釀夏成者也。蓋謂無灰清酒也)其他大猪膽汁導法之法醋。(案法醋諸本草無所考成本無法字似可從)苦酒湯。黃蓍芍藥桂枝苦酒湯之苦酒。(陶宏景曰醋亦謂醯之以有苦味俗呼苦酒)及美酒醯。(魏氏曰美酒醯卽人家家製社醋是也。(栝蔞薤白白酒湯。栝蔞薤白半夏湯之白酒。皆酒劑也。(案白酒始見於靈樞經脈篇。以白酒和桂且飲美酒。仲景所用白酒。未詳其製。千金方白酒作白截漿。或作截酒。外臺亦同。今從之。用酢者。蓋取之於豁胃利氣。其造法見於本草蒙筌，蓋仲景之方。出於諸家。故曰法醋。曰苦酒。曰白酒。皆因古人所傳。異其稱謂耳。）又肘後千金外臺諸書。並載酒劑之方。皆取於宣通血脈。開發壅滯。蓋以酒性慓悍。能行藥勢也。凡急患長恙。血虛氣滯。久寒痼冷。偏枯不遂。拘攣痺厥之類。宜常服之。然因藥之隊伍。功用各異。蕃有稱丁幾去爾者。浸藥於燒酒。臨時用之。蓋倣矉於紅藍花酒也。然丁幾羅宇多蒲布滿原屬劫劑。不可輒用也。

案燒酒非古法。自元之時始。蓋係蒙古人之製。其味辛烈燥猛。過飲則傷胃爛腸。不可充藥料。（其造法用濃酒和糟入甑蒸。令氣上。用器承取滴露。其清如水。味極峻烈。入口如燃。故曰火酒。後世以糯米大麥葡萄等造之。其造法甚簡。）漢土單稱酒爲藥用者。專用糯米造之。最爲上品。黍粟次之。用粳米者少。蓋漢土之粳。不及本邦之粳。我粳與彼糯等。故入藥者。宜用粳製無灰者。蓋酒者熟穀之精液。故其氣慓悍滑利。大溫有毒。其功則行氣、和血、解鬱、逐痰、禦寒、消食、散風濕、除邪穢、利水道、滑大腸、解禽魚及百菓之毒。導引諸藥。運輸全身。莫此爲捷。然過飲則傷神損壽。亂氣動血。其功不掩害。乃如美淋酒忍冬酒保命酒泡盛火酒等殊醇濃者。並不宜藥用。

(評)著者引用周禮諸書。具徵博雅。篇末言其功不掩害。具有經驗。即今伏熱陰虛火炎者多。西藥酒劑。每見有變徵劫劑之誠允當。

製鍊

蕃醫鍊化藥材。取其精液。名曰製鍊術。其類有數品。蒸餾取藥露。及分析鹽性土質護謨華爾斯之類。其製法並見泰西水法。舍密開宗和蘭藥鏡。而其煎熬者浸酒者。淮南三十六水法抱朴子等書。既發其端矣。礦水與蘇打合。則爲膽礬。與鐵合則爲青礬之說。亦本於道家修鍊術。他本草所載薔薇露阿片蘆薈之類。皆非洋人所創發明也。

(評)著者歸本於抱朴子各書。誠然。淮南子作豆腐。巴黎且機製焉。製鍊爲吾國所固有。但宜求精耳。薄荷精太倉汪氏創。風行中外。莫謂秦無人也。

蒙汗

蒙汗字共見本草綱目泉水條七修類稿水滸傳等書。其義未審。山田圖南云。蒙汗隱語。以其害人。不直指其名也。說見敗鼓錄中。宜參閱。莨菪阿片曼陀羅花番木鼈雙鸞菊之類。皆令人麻醉。收斂血脈。奪其神機。故心神錯亂。瞳孔豁大。煩渴引飲。不知人事。若多服則死。宜斟酌作劑。

凡割肉刮骨。不可欠此藥焉。後漢書華陀傳云。疾發結於內鍼藥所不能及者。令先以酒服麻沸散。既無所覺。因刳破腹背。抽割積聚。若在腸胃。則斷截湔洗。除去疾穢。既而縫合。傅以神膏。四五日創愈。齊東野語云。草烏末同一草食之卽死。三日後亦活。桂海虞衡志云。曼陀羅花盜採花爲末。置人飲食中。卽當醉。梅元實藥性會元云同陀羅花川烏草烏合末。卽蒙汗藥。本草茉莉根以酒磨一寸服則昏迷。一日乃醒。二寸二日。三寸三日。紀曉嵐云。閩女飲茉莉陽死。與私夫共逃。此茉莉亦可以醉人。張介石資蒙醫經云。蒙汗一名鐵布衫。少服止痛。多服則蒙汗。其方鬧陽花川烏瓦龍子自然銅乳沒熊膽硃砂麝香凡九味。右爲絕細末。作一服。用熱酒調服。乘飲一醉。不片時。渾身麻痺。陳士鐸石室秘錄碎治法門云。先用忘形酒。使其人飲醉。忽忽不知人事。任人劈破。絕不知痒痛。取出蟲物。然後以神膏異藥縫其破處。後以膏藥貼敷一晝夜。卽全好。徐以解生湯藥飲之。夢初覺。而前症頓失矣。資蒙醫經石室秘錄等所載。蓋皆華陀遺法。可以備參考焉。今日醫道之闢外科。不必用麻藥。游刃於人身中。恢恢有餘。後生可畏。於是乎信。

附紀州華岡氏療乳巖結毒淋漏便毒附骨疽及跌損脫臼。製麻藥飲之、俟其醉。割肉刮骨、剜膜斷筋凡係重患篤癃者一切用之、余嘗親灸其門。屢得其驗術。因錄其方。

曼陀羅花八分（陳舊者佳新者發嘔）草烏頭二分

白芷二分　當歸二分　川芎二分

右五味爲粗末一淪空心服之。須臾心氣昏暈。手足頑痺。或沉眠不覺。或悶亂發狂。乘時施治。既而飲之以濃茶。又與黃連解毒加石膏湯。二三時乃醒。如目眩咽乾。神氣不復者。用黑豆湯卽解。倘其不醉者。更飲溫酒。或乘輦動搖必醉。其醉有遲速者。由天資有躁靜爾。

（評）外傷兩科愼用之。可以利人。惟莨菪曼陀羅草烏均毒藥。業當標明勿輕售非醫。以免作孽者殺人。

起泡

外敷斑蝥。拔毒去痛。呼膿除腐。凡病之毒聚血結而爲患。如痛風鐵毒跌撲閃肭。一切瘀血凝滯者皆宜之。蓋疾之在藏府經絡者。服藥可以驅之。其在皮膚筋骨之間。或提而出之。或攻而散之。其泡於是乎爲功。外臺治疔腫方。斑蝥一枚捻破。以針劃瘡上作米字封之。卽根乃出。又治乾癬積年生痂。搔之黃水出。每逢陰雨卽癢。用斑蝥半兩微炒爲末。蜜調傅之。聖濟大風面上有紫痦瘟未銷。用乾斑蝥末。以生油調傅。約半日痦瘟脹起。以軟帛拭去藥。以棘鍼挑破。令水出。乾。不得剝其瘡皮。不可以藥近口眼。永類鈐方治癬癢用斑蝥七個。醋浸露一夜搽之。又謂之天灸。王執中資生經旱蓮草搥爛。男左女右置寸口上。以古文錢壓定帛繫住。良久起小泡。謂之天灸。其瘧卽止愈。弁醫說云石龍芮俗名猫跡草。葉毛而尖。取葉揉臂上成泡。謂之天灸。治久瘧不愈。本草綱目毛茛草條。李時珍云。山人截瘧。采茛葉挼。貼寸口。一夜作泡如火燎。故呼爲天灸自灸。其他尙有數方。漢醫則審内傷外感之別而施之。蕃醫則槪用之。雖有不過者寡矣。

附製斑蝥膏法

斑蝥（爲末六兩）　黃臘九兩　猪脂三兩

先煮臘脂二味。令消化。離火。入斑蝥末。攪令凝結。或攤於布。或攤於紙。貼患所。蓋以堅膏。令不動。貼後一夜起泡。以鍼出水。其毒淺者。宜薄而日換。毒深者。宜厚而久貼。若病已愈。欲令生皮。換貼黃臘膏

（評）著者所引各條俱係舊驗。西醫利於速效。鈐醫不顧痛苦。有相似者。篇末所云漢醫則審内傷外感之別而施之。蕃醫則槪用。不過者寡。不但起泡一術也。

唧筒

蕃醫所爲灌腸術者。即仲景導尿之法也。凡不論何病。腸内閉塞。汚物不下者。宜導而出之。蜜導土瓜根猪膽汁皆能潤竅滋燥。從其便用之可也。肘後方治大便不通。採土瓜根搗汁。用筒吹入肛門内。北齊道興治疾方用猪膽汁。導以葦管。聖濟以生瓜根擣汁少許水解之。竹筒傾内下部。即通。十便良方療大便秘塞不通。用猪膽以筩灌三合許。令深入。即出矣。不盡須臾更灌。醫學正傳。小兒大便不通。含香油以小竹筒擠入肛門。以油吹入。過半時許。下黑糞。袁枚云回回病不飲藥。有老回回能醫者。熬藥一桶。令病者覆身臥。以竹筒插入穀道中。將藥水乘熱灌入。用大氣力吹之。少頃腹中汩汩有聲。拔出竹筒。一瀉而病愈矣。是則過於太快矣。

（評）中土漢法不一。其穩妥有較機取爲上者。每見機取有元氣隨之而亡者。説見醫譚。

導尿

導尿亦拯急之一策。千金方凡尿不在胞中。爲胞屈僻。津液不通。以葱葉尖頭内陰莖孔中。深三寸。微用口吹之。胞脹。津液大通。即愈。外臺引救急方。主小便不通。其方取印成鹽七顆。擣篩作末。用青葱葉尖盛鹽末開便孔內葉小頭。於中吹之。令鹽末入孔。卽通。衛生寶鑑一妓轉脬。小便不通。腹脹如鼓。數月垂死。一醫用猪脬吹脹。以翎管安上。插入陰孔。捻脬氣吹入。卽大尿而愈。測胞之法。蓋胚胎於此。蕃人倣漢製其器耳。

（許）漢法何等穩便。蕃醫用銀絲通溺管。有傷生殖器成損者。說見醫譚。

塗藥

塗藥昉見於靈樞。經筋篇曰。有熱則筋弛縱。緩不勝收。故僻。治之以馬膏膏其急者。以白酒和桂。以塗其緩者。又癰疽篇曰。發於腋下赤堅者。名曰米疽。治之以砭石。欲細而長。疏砭之。塗以豕膏。六日已。仲景方中有溫粉。有摩散。外臺載塗臍下通溲便之方。幼幼新書塗五心治少小客忤。聖惠方塗手心以緩筋急。閻孝忠方塗足心。能引上病而下之。又治口瘡。又治赤眼。治鼻衄。唐宋以降。外傳藥方。亦復不尠。或治傳患所。或移彼引此。及夫吹喉點眼。塗顖貼臍。與熏蒸洗熨等。皆治標之法也。不可不知。蕃醫以為與內服同效。專用之者非也。

（許）實可佐內服之不及。國醫優為之。有特效者。

芥子膏

蕃醫好擣白芥子爲泥。敷腨腸及脚心。施之中風、霍亂、發癇、暴瀉、痘瘡等。其法見於肘後方。治中風卒瘖不能語。以苦酒煮芥子。傅頸一周。以衣包之。一日一夕乃瘥。又治喉痺。取芥子擣碎。以水及密和傅喉。下燥輒易。中藏經治小兒孏癖。白芥子不以多少。研成膏攤紙花子上。貼疼硬處。坐中効。此由外通内。藉於氣達者。其功用與敷熨吊溻種種雜療同。

（評）有寒氣阻窒脘腹痛。會用白芥子末葱葉擣敷之。痛處卽可捷效

嚏藥

搐鼻取嚏。以發洩鬱邪。開達壅塞。其法創見於靈樞。雜病篇云。噦以草刺鼻。嚏嚏而已。金匱頭中寒濕。内藥鼻中。千金翼及外臺删繁方。搐鼻弁同瓜蒂。聖惠治風頭痛。吹鼻散用瓜蒂麝香等五味。先含水滿口後。搐藥半字。深入鼻中。又中風牙緊不能下藥。卽鼻中灌之。又治眼睛如針刺疼痛。聖濟以治小兒天釣。幼幼新書治小兒急慢驚風。易簡方卒中口噤。用細辛皂角各少許。或只用半夏爲末。以蘆管入鼻中。俟噴嚏其人少蘇。蘭室秘藏以治内外障眼。張從正曰如引涎漉涎。嚏氣追淚。凡上行者。皆吐法也。翟玉華曰。其升之舉之提之。皆吐之意也。

（評）著者所引諸方。中醫有用者。近人且有薄荷冰研射鼻竅。治腦膜

炎之方。後法勝前。在發明之。

鼻烟

藥氣藉火氣從鼻孔中而直達肺腑。逼經貫絡。透徹周身。卒病沉疴。從症用之。以助服藥之所不及。是薰烟之用也。但用之於上部。最爲有效焉。千金療欬熏法。細熟艾。薄薄布紙上。廣四寸。後以硫黄末薄布艾上。務令調勻。以荻一枚。如紙長卷之作十枚。先以火燒纏下去荻。其烟從孔中出口。吸取烟嚥之。取吐止。外臺引古今錄驗療欬飲烟法。鍾乳、白石英、人參、丹參、雄黄、烏羊、腎脂、淨紙、右八味。各擣篩爲末。以水銀投藥裏細研。使入諸藥。羊脂熬取置紙中。令均平使厚一分。散藥令周遍。剪紙一張。作三分。二法皆以口吸。其氣猶今喫烟草也。御藥院方龍香散。治偏正頭痛。用地龍乳香細末摻紙上。作紙捻子燒令聞烟氣。澹寮方徐介翁熏頭風方。於上方加指甲。每用一捻。向香爐內慢火燒之。却以紙卷筒如牛角狀。尖小留一小孔。以鼻承之熏。時須噙溫水。令滿口。此法通用之。產經。治盤腸產用熏法。外科正宗治結毒爛壞。用祁陽炭、面粉、銀硃爲熏法。本草綱目治中風、痰厥、氣厥、中惡、喉痺、一切急病。咽喉不通。牙關緊閉。用巴豆熏法。其法爛巴豆綿包壓取油。作撚點燈吹滅。熏鼻中。或用熱烟刺入喉內。卽時出涎。或惡血便艱。

附清神香（家法）治瘡毒頭痛及咽喉破爛瘰癧眼疾服藥無效者。

辰砂一錢　沉香三錢　百草霜三錢

右三味和勻。分爲七貼。剪紙幅一寸長八寸。寫藥末捻爲七條子樹之香爐中。點火條頭卷紙作筒如筍狀以覆之。令烟不散。其尖上穿一小孔。患者含冷水。就孔嗅之。全七日而止。

聖烟筒（家方）此方不止療黴毒沉深。兼治中風偏枯。水腫鼓脹。喎噎癲癇。

鉛丹二錢　水銀二錢　朱砂一錢　沉香二錢　白檀一錢　金箔五片

右六味先以鉛丹盛土盞火鎔化。內水銀。拌令相得。傾注紙上。研候如泥。入朱砂沉香白檀金箔等末和調。熏法同上。

（評）硫黃暨鍾乳水銀治欬。令人風熱虛欬 止多大忌。巴豆熏喉。不宜妄施。多用水銀等熏黴毒。亦有流弊。

篇鍼

靈樞四時氣篇曰。徒㽷先取環谷下三寸。（案環谷不知所指。馬蒔曰。各經無環谷穴。止足少陽膽經。有環跳穴。今曰三寸。意風市穴。此說恐非因名爲說耳。蓋環谷膀胱部位。今時療鼓脹水腫刺鍼筩而取水。往往得驗。意與刺癩症同。）以鈹鍼鍼之。已刺而筩之。而內之。入而復之。以盡其㽷。必堅。來緩則煩悗。來急則安靜。間日刺之。㽷盡乃止。又官鍼篇曰。病水腫不能通關節者。取以大鍼。附後方皮膚水腹內未有者。服諸發汗藥。得汗便瘥。然愼風寒爲急。若腹大小之不去。便鍼臍下二寸。入數分。令水出。孔合須腹減乃止。則筩鍼之法。不妨於洋人矣。

附案。療水腫鼓脹。用筩鍼刺之。出於不得已之策。可或一爲之。屢之則大命從殞矣。千金云。凡水病忌腹上出水。出水者一月死。大忌之。聖濟引徒郁子云。華陀云。水病未遇良醫。第一不得鍼灸。言氣在膜外。已化爲水。水出卽引出腹中氣。水盡則死。醫說引醫餘云。病水人水在膜外。切不可鍼。鍼透膜初時稍愈。再來卽不可治。神效名方云。大忌脚膝上鍼刺出水。取一時之效。後必死矣。蓋此症固忌鍼刺。然百藥無效。至難奈何。施之所爲穿腹法是也。但其僥倖萬一安可措而不講耶。余嘗驗之。水腫有虛實之分。全身洪腫如水泡。如霜瓜。短氣喘鳴。氣息欲絕。以指壓之。其痕隨手而起者。屬實皮膚之腫也。其痕窅而不起者。屬虛肉間之腫也。實者就股間膕縫而取水。猶可望生矣。虛者則決不可取也。

鼓脹亦然。有氣水之分。腹中汚液。貯蓄若囊實物。內漸盈滿。外漸怒張。至殆如鼓。膨脝欲裂。以指彈之。或按之。其運轉響動者水也。若腫硬緊滿。青筋絡繹。皮光射人。按之無聲者氣也。水者可刺。至氣者不可刺也。要徵之胃氣。若能食者胃權猶存。可刺矣。不能食者。胃權已亡。雖水亦不可刺也。能辨此差別而親試體驗。知經文之不我欺焉。故非甄腫之虛實。水氣之差別。胃氣之存亡。決不可刺也。蓄醫不顧忌。一槪施之。戕命不少。因表爲後炯。

（評）水腫外刺取水死者甚多。著者所謂屢之則大命從殞。蓄醫一槪施之。戕命不少。立言洵有功哉。實事見醫譚。

角法

角法義未詳。或云角者咮也。咮形似鍼。吳仁傑說行露詩。誰謂雀無角。蓋古謂咮爲角。以鍼刺人體。猶雀之啄物也。

刺破患處。納絮火於竹筒。或硝子急點着鍼口。則火氣能吸血。候血止放筒去。此爲角法。凡瘀血凝聚。焮腫疼痛。發見於皮表者。視其所在角之。則瘀血去而疾患除矣。用瓠𤬪亦同其義。角法始出於肘後方。外臺有角療骨蒸法。又引古今錄驗蝎螫人。以角療之之法。又療金瘡得風身體痓強口噤不能語。瓠觚燒麻燭熏之。證類本草引兵部手集方治發背頭未成瘡。及諸熱腫痛。以青竹筒角之。蘇沈良方載治久嗽火角法。瑞竹堂經驗方吸筒濟急仙方竹筒吸毒。外科正宗煮拔筒方。並與角法同。

（評）以火入筒合於痛處。拔取寒濕之毒。中土老嫗能爲之。但伏熱血沸者。大非所宜。

蜞鍼

丹波雅忠所著醫略抄。引宋俠經心錄收蜞鍼法。案俠唐人則蜞鍼之方亦古矣。陳藏器曰。水蛭本功外患。赤白遊瘮及癰腫毒取十餘枚令啗病處。取皮皺肉白無不瘥也。冬日無蛭蟲。地中掘取暖水養之。令動先洗人皮鹹。以竹筒盛蛭綴之。須臾便咬血滿自脫。更用飢者。外科精要載洪丞相蜞鍼法。凡癰疽覺見稍大。便以井邊浮泥傅瘡頂上。看其瘡上有一點先乾處。卽是正頂。先以大筆管一筒。安於正頂上。却用大馬蜞一條安其中。頻以冷水灌之。馬蜞當吮其正穴膿血出毒散是效。如毒大蜞小。須三四條方見功。腹傍黃者力大。若吮着正穴。蜞必死矣。其瘡卽愈。若血不止。以藕節上泥止之。白茅花亦妙。皇國用蜞鍼見於籐定家明月記安貞元年條。又出於東鏡及簾中抄尺素往來等。此法與鍼角略同。而令患者不覺疼痛。更爲便宜。然亦宜詳其病之因。與證之狀而用之矣。
附人身不論何處瘀血停聚。熱痛紅腫者。先淨洗腫上。有毛髮處剃去之。着水蛭數條。任其咬咂飽滿自然脫下。若不落以鹽少許摻之。卽縮落。若血不止者。以指按住之卽止。若其不咂者。擦膚令熱着之卽吮。
(許)瘍科用蛭吸毒膿惡血。可省刀鍼之苦。洵善法之不可廢者。

刺絡

血之浮見於肌膚者爲絡。潛行於內裏者爲經。纏繞九竅。綢繆百骸。環會周旋。靡所不至。猶地中有川瀆水由之行也。邪氣藏府病形篇曰。經絡之相貫如環無端。此之謂也。夫血流動灌漑榮養人身。故一處鬱塞。則百體失養。其害不可勝殫。當此時非放發之。何以得通。鍼解篇曰。菀陳則除之。經脈篇曰。刺絡脈者必刺其結上。甚血者雖無結急取之。以寫其邪。而出其血。調經論篇曰。經(甲乙經作絡)有留血。血有餘則寫其盛經出其血。又曰視其血絡。刺其血。無令惡血得入於經。以成其病。刺禁篇曰。刺肘中內陷氣歸之爲不屈伸。(次註云肘中謂肘屈折之中尺澤穴中也)刺腰痛篇曰。刺解脈在郄中。(次註云郄中則委中穴)結絡如黍米。刺之血射以黑見赤血而已。壽夭剛柔篇曰。久痺不去身者。視其血絡。盡出其血。禁服篇曰，寫其血絡，血盡不殆矣。扁鵲傳扁鵲治虢太子，使子陽厲鍼砥石，以取三陽五會。取者謂刺絡除去其瘀滯也。後世郭志邃痧脹玉衡、劉松峯雜疫論共載療沙脹疙瘩瘟蝦蟆瘟之法，專用放刮二子踵事加精，可以爲法式焉。安永間平安有垣本鍼源者，善用大鍼出血治衆疾，事見於熙戴錄。要之自非讀素靈甲乙，明經絡兪穴，臨症施治，焉知瀉血之妙哉。

附刺尺澤法

令病者就枕側臥，下左而取右，下右而取左。（側臥取之則無暈倒眩悸之患）先將綿布幅一寸，長二尺五寸許，緊紮肘後，令病者握物，努力張絡，就絡脈怒張處下針，血輒迸出，豫備銅盤受之，盤中宜布白紙，以辨血色，有鮮絳者，有瘀濁者，紫黯者，更量血之多少而處分之。若少則令病者極力握物，血便易出，若多則解縛啓握，血即止，乃摩擦痏痕，令之屈臂，須臾得安。凡血量重七十錢至百五十錢爲率，須觀體之強弱與毒之淺深而斟酌焉。頭痛、齒痛、目疾、頭瘡、耳鳴、肩背強急，凡係上實者，殊有效。

刺委中法

先將布緊紮病者膝上，就枕側臥，令病者伸脚，踵柱或壁，待絡脈怒張而刺之。血即出。（概如刺尺澤法）腰痛脚腫產難不月臁瘡黴毒係下實者有效。

刺少商法（穴在手大指端内側）

將細線緊紮大指橫紋處刺之。治喉痺喉癰驚癎卒倒。

刺大敦法（穴在足大指端聚毛中）

刺法同上治顛疝睾丸痛腫。

刺額上法

令病者將縛布纏紮喉下。絡脈即張。輕輕刺之。治偏正頭痛赤眼疼痛。

刺鼻中法

以金創鍼就鼻中輕刺之。血即滴出。備器受之。治赤眼連額疼痛及鼻生瘡。

刺舌下法

舌下左右挾柱之絡是也。矯舌刺之。治咽喉腫痛。及木舌重舌。

刺外腎法。

以系紮莖根。見筋絡怒張刺之。治瘡毒腫痛搔痒難堪者。凡鍼刺無定處。毒之所聚。刺之有效。刺百會治腦痛頭瘡。刺目眥眼瞼治赤眼爛腫。

弩肉遮睛。爛瞼癢疼。刺齦肉治齒牙疼痛。齦腫齦風。鑽齒疳。其他酒皶鼻痰頑癬臁瘡。可刺者猶多矣。宜候毒之所聚。而疏其所壅。有意外之功。

(許)諸法均爲我國粹。唐秦鳴鶴治高宗風眩。刺百會腦戶隨即出血愈。今人懼其冒險。僅治霍亂。取委中穴出血瘀行病減一法。餘不敢用。淺矣。

引痘

張氏醫通載種痘之說云。始自江左達於燕齊。近則遍行南北。詳究其源。云自玄女降亂之方。醫宗金鑑有種痘一法。傳云自神授。其言奇異不可信。蓋其法取痘漿種之。峻易則由小兒之天資焉。我邦俗間有一種引痘之法。其法預畜痘痂。有欲種者。末痘痂以竹管吹入於鼻中。此法不知始於何時。嘉永二年蘭舶始齎牛痘苗來於長崎。試之兒輩。果有驗。其法以鍼刺左右臂。納膿於鍼口。不令血出。鍼之多少隨年齒異其數耳。其種轉輾相傳。遂延蔓海內。

附案牛痘者。(初英國之醫占拿。觀牧童取牛乳者。不染天花。因悟牛痘解人痘之毒。始試之兒童。果免痘事。見於嘶噹嗽及邱熹引痘書。)

避痘之術。而非眞痘也。猶餌紫河車而不出痘。（初年小兒十三日。以本身剪下臍蒂燒灰。以乳汁調服。可免痘患。或入硃砂少許。共見保幼大全正字通等書。案人胞胎載於陳氏本草。朱震亨專言其功。然難悉信。但餌之於嬰兒全身發疹者。不罹痘患。是爲奇而已。）服三豆神方而免痘厄。（稀痘神方赤豆黑豆菉豆甘草各一兩爲細末。斬新竹筒去皮。兩頭留節。穿一孔。納藥末杉木粘塞其孔。黃臘封筒外。以小繩繫之。候臘月投厠中。滿一月取出。洗淨風乾。每藥一兩。梅花片三錢和勻。兒大者用一錢。小者用五分。服後忌葷腥十二日。解出黑糞是其驗。如其詳說見於本朝食鑑。）蓋痘毒者。根之於胚胎。發之於時氣。故種之術。非易易可施也。余亦嘗試之。驗則有之。但其先天毒深者。必遺巨害。聶久吾論痘曰。胎毒潛伏於五藏。有觸則發。無觸則不發。故發有遲速。當其未發時。形氣俱泯。無可端倪。若未燃之火。何處尋覓。又何解釋預解痘毒諸方。無故而遂寇逼。都不近理也。又曰其毒氣發自五藏。實動五藏眞氣。全賴血氣送毒氣而出之外。運化之而成漿。收結之而成痂。而後藏府可安。若血氣送毒氣不出。則毒氣反攻藏府。如寇作於都城中主者。不能操謀奮武。逐之出外。致令操戈內攻。安得不危。故用藥如用兵。不可違此理也。此說頗精核。足以確痘瘡爲胎毒矣。蓋男女之精和合成體。父之精屬氣。母之精屬血。父之精發於疹。母之精發於痘。感時一發。然後人身始安。譬如蟬蛇之脫皮。草木之解甲。新陳相代。勢所必然也。其少如古而多於今者。氣運所令。然其痘有峻易者。係於胎毒有淺深。與時氣有酷薄。感觸有輕重。其均不免一感者。皆天也。今引痘家乃欲以人力勝天運。苟冀目前之安。不顧日後之患。殆不知天定勝人之理也。夫人無病而餌藥。必受其害。痘毒未動。強引之。輕者或可無害。至其重者則數顆種子。安得熱泄無餘。譬如流水壅之於此。必決於彼。潰冒衝突變不可測。極其所底。畜毒之災。爲驚風。爲馬脾風。爲哮喘。疳癖、蚘蟲、癲癇、勞瘵、痘厄、雖免劇疾隨起。以余所覩實繁有徒。古人有言。逆天不祥。古聖人設醫藥以助造化所不及。苟助以道。痘厄可救。至其不可救命也。豈惟痘而已哉。或疑西肥五島有未染痘之地。村人或染。移之山中。嚴使村人邀之。是以其痘不蔓。據子之說。則西肥之人獨無胎毒乎。曰非也。病因風土而異。胎毒之發不止痘而已也。是以岐伯有異法。方宜論孫氏有方土之說。不啻高燥之地多瘧疾。卑濕之地多脚氣。疾病隨地。各異其證。徐洄溪輩既辨之矣。西肥之不染痘。亦風氣所令然。風氣一變。疾病亦從而變。痘之少於古而多於今。吾安知非西肥與他土類乎哉。

（評）著者胎毒係於五藏潛伏。有深淺及天定勝人之理。亦知言也。鼻苗亦有不出者。家君於二十歲方出天痘。而牛痘亦然。昧者推崇新法。僅種一次。胎毒不清。喉急惡疫一染。遂不可救者比比。

跋一

自洋學一闢。人皆喜新厭舊。往聖遺訓。棄如糞土。宮保曰。西洋人言天地之理最精。其實莫非三代以來古法所舊有。後之學者。喜其新而宗之。疑其奇而闢之。皆非也。如醫法爲最然。惜乎未有好事者爲之辯也。吾友今村祗卿乃起而辯之。書僅一卷。博而能確。辭無支葉。足以鉗鴂舌之口。而胠蒙者之惑矣。祗卿著書數部。此特一斑云。

栗園淺田惟常（按原書名左有疾醫惟常印章知淺田亦同時之醫家也）

跋二

家君刀圭之暇。以著述爲娛。脫稿者已若干種。頃者使芳校舊稿。因得此篇。退謂生徒曰。此書雖小品。足以醒世醫之夢夢。遂相共謀將梓之。家君曰。蕞爾漫錄。遺漏亦多。且漢蕃相抗。猶晉戎之角犄。適足以取嗤於高人耳。夫軒岐之道之大。較之於諸蕃醫術。猶日月之與爝火。滄溟之與蹄涔。其大小邪正。不俟智者而後知矣。猶何梓之爲。芳曰誠然矣。雖然今世之醫。不特不知我道之廣大精微。并不知蕃醫剿襲以爲己有。而弔詭承譌。
浧意鼓簧。公然弄人命於股掌之間。其害有不可勝言者。何置諸度外。此
篇引援該博。一覽可以知我道無所不備矣。謂之後學之津筏。醫門之慈
航。固非誣也。生徒之請盍許。家君哂而頷之。迨梓成。謹理前言以爲跋。

陳存仁編校

皇漢醫學叢書

醫家千字文

惟宗時俊著

醫家千字文

提要

醫家千字文爲日本名醫惟宗時俊所撰。惟宗氏博覽醫籍。著述宏富。本書爲學醫者便於記誦起見。故提綱挈領。編成韻語。而復詳加注釋。俾可一覽瞭然。凡欲研究醫理者。所當人手一編也。

醫家千字文序

蓋聞醫道如林。學者未得其萌芽。□□如海。學者未得其涓滴。世有愚者。日讀方三年。便謂天下無病可治。治病三年。乃知天下無方可用。誠是遠而難望。深而難測之故也。爰有草澤之孤陋。嗜藥石於獨學。猶暗精微之道。徒馳蠡淺之思。唯對疾不曉了。譬如無目夜遊。然而鑽仰送春。有欣永日。涉獵暎雪。未倦稽古。肆勤一卷書。名曰千字文。凡分乾象坤儀之部。次二十一韻。任淺見寡聞之智。談二百餘言。昔周興之集千字也。蓄儒材兮終一日之功。今魯愚之集千字也。披醫書兮摭十全之要。乃以立意爲宗。不以能文爲本。

于時永仁元年大呂中旬惟宗時俊撰

醫家千字文

散位正五位下惟宗時俊撰

清濁剖判。形質冲融。千金方曰。清濁剖判。上下攸分。太素經曰。清陽爲天。濁陰爲地。楊上善曰。清氣是陽在上。濁氣爲陰在下。魏氏方曰。人受天地冲融之氣以生。素問新校正曰。夫有形者生於無形。故有太易。有太初。有太始。有太素。太易者。未見氣也。太初者。氣之始也。太始者。形之始也。太素者。質之始也。

陽營陰衛。右強左聰。八十一難經曰。其清者爲榮。濁者爲衛。榮行脈中。衛行脈外。丁德用曰。夫人之生。稟天眞之氣。後飲穀食。入胃傳於五藏六府。化爲精血。其精血各有清濁。其精中清者歸肺、以助天眞。其濁者堅強骨髓。故血中之清者歸心。榮養於神。血中之濁者外華於肌肉。而清者行於脈內。濁者行於脈外。而衛者衛護之義也。楊玄操曰。營亦作榮。榮者。榮華之義也。言人百骸九竅。所以得榮華者。由此血氣也。營者。經營也。言十二經脈。常行不已。經紀人身。所以得長生也。二義皆通焉。太素經曰。天不足西北。故西方陰也。而人右耳目不如左明也。地不滿東南。故東方陽也。人左手足不如右強也。又云。東方陽也。其精并上。故上明而下虛。故使耳目聰明。而手足不便也。

焦原漑霧。病源本風。存眞圖曰。扁鵲云。焦。原也。爲水穀之道路。氣之所終始也。上焦主出陽氣。溫於皮膚分肉之間。若霧露之漑焉。太素經曰。三焦行原氣。經營五藏六府。故三焦者原氣之引使也。又云。原氣者。三膲之尊號。外臺祕要云。風爲百病之長。邪賊之根。一切衆病悉因風而起也。

日月既短。古今不同。千金方曰。或曰。古人用藥至少。分兩亦輕。差病極多。觀君處方。非不煩重。分兩亦多。而差病不及古人者何也。答曰、古者日月長遠。藥在土中自養。經久氣味眞實。百姓少欲。稟氣中和。感病輕微。易爲醫。今時日月短促。藥力輕虛。人多巧詐。感病厚重。難以爲醫。故病輕藥味須少。病重用藥卽多。此則醫之一隅。何足恠也。

動象六府。迴會九宮。天動地靜也。六府者。胃大腸小腸膽膀胱三焦也。運動出入。太素經曰。藏者爲陰。府爲陽。肝心脾肺腎五藏皆爲陰。府爲陽。膽胃大腸小腸三焦膀胱六府皆爲陽。又云。六府者。天氣之所生也。其氣象天氣。故寫而不藏。又云。人亦以九九制會。楊上善曰。九謂九宮也。九九者。一宮之中。復有九宮。今按九宮者。叶蟄宮。(冬至大剛風)天留宮。(立春凶風)倉門宮。(春分嬰兒風)陰洛宮。(立夏弱風)上天宮。(夏至大弱風)玄委宮。(立秋謀風)倉果宮。(秋分剛風)新洛宮。(立冬折風)招搖宮。(中州)是也。每一宮五日。五九四十五日。太一遊行之宮也。見太素經幷針灸經等。

下牀星步。制祿歲終。孫眞人養生銘曰。平明欲起時。下床先左脚。一日無災殃。去邪兼避惡。如能七星步。令人長壽樂。周禮醫師掌醫之政令。凡有疾病者。分而治之。歲終則稽其醫事以制其食。注云。食。祿也。

春令凉飡。夏教寒膚。活人書曰。陽根於陰。陰本於陽。無陰則陽無以生。無陽則陰無以化。是故春時氣溫。當將理以涼。夏月盛熱。當食以寒。君子扶陰氣以養陽之時也。世人以爲陰氣在內。乃抑以熱藥。而成瘧利膿血者多矣。素問云。春夏養陽。注云。春食凉。夏食寒。以養陽。

溫乃叶秋。熱迺扶冬。活人書曰。秋時氣涼。當消息以溫。冬時嚴寒。當食以熱。君子扶陽氣以養陰之時也。世人以爲陽氣在內。乃抑以涼藥。而成吐利腹痛者多矣。素問云。秋冬養陽。注云。秋食溫。冬食熱。以養於陰。八十一難經曰。損其脾者。調其飲食。適其寒溫。注云。適其寒溫者。啟玄子謂春涼食。夏冷食。秋溫食。冬熱食也。

隨時慧甚。追季宜瘥。太素經曰。病在肝者。平旦慧。下晡甚。夜半靜。病在心。日中慧。夜半甚。平旦靜。病在脾。日昳慧。平旦甚。下晡靜。病在肺。下晡慧。夜半靜。日中甚。病在腎。夜半慧。日乘四季甚。(日乘四季土時也)。下晡靜。注云。慧醒了也。平旦。肝王。晡時金剋。夜半受生。故爲靜。(自餘藏故云)本事方曰。瘥疾。脚氣也。發一二三月。盛五六月。衰七八月。春夏陽氣上。故瘥疾發。宣疾愈。宣疾。消渴也。發七八月。盛十一月十二月。衰一二三月。秋冬陽氣下。故宣疾發。則瘥疾愈。

臨於雲遠。稟因天共。太素經曰。黃帝曰。嗚呼遠哉。閔閔乎若視深淵。若迎浮雲。視深淵尙可測。迎浮雲莫知其際。注曰。術意妙望之無終始。譬之浮雲。莫知其際也。又曰。自古通天者生之本也。又云。善言天者。必質於人。善言人者。必本於天。

張虹蜺現。凝霜雪封。孫思邈曰。天有四時五行。日月相推。寒暑迭代。其轉運也。和而爲雨。怒而爲風。散而爲露。亂而爲霧。凝而爲霜雪。張而爲虹蜺。此天之常數也。

菱背影冷。芡向光逢。醫說曰。舒州醫人李惟熙。善論物理。云菱芡皆水物。菱寒而芡暖者。菱花開背日。芡花開向日故也。

倉廩充盈。閭里弘深。太素經曰。脾胃者。倉廩之官也。藏五味出矣。注曰。脾爲藏。胃爲府。府貯五穀。脾藏五味。即爲一官。陰陽共成五味。資彼五藏以奉生身也。又曰。胃者大倉也。胃之五竅者。閭里門戶也。

四瀆轉導。五竅決披。太素經曰。小腸大腸廣腸膀胱。以此四府爲四瀆。四瀆者。江河淮濟也。此四瀆流入海。太素經曰。胃之五竅者。閭里門戶也。咽胃大腸小腸膀胱爲五竅。

脈谷流注。胳溪溢麗。太素經楊上善注曰。小曰溪。大曰谷。溪谷皆流水處也。故十二經脈名爲大谷。三百六十五胳名曰小谿。太平御覽曰。無水曰谷。有水曰谿。

足則地方。脚履濕痺。太素經曰。天圓地方。故人頭圓足方以應之。千金方曰。心肺二藏。經絡所起在手十指。肝腎脾三藏經路所起。在足十指。夫風毒之氣。皆起於地。地之寒暑風溼。皆作蒸氣。足常履之。所以風毒之中人也。必先中脚。久而不差。病源論曰。風寒溼氣雜至。合而成痺。病在陽曰風。在陰曰痺。

溝渠圖設。洫泝冒隙。明堂經曰。聖人圖寫人之血氣行處。說十二經脈溝渠。以備血流行。太素經楊上善注曰。洫謂毛孔也。水逆流曰泝。謂邪氣也。邪氣入於腠理時。如水逆流於洫也。

經隧急塞。機關僅支。太素經曰。經隧者。五藏六府之大路也。迎而奪之矣。注曰。大路謂是五藏六府十五別走大路。是十二經陰陽相通大道者也。隧。道也。太素經楊上善注曰。八虛者兩肘兩腋兩髀兩膕。此云處虛。故曰八虛。以其虛故眞邪二氣留過。故爲機關之室也。眞過則機關動利。邪留則不得屈伸。

入國問俗。拜廟貴師。太素經曰。黃帝曰。順之奈何。岐伯曰。入國問俗。入家問諱。上堂問禮。臨病人問所便。醫說曰。天聖中仁宗不豫。國醫進藥。久未効。或薦許希善用鍼者。召便治之。三針而疾愈。所謂與龍穴是也。仁宗大喜。遂命官之。賜予甚厚。希既謝上。復西北再拜。仁宗怪問之。希曰。臣師扁鵲廟所在也。仁宗嘉之。是時孔子之後。久失封爵。故顔太初作許希詩以諷之。於是詔訪孔子四十七代孫襲封文宣王。

遊壽域遐。覩明堂基。太素經曰。黃帝曰。人之壽百歲而死者何以致之。岐伯曰。使道隧以長。基墻高以方。注曰。鼻之明堂墻基。高大方正爲壽。黃帝曰。其不能終壽而死者何如。岐伯曰。使道不長。空外以張。喘息暴疾。又卑基墻。注曰。鼻之明堂基墻卑下爲夭。

覓道崆峒。受術峨嵋。醫說曰。黃帝有熊氏少典之子。姬姓也。役使百靈。可謂天授自然之體也。猶不能坐而得道。故以地黃元年正月甲子。將遊名山以求神僊。時方明力牧從焉。適崆峒而問廣成子。受以自然經。造峨嵋山。並會地黃君。受以眞一經。

隔垣徹視，立壇祝毘。史記扁鵲傳曰。扁鵲姓秦氏。名越人。少時爲人舍長舍客。長桑君過。扁鵲獨奇之。常謹遇之。長桑君亦知扁鵲非常人也。出入十餘年。乃呼扁鵲私坐間與語曰。我有禁方。年老欲傳與公。公毋泄。扁鵲曰。敬諾。乃出其懷中藥予扁鵲飲。是以上池之水。卅日當知物矣。乃悉取其禁方書盡與扁鵲。忽然不見。殆非人也。扁鵲以其言飲藥。卅日視見垣一方人。以此視病。盡見五藏癥結。　太平廣記曰。陳寨者。泉州晉江巫也。善禁祝之術。爲人治疾多愈者。有漳州逆旅蘇猛。其子病狂。人莫能療。乃往請陳。陳至。蘇氏子見之。戟手大罵。寨曰。此疾入心矣。乃立壇於堂中。誡曰。無得竊視。至夜乃取蘇氏子劈爲兩片。懸堂之東壁。其心懸北簷下。寨方在堂中作法。所懸之心。遂爲犬食。寨求之不得。驚懼。乃持刀宛轉於地。出門而去。主人弗知。謂其作法耳。食頃。乃持心而入。內于病者之腹。被髮連叱其腹。遂合。蘇氏子既寤。

獵絡野疎，渴穿井遲。太平廣記云。許裔宗名醫若神。人謂之曰。何不著書以貽將來。裔宗曰。醫乃意也。在人思慮。又脈候幽玄，甚難別。意之所解。口莫能宣。古之名手。唯是別脈，脈既精別。然後識病。病之于藥。有正相當者。唯須用一味直攻。彼病即立可愈。今不能別脈。莫識病源。以情億度。多安藥味。譬獵不知兎廣絡原野。冀一人獲之。術亦疎矣。脈之深趣。既不可言。故不能著述。　太素經曰。聖人不治巳病治未病。不治巳亂治未亂。夫病巳成形而後藥之。亂成而後治之。譬猶渴而穿井。鬪而鑄兵。不巳晚乎。

惑近女室，禱謁靈祠。醫說曰。醫和者。春秋時秦國人，晉侯有病，求醫于秦伯。伯使醫和視之。曰疾不可爲也。是謂近女室疾蠱。非鬼非食。惑以志之。良臣將死。天命不祐。趙孟曰。良醫也。厚其禮而歸之。　選奇方曰，昔文正公嘗謁靈祠。祝之曰。達則願爲賢相。窮則願爲良醫。公之濟世利物。蓋不以窮達異其心也。

以草爲衆，聚藥有諸。本草釋曰。藥之衆者。莫過于草。故舉衆者而言之本草。

炎皇先嘗，雷公后書。炎皇。神農氏也。淮南子曰。神農始嘗百草之滋味。當此之時。一日而七十毒。世本曰。神農和藥濟人。則百藥自神農始也。　醫說曰。雷公者。黃帝時臣也。陶景本草序曰。軒轅以前。文字未傳。至如六爻指垂。畫像稼穡，即事成迹，至于藥性所主。嘗以識識相因。不爾者何由得聞。至桐雷迺著在篇簡。

君臣配隸，佐使偕儲。新修本草曰。上藥一百廿種。爲君。主養命以應天。無毒。久服不傷人。中藥一百廿種。爲臣。主養性以應人。無毒有毒。下藥一百廿五種。爲佐使。主療病以應地。多毒。

根莖咸萃，花實豈除。新修本草曰。上稟神規。下詢衆議。普頒天下。營求藥物。羽毛鱗介。無遠不臻。根莖花實。有名咸萃。

喚召各答，勢力悉攄。桐君錄曰。神農氏乃作赭鞭鉤制。從六陰陽與太一。昇五岳四瀆土地所生草木石骨肉蟲皮毛。萬種千類。皆鞭問之。則檢其能主治。當其五臟冷。故甘草先被呼問。附子後見將獄。衆藥皆詣。各記所能。本草抄義曰。桐君乘絳雲之車。喚諸藥精。悉遣述其功能。因則附口錄之。呼爲桐君藥錄。

楸葉混梓椿木紛樗。證類本草曰。梓似桐而葉小花紫。陸機曰。梓者楸之疏理白色而生子者爲梓。梓實桐皮曰椅。大同而小別也。椿和名偉波幾合。案波之是也。證類本草曰。椿樗二木形。幹大抵桐類。但椿木實而葉香可啖。樗木疎而氣臭。北人呼樗爲山椿。江東人呼爲鬼目。葉脫處有痕如眼目。最爲無用。莊子所謂吾有大木。人謂之樗。其大本擁腫不中繩墨。小枝曲拳不中規矩。立于途。近者不顧是也。亦類漆。

茵芋華細躑躅苗殊。茵芋和名於加津津之私。案問勢保是也。證類本草曰。茵芋莖葉。形如莽草而細軟。苗高三四尺。四月開細白花。五月結實。躑躅和名伊波津津之。證類本草曰。三月採花。其苗樹生高三四尺。葉似桃葉。花黃似瓜花。夏開花似陵霄山石榴而正黃。今嶺南蜀道山谷徧生。皆深紅色如錦繡。或云此種不入藥用也。

庭槐宵炕籬槿夕枯。證類本草曰。槐草畫聶宵炕。又云槐草畫合夜開者。別名守宮槐。聶合也。炕張也。槿和名阿佐加保私。案年久毛是也。

禁癱移柳聽音縛芻。醫說曰。南史曰。薛伯宗善徙癰。公孫泰患發背。伯宗爲氣封之。徙置齋前柳樹上。明日而癰消。樹邊便起一瘤。如拳大。稍稍長。二十餘日。瘤大潰爛。出黃赤汁升餘。樹爲之痿損。又曰。徐熙字秋夫。爲射陽令。嘗有鬼呻吟。聲甚淒苦。秋夫問曰。汝是鬼也。何所須。鬼曰。我姓斛斯。家在東陽。患腰痛而死。雖爲鬼。疼痛猶不可忍。聞君術。願見救濟。秋夫曰。汝是鬼無形。云何措治。鬼曰。君但縛芻作人。按孔穴針之。秋夫如其言。爲針四處。又針肩井三處。設祭而埋之。明日見一人來謝曰。蒙君療疾。復爲設祭。除飢解疾。感惠實多。忽然不見。當代伏其通靈。

走獻荔枝攀插茱萸。本草曰。荔枝味甘。益人顏色。生嶺南及巴中。樹高一二丈。葉青陰。凌冬不凋。形如松子大殼。朱若紅羅紋。肉青白若水精。甘美如蜜。四五月熟。又曰一日色變。二日味變。三日色味俱變。唐書楊貴妃傳曰。妃嗜荔枝。必欲生致之。乃置騎傳送。走數千里。味未變已至京師。本草曰。吳茱萸味辛。葉似椿而闊厚。紫色。九月九日採實。風土記曰。俗尙九月九日謂爲上九。茱萸到此日氣烈色赤。可折其房以插頭。云辟惡氣禦冬。

桂貢湘州蒟輸番禺。本草曰。齊武帝時。湘州得桂樹以植芳林苑中。陶隱居雖是梁武帝時人。實生自宋孝武建元三年。歷齊爲諸王侍讀。故得見此樹。又曰。蒟醬味辛。蜀都賦所謂流味於番禺者。蔓生。葉似王瓜而厚大。昔漢武使唐蒙曉諭南越。南越食蒙以蒟醬。蒙問所從來。答曰。西北牂牁。江廣數里。出番禺城下。武帝感之。于是開牂牁越嶲也。

菊灰洒蛙藍汁煞蛛。本草曰。周禮掌蟈氏云。鼃黽焚牡菊灰洒之則死。牡菊無花菊也。又曰。昔張薦員外在劍南。爲張延賞判官。忽被斑蜘蛛咬項上。一宿咬處有二道赤色。細如箸。繞項上。從胸下至心經。兩宿頭面腫疼。如數升盌大。肚漸腫。幾至不救。張相素重薦。因出家財五百千。并薦家財又數百千。募能療者。忽一人應召云。可治。張相初甚不信。欲驗其方。遂令目前合藥。其人云。不惜方。當療人性命耳。遂取大藍汁一碗。取蜘蛛投之藍汁。良久方出得汁中。甚困不能動。又別擣藍汁。加麝香末。更取蜘蛛投之。至汁而死。又更取藍汁麝香復加雄黃和之。更取一蜘蛛投汁中。隨化爲水。張相及諸人甚異之。遂令點於咬處。兩日內悉平愈。

鉤鵅擾城車螯噴臺。本草曰。鉤鵅入城城空。入宅宅空。怪鳥也。常在一處則無。若聞其聲如笑者。宜速去之。鳥似鵄有角。夜飛晝伏。又曰。車螯是大蛤也。一名蜄。能吐氣爲樓臺。河中春夏間依約島溆常有此氣。

遺驅獺譽遭噉蟛灾。醫說曰。宋人王纂。海陵人也。少習經方。尤精鍼石。遠近知其盛名。宋元嘉中。縣人張方女。日暮宿廣陵廟門下。夜有物假作其壻來。女因被魅惑而病。纂爲治之。始下一鍼。有獺從女被內走出。病因而愈。又曰。蔡謨。字道明。素以儒道自達。治莅知名。性有道風。耽尙醫術。常覽本草經方。手不釋卷。及授揚州刺史。將之任。渡江食蟹。誤中彭蜞毒。殆死。嘆曰。讀爾雅不熟。爲勸學所誤焉。

髮瘕化蟲腹脹降蚘。本草衍義曰。唐甄立言仕爲太常丞。善醫術。有道人心腹懣煩。彌二歲。診曰。腹有蟲。誤食髮而然。令餌雄黃一劑。少選吐一蛇如拇。無目。燒之有髮氣。乃愈。太平廣記曰。徐嗣伯。字德紹。精醫術。秣陵人張景年十五。腹脹面黃。衆醫不療。以問嗣伯。嗣伯曰。此石蚘耳。當以死人枕煮服之。依語煮枕以服之。得大利蚘蟲頭堅如石者五六升許。病卽差。

鵜鶘裹袋鸚鵡酌盃。本草曰。鵜鶘大如蒼鵞。頤下有皮袋。容二升物。展縮自由。袋中盛水以養魚。一名逃河。身是水沫。惟胸前有兩塊肉如拳。云昔爲人竊肉。入河化爲此鳥。今猶有肉。又曰。甲香出南海。海蠡之掩也。凡蠡之類亦多。鸚鵡蠡形似鸚鵡。頭並堪酒盃者。

奇雀出瞼忌魚無鰓。醫說曰。金州防禦使崔堯封。有親外甥李言吾者。左目上瞼忽痒。而生一小瘡。漸大長如鴨卵。其根如弦。恆壓其目。不能開。堯封每患之。他日飲之酒。令大醉。遂剖去之。言吾不知覺也。贅既破。中有黃雀鳴噪而去。太平廣記曰。荆人道士王彥伯。天性善醫。尤別脈。斷人生死壽夭。百不差一。裴胄尙書有子忽暴中病。衆醫拱手。或說彥伯。遽迎使視之。候脈良久。曰都無疾。乃煮散數味入口而愈。裴問其狀。彥伯曰。中無鰓魚毒也。其子實因鱠得病。裴初不信。乃鱠鯉魚無鰓者。令左右食之。其病同。始大驚異焉。

生香㓣麝。姑獲取孩。新修本草序例云。㓣麝剸犀。驅洩邪惡。本草麝香條云。有生香夏麝食蛇蟲多。至寒則香滿。入春急痛。自以爪剔出之。落處遠近草木皆焦黃。此極難得。又云。姑獲能收人魂魄。今人一云乳母鳥。言產婦死變化作之。能取人之子以爲己子。胸前有兩乳。衣毛爲鳥。脫衣爲女。明堂經楊上善注曰。小兒知咳曰孩。未咳之前曰孾。故以小兒爲孩。

按龜訓業。放鹿感仁。太素經曰。手毒者可使試按龜。置龜於器之下。而按其上。五十日而死矣。甘手者復生如故。注云。毒手按器而龜可死。甘手按之而龜可生。但可適能而用之。不可知其所以然也。醫說曰。玄俗者。莫知其姓字也。自言河間人。恒食巴豆雲母。賣藥於都市。爲人治病。河間王買藥服之。下蛇十餘頭。王問其病源。俗云。王病乃六世餘殃。非王所知也。緣王常放乳鹿。仁感天心。故遭俗爾。王欲以女妻之。俗夜去。不知所之。

乘駮延齡。鞭羊養身。病源論曰。封君達乘青牛。魯女生乘駮牛。孟子綽乘駮馬。尹公度乘青騾。駮牛馬上。青牛次之。駮馬又次也。三色者順生之氣也。故云青牛者。乃柏木之精。駮牛者。古之神宗之先。駮馬者。乃神龍之祖也。道士乘此以行于路。萬物之惡精。疫氣之厲鬼。長揖之。莊子曰。善養生者。若牧羊者然。視其後者而鞭之。魯有單豹者。巖居而水飲。不與民共利。行年七十。而猶有嬰兒之色。不幸遇餓虎。餓虎殺而食之。有張毅者。高門縣薄。無不趨也。行年四十而有內熱之病。以死。豹養其內。而虎食其外。毅養其外。而病攻其內。此二子者。皆不鞭其後者也。鞭其後者。去其不及也。

遇犀濯角。活鴆戮鱗。太平廣記曰。鴆鳥食之處。卽有犀牛。犀牛不濯角。其水物食之必死。

蛇毒累年。狐疝待晨。太平廣記曰。郎中顏燧者。家有一女。常覺心肝有物嚙食。痛苦不可忍。累年後瘦瘁皮骨相連。脛如枯木。偶聞有善醫者。於市中聚衆甚多。看療此病。顏試召之。醫生見曰。此是蛇蠱也。立可出之。於是先令熾炭一二十斤。然後以藥餌之。良久醫工秉小鈐子于傍。于時覺咽喉間有物動者。死而復蘇。少頃令開口。鈐出一蛇子。長五七寸。急投于熾炭中燔之。蟠蜿屈曲。移時而成燼。其臭氣徹於親鄰。自是疾平。永無嚙心之苦耳。太素經楊上善注曰。小腹痛。大小便難曰疝。疝有多種。此爲狐疝。謂狐夜時不得小便。少腹處痛。日出方得。人亦如此。因名狐疝。

鰻黎絕瘦。鯽鱑成嗔。太平廣記曰。瓜村有漁人妻。得勞瘦疾。轉相染著。死者數人。或云取病者生釘棺中棄之。其病可絕。頃巳其女病。卽生釘棺中。流之于江。至金山。有漁人見而異之。引之至岸。開視之。見子猶活。因取置漁舍。多得鰻黎魚以食之。久之病愈。遂爲漁人之妻。今尙無恙。（證類本草同之） 本草日。鯸鮧魚以物觸之卽嗔。腹如氣毬。腹白。背有赤道如印。

鮎口小青狸氣馨勻。

鮎奴兼反。和名阿由今。案奈摩津是也。郭知玄云。青黃色。無鱗。大口尾薄。孫愐云。無鱗而滑。本草日。鰻魚卽鯷也。又日。鮧魚一名鮎魚。一名鯷魚。有三種。口腹俱大者名鱯。背青而口小者名鮎。口小背黃腹白者名鮠。一名河豘。又云大首方口。背青黑。多涎也。　狸和名多多毛。今按稱古是也。帝範日。捕鼠之狸。不可令之搏獸。本草日。貍一名猫也。南方有一種香狸。人以作鱠。甚香。微有麝氣。

學醫謂孝療父報恩。

外臺秘要方日。齊梁之間。不明醫術者。不得爲孝子。產育保慶方日。古人謂爲人子而不學醫者。爲不孝。則有方論而不傳於世者。其可謂之仁哉。晉書日。殷仲堪。陳郡人。父病積年。衣不解帶。躬學醫方。究其精妙。

求仙服朮宜男佩萱。

本草日。求草者山之精也。結陰陽之精氣。服之令人長生。絕穀。致神仙。抱朴子內篇日。南陽文氏值亂。逃壺山中。飢欲死。有一人敎之食朮。遂不飢。數十年乃還鄉里。顏色更少。氣力轉勝。又日。萱草一名鹿葱。花名宜男。風土記日。懷妊婦人。佩其花生男也。

恨忘却老諫打曾孫。

大淸經日。昔有一人。因使向西道行。會一小婦打一老公。年八九十歲許。使者怪而問之。婦人對日。此是我兒之曾孫。而家有良藥。吾勑遣服之。而不肯服。老病年至。不能行來。故打令服藥耳。使者下車長跪而問云。婦人年幾何。婦人對日。吾年三百七十三歲。使者可得知不。婦人日。此藥一種有四名。像於四時。春名天精。夏名枸杞。秋名却老。冬名地骨。

難治羣僚兄亦至尊。

醫說日。黃帝燕坐。召雷公而問日。子知醫之道乎。雷公日。誦而頗能解。解而未能別。別而未能明。明而未能彰。足以治羣僚。不足以治侯王。

罔訊他咎莫信巫言。

千金方日。夫爲醫之法。不得多語調笑。談謔諠譁。道說是非。議論人物。衒燿聲名。訾毀諸醫。自矜己德。偶然治差一病。卽昂頭戴面。而有自許之貌。謂天下無雙。此醫人之膏肓也。新修本草日。倉公有言日。病不肯服藥。一死也。信巫不信醫。二死也。

佛來腫瘳巧解意存。

太平廣記日。有范光祿者。得病腹脚並腫。不能飮食。忽有一人不自通名。徑入齋中。坐于光祿之側。光祿謂日。先不識君。那得見詣。

答云。佛使我來理君病也。光祿遂發衣示之。因以刀針賸上。倏忽之間。頓針兩脚及膀胱百餘下。出贍水三升許而去。至明並無針傷。而患斷愈。後漢書郭玉傳云。玉云。醫之爲言意也。湊理至微。隨氣用巧。針石之間。毫芒即乖。神存於心手之際。可得解而不可得言也。

射利鬼惡段氏命殫。本事方曰。古人以此救人。故天畀其道。使普惠含靈。後人以此射利。故天嗇其術。而不輕畀。醫說曰。宜興段承務。醫術精高。然貪顧財賄。非大勢力者不能屈致。翟忠惠公居常熟。欲見之不可。誘平江守梁尚書邀之。始來。既回平江。適一富人病來謁醫。段曰。此病不過湯藥數劑可療。然非五百千爲謝不可。其家始許半酬。拂衣去。竟從其請。別奉銀五十兩爲藥資。段求益至百兩。乃出藥爲治。數日愈。所獲西歸。中途夜夢一朱衣曰。上帝以爾爲醫而厚取賄賂。殊無濟物之心。命杖脊二十。遂勑左右捽而鞭之。既寤。覺脊痛。呼僕視之。捶痕宛然。還家未幾而死。

救物神祐許叔名殘。千金方曰。老子曰。人行陽德。人自報之。人行陰德。鬼神報之。所以醫人不得恃己所長。專心經略財物。但作救苦之心。於冥道中自感多福耳。醫說曰。許叔微少嘗以登科爲禱。一夕夢神告曰。汝欲登科。須憑陰德。叔微自念家貧無力。惟醫乃可。于是精意方書。久乃通妙。人無高下。皆急赴之。既而所活愈多。擧名益著。復夢其神受以一詩曰。藥有陰功。陳樓間處。堂上呼盧。喝六作五。是年登第六名進士第。上一名陳祖言。下一名樓材。及注門用升甲思如第五名授職官以歸。與詩中之言。無一字差。此則濟人之病急者也。

將軍靡謀士卒弗安。五行大義曰。肝者爲將軍之官。謀慮出者。本性仁。仁者必能深思遠慮。恆欲利安萬物。將軍爲行兵之主。必以謀慮爲先。故兵書曰。兵以仁擧。則無從得之。以仁分則無不悅。又曰。將無謀則士卒憂。將無慮則士卒去。故肝爲將軍出謀慮也。

郡守催怒嚴隱贈官。華佗傳曰。有一郡守篤病久。佗以爲盛怒則差。乃多受其貨而不加功。無何棄去。又留書罵之。太守果大怒。令人追殺佗。不及。因瞋恚。吐黑血數升而愈。本草新注曰。華陽陶隱居。齊孝武帝永明十一年壬申歲卅有六。脫朝服掛神虎門。去栖中第山巖嶺。太平廣記曰。梁大同二年。丙辰歲三月十二日告化。時八十一。顏色不變。屈伸如常。屋中香氣。積日不散。唐天寶元年追贈金紫光祿大夫。

曹吏誤針勇者衝冠。三國志曰。督郵徐毅得病。華佗往省之。毅謂佗曰。昨使醫曹吏劉租針胃管訖。便苦咳嗽。欲臥不安。佗曰。刺不得胃管。誤中肝也。食當日減。五日不救如佗言。太素經曰。勇士怒則氣盛而胸張。肝擧而膽橫。眥裂而目揚。毛起而面蒼。注曰。髮上衝冠。則毛起之驗也。肝氣盛面。故怒色之氣青。

寡婦異想姝妙愼看。新修本草曰。諸證療寡婦尼僧異乎妻妾。此是其性瘦之所致也。新注曰。寡婦雖無房室之勞。有思想之志。用藥與妻妾有異也。尼僧循心法道。定意歸禪。則無思慮色欲之事。精神內守。所用藥不得與俗人同也。千金方曰。凡見姝妙美女。愼勿熟視而愛之。此當是魑魅之物。勿令人深愛也。無問空山曠野。稠人廣衆。皆亦如之。

心肺高處肝膽附連。存眞圖曰。肺爲諸藏之上。蓋藏眞高于肺。又曰。心爲身之君。以肺爲上蓋。故心在肺下。太素經曰。鬲肓之上。中有父母。注曰。心爲陽父也。肺爲陰母也。故曰高處也。明堂經曰。肝合膽。肝之府也。膽在肝葉門下。重三兩三銖。故云附連也。

脾味傍灌腎粧雙懸。太素經曰。脾藏五味出矣。注曰。脾成五味。資彼五藏以奉生身也。又曰。脾者土也。孤藏以灌四傍者也。注曰。孤尊獨也。五行之中。土獨爲尊。以王四季。脾爲土也。其味甘淡。爲酸苦辛鹹味液滋灌四傍之藏。太素經楊上善注曰。人腎有二。左者爲腎。右者爲命門。命門者。精之所舍也。

呼吸暢喉飲食通咽。明堂經楊上善注曰。喉通氣之路也。存眞圖曰。喉嚨喘息之道。其中空長。可以通氣。明堂經楊上善注曰。咽者通飲食也。八十一難經曰。咽門至胃長一尺六寸。爲胃之系也。

胃大圍納腸長繞傳。明堂經曰。胃者五穀之府。長二尺六寸。大一尺五寸。徑五寸。橫屈。受三斗。難經楊玄操曰。胃者圍也。圍受食物也。腸者大腸小腸也。明堂經曰。小腸長三丈二尺。受一斗三合。合之大半。太素經楊上善注曰。小腸從胃受水穀已傳與大腸。卽化物出。明堂經曰。大腸迴運環反十六曲。長二丈一尺。受一斗七升。升之半。太素經曰。大腸者傳道之官也。注曰。大腸受小腸糟粕。胃中若實。傳其糟粕令下。去故納新。

膀胱橫廣津液斂圓。明堂經曰。膀胱腎之府也。津液之府也。盛溺九升九合。八十一難經楊玄操曰。膀橫也。胱廣也。言其體短而橫廣。

顳顬響頤臂臑寄肩。明堂經曰。腦孔穴一名顳顬。注曰。頂骨相接之處。每鼓頷則顳顬。然而動故以爲名。又曰。臂臑穴在肘上七寸。注曰。肩下肘上。䐃肉高處。謂之臑也。䐃肉在臂。故曰臂臑。

頏顙朗達怫愾克調。太素經曰。喉嚨上孔名曰頏顙。注曰。頏顙懸雍邊雙孔通鼻者。是氣之上下二鼻孔中此分也。又曰。怫愾。氣盛滿貌也。

臟傷七情血泄三膲。三因方曰。喜怒憂思悲恐驚。謂之七氣。又謂七情。喜傷心。怒傷肝。憂傷肺。思傷脾。悲傷心包。恐傷腎。驚傷膽。太素經曰。何謂血。

岐伯曰。中膲受血于汁。變化赤是謂血。注曰。五穀精汁。在于中膲。注手太陰脈中。變赤循脈而行。以奉生身。

耳目誰察聲色孰昭。

千金方曰。五藏六府之盈虛。血脈營衛之通塞。固非耳目之所察。必診脈以審之。又曰。上醫聽聲。中醫察色。下醫診脈。八十一難經曰。望而知之者謂之神。聞而知之者謂之聖。望而知之者。望見其五色以知其病。聞而知之者。聞其五音以別其病。

怠皮膚微及骨髓夭。

扁鵲傳曰。扁鵲過齊。初見桓侯曰。君有疾。公不應。又見之。曰君有病。乃可治之。公曰。欲治無病之人。以求其功。後又見公。越人便走。數日病發。召越人。越人曰。初見君病在皮膚。鍼灸所及。再見君病在血脈。湯藥所及。今見君病入骨髓。司命亦無所奈何。新修本草曰。桓侯怠皮膚之微。致骨髓之痼。

折肱致功截指匪要。

新修本草曰。醫不三代。不服其藥。九折臂乃成良醫。聖惠方曰。有疽生于指上。療者于後節截去之。傳曰。盧淳有截指之効。靜而思之。非良法也。何者。夫療癰疽。未精辨識。一槪施之。施之以針艾。用之鈹割。爲毒則劇。保効誠難。劉涓盧扁之流。雖擅名于前。審理趣亦未得全通也。

拔刃腦開投鎗癥銷。

太平廣記曰。江淮州郡。火令最嚴。犯者無赦。蓋多竹屋。或不愼之。動則千百間立成煨燼。高駢鎭淮揚之歲。有術士之家。延火燒數千戶。主者錄之。即付于法。臨刃謂監刑者曰。某之愆尤。一死何以塞責。然某有薄技。可以傳授一人。俾其救濟後人。死無所恨矣。時駢延待方術之士。恒如飢渴。監刑者即緩之。馳白于駢。駢召入親問之。曰某無他術。唯善醫大風。駢曰。何以驗之。對曰。但于福田院選一最劇者可以試之。遂如言。乃置患者于療室中。飲以乳香酒數升。則懵然無知。以利刃開其腦縫。挑出蟲可盈掬。長僅二寸。然以膏藥封其瘡。別與藥服之。而更節其飲食動息之候。旬餘瘡盡愈。纔一月。眉鬚已生。肌肉光淨。如不患者。駢禮術士爲上客。又曰。後漢末有人得心腹瘕病。晝夜切痛。臨終敕其子曰。吾氣絕後可剖視之。其子不忍違言。剖之得一銅鎗。容若合許。後華佗聞其病而解之。因出巾箱中藥以投鎗。鎗即成酒焉。

十全欲施八能叵包。

八十一難經曰。上工者十全九。中工者十全八。下工者十全六。周禮云。十全爲上。十失一次之。十失二次之。十失三次之。十失四爲下。太素經曰。雷公問黃帝曰。針論曰。得其人迺傳。非其人勿言。何以知其可傳。黃帝曰。各得其人。任之其能。故能明其事。第一明人。第二聰聽人。第三智辨人。第四靜慧人。第五調柔人。第六口苦人。第七毒手人。第八甘手人。謂之八能。

阿是用灸試驗勿嘲。

千金方曰。吳蜀多行灸法。有阿是之法。言人有病痛。即令捏其上。若裏當其處。不問孔穴。即得便快。成痛處即云阿是。皆驗。新修本草曰。或田舍試驗之法。殊域異識之術。如藕皮散血。起自庖人。牽牛逐水。近出野老。麵店蒜虀。乃下蛇之藥。路邊地菘。爲金瘡所秘。

富謹持滿。飽誠接交。
太素經陽上善注曰。夫滿者易傾。今富而溢貴而驕者。不知持滿。養生要集云。交接尤禁醉飽。大忌也。損人百倍。又曰。巳飽勿房。巳房勿飽。又曰。夜飽滿不泄精。令人成百病。

起居適度。愛憎可拋。
太素經曰。起居有度。注曰。男女勞逸。進退動靜。皆依度數。素問曰。春二月夜卧早起。夏三月夜卧早起。勿厭於日。秋三月早卧早起。與雞俱興。冬三月早卧晚起。必待日光。千金方云。凡心有所愛。不用深愛。心有所憎。不用深憎。並皆損性傷神。亦不用深讚。亦不用深毀。常須運心於物平等。如覺偏頗。尋以正之。

好其眞散。醉厥性淆。
太素經曰。以好散其眞。注曰。情有所好。必忘善惡。人眞善惡之眞善惡莫定。即眞知散。又曰。醉酒者神昏性濁。經路皆盛。腠理皆開。

憤憂消酒。儉嗇進肴。
搜神記曰。漢武帝遊於函谷關。有物當道。身長數丈。其狀像牛。青眼而曜。有泣聲。數千人許也。帝大懼。問于東朔。東朔曰。嘗秦與趙相戰于此地也。秦將白起。欺坑趙軍四十餘萬也。此其靈也。夫消憤憂者能酒耳。顧以(此處有缺文)表其處。鏡足海陸。鮭肴無所不備。土俗多疾。而人早夭。

盛衰早變。懈惰奚逃。
太素經曰。丈夫年八歲。腎氣實。髮長齒更。二八腎氣盛。天癸至。精氣溢。瀉陰陽和。故能有子。三八腎氣平均。筋骨勁强。故眞牙生而長極。四八筋骨隆盛。肌肉滿。五八腎氣衰。髮墮齒槀。六八陽氣衰于上。面焦鬢髮頒白。七八肝氣衰。筋不能動。天癸竭。精少。腎氣衰。形體皆極。八八則齒髮去。腎者生水。受五藏六府之精而藏之。故五藏盛乃寫。今五藏皆衰。筋骨懈惰。天癸盡矣。

洗浴包損。博奕眼勞。
千金方曰。新汗解勿冷水洗浴。損心包。今案入風呂浴冷水。殊可有其禁者也。又曰。人年四十巳去常。須瞑目勿顧他視。非有要事。不宜輒開。其讀書博奕等過度患目者。名曰肝勞。若欲治之。非三年閉目不視。不可得差。

知喜勝悲。恐邪容膏。
太素經曰。肺在志爲憂。憂傷肺。喜勝悲。注曰。心喜爲火。故喜勝憂悲也。醫說曰。晉悼公病。求醫於秦伯。伯使醫緩治之。未至。公夢二豎子相謂曰。彼良醫也。懼傷我焉。將逃之。其一曰。我居肓之上。汝居膏之下。若我何。緩至。謂公曰。疾不可爲也。在肓之上。膏之下。攻之不可。達之不及。藥不至焉。不可爲也。公曰良醫也。厚禮而歸之。

寸尺尙幽。吉凶爰韜。
八十一難經曰。尺寸者。脈之大要會也。從關至尺。是尺內陰之所治也。從關至魚際。是寸口內陽之所治也。故分寸爲尺。分尺爲寸。故陰得尺內一寸。陽得尺內九分。尺寸始終一寸九分。故曰尺寸也。又云。獨取寸口。以決五藏六府死生吉凶之法。

濇伏濡弱。促結代牢。

脈經曰。微沉緩濇。遲伏濡弱。謂之八裏，八裏者陰也。濇者在皮毛，輕手乃得。重手不得。按之數浮。如刀削刮竹皮曰濇。伏者按之至骨乃得。舉之全無曰伏。濡者在皮肉上。按之盡牢。氣之有餘曰濡。弱者在皮毛。按之則無。舉之似有來去曰弱。又曰。長短虛促結代牢動細謂之九道。促者在筋肉。按之極數。時止又來。舉之在寸口曰促。結者在皮。按之小數。中有能還。舉之即動曰結。代者在筋肉。按之動而不來。須臾而復又動曰代。若老者與羸瘦人。得之則生。少者得之即死。牢在皮毛。舉之則有。按之即無曰牢。

緊與弦迷。滑兼數諂。

脈經曰。緊與弦相類。滑與數相類。其形同而難分。故曰迷諂也。

厭聞琴瑟，何躭綺羅。

千金方曰。到病家縱綺羅滿目。勿左右顧眄。絲竹湊耳。無得似有所娛。

植珊瑚玩，留葫蘆過。

本草曰。漢積翠池中有珊瑚。高一丈二尺。一本三柯。上有四百六十三條。云是南越王趙佗所獻。夜有光影。晉石崇家有珊瑚高六七尺。今並不聞有此高大者。　太平御覽曰。徐熙好黃老。隱於秦望山。有道士過。求飲。留一葫蘆與之。曰君子孫宜以道術救世。當得二千石。熙開之。乃扁鵲鏡經一卷。因精心學之。遂名震海內。生子秋夫。殊工其術。仕至射陽令。

負鏡避疫，蓋巾蠲痾。

醫說曰。負鏡先生吳人也。莫知其姓名。負石磨鏡。人有疾苦。即出紫丸赤丸與服。無不差。後大疫。家至戶到。與藥活數萬餘人。不取錢去。　太平廣記曰。董奉還豫章盧山下居。有一人少有癩疾。垂死。載以詣奉。叩頭哀之。奉使病人坐一房中。以五重布巾蓋之。使勿動。病者去。初聞一物來䑛身。痛不可忍。無處不匝。量此舌廣一尺許。氣息如牛。不知何物也。良久物去。奉乃往除巾。以水浴之。遣去。告云。不久當愈。且勿當風。十數日。病者身赤無皮。甚痛。得水浴。痛即止。數日皮生即愈。身如凝脂也。

恠石鑒疾。鍊丹多訛。

醫說曰。恠石鏡在日南國之西南。有石鏡方數百里。光明瑩徹。可鑒五藏六府。亦名仙人鏡。國人若有疾。輒照其形。遂知病起某藏。採藥餌之。無不差者。　又曰從舅吳巡檢病。不得前溲。臥則微通。立則不能涓滴。醫遍用通小腸藥。竆技巧弗驗。唐與正因其姪孫大用來。問吳常日服何藥。曰。叔祖常服黑錫丹。問何人結砂。曰自爲之。唐洒然悟曰。是必結砂時鉛不死。硫黃飛去。鉛砂入膀胱。臥則偏重猶可溲，立則正塞水道。以故不能通。令取金液丹三百粒。分爲十服。煎瞿麥湯下之。膀胱得硫黃。積鉛成灰，從水道下。猶累累如細砂。病遂愈，葛之消酒。硫黃之化鉛。皆載經方，苟不知病源。而以古方從事。未見其可也。

積油焚寶。戴笠衣蓑。本草曰。博物志云。積油滿百石則生火。武帝太始中。武庫火災。積油所致。抄叢曰。累世之寶。漢高斬蛇劍。王莽頭。孔子履等盡焚焉。太平廣記曰。大曆初。鍾陵客崔希眞家于郡西。善鼓琴。工繪事。好修養之術。二年十月初朔。夜大雪。希眞晨出門。見一老人衣蓑戴笠。避雪於門下。崔異之。請入。去蓑笠。見神色毛骨非常人也。益敬之。問曰。家有大麥麵。聊以充飯。又能食乎。老父曰。大麥受四時氣。穀之善者也。能沃以豉汁則彌佳。崔因命家人具之。問又獻松花酒。老父曰。花澁無味。野人有物。能令其醇美。乃于懷中取一丸藥。色黃而堅。老人以石扣之。置于酒中。則頓甘美矣。仍以數丸遺希眞。請問。老父笑而不答。崔入宅于隱窺之。見其老父于幃幄前所畫素上如有所圖。瞬息而罷。崔少頃饌具。獻而受之而食。崔又入其內。出已去矣。此老父是葛洪第三子也。

鉛錫未辨。鍉鈹所磨。新修本草曰。鉛錫莫辨。橙柏不分。蘇敬注曰。丹白二粉。俱炒錫作。今經稱鉛丹。陶隱居曰熬鉛。俱誤矣。太素經曰。九針。一鑱針。二員針。三鍉針。四鋒針。五鈹針。六員利針。七毫針。八長針。九大針也。鍉針主人大其身而員其末。鈹針主五音也。必令末如劍鋒。可以取大膿。

枕峙琥珀。銅鑄鏌鋣。本草曰。琥珀如松脂。千年爲茯苓。又千年爲琥珀。又千年爲瑿。又日。琥珀止血生肌。漢書曰。出罽賓國。初如桃膠乃成。時寧州貢琥珀枕。碎以賜軍士傅金瘡。太平廣記曰。梁陶貞白所著大清經。一名劍經。凡學道術者。皆須有好劍隨身。又說。干將鏌耶劍。皆以銅鑄。非鐵也。

塗劍鸊鷉。軟玉蝦蟇。本草曰。鸊鷉膏主刀劍令不鏽。以膏塗之。水鳥也。如鳩鴨。腳連尾。不能陸行。常在水中。人至即沈。或擊之便起。又曰。蝦蟇肪塗玉。則刻之如蠟。但肪不可多得。取肥者剉煎膏以塗玉。亦軟滑易截。古玉器有奇特。非彫琢人功者。多是昆吾刀及蝦蟇膏所刻也。

泰山鍾乳。蜀江金牙。本草曰。石鍾乳生少室山谷。及泰山。生嵓穴陰處。溜山液而成。空中相通。長者六七寸。如鵞翎管狀。碎之如爪甲。又曰。金牙生蜀郡。如麄金。大小如碁子而方。在蜀漢江岸石間打出者。內即金色。岸摧入水年久者多黑。

崑池捧函。蒙園煎茶。玉函方序曰。開元中。余始居終南山。一日會有一老人來詣余乞救一族之命。余詰之曰。爾何人。而問余求活族之請。復誰人教爾來告余也。老人曰。某本昆明池龍也。今爲天旱。有胡僧奏國家言能降甘雨。聖上然之。遂允其請。令僧於池側致壇作法。其僧實能持幻咒。涸池水。某恐一族見禍。今特來啟告也。余答曰。吾能救汝之難。然汝須將池中所有玉函方來。則汝之池水無慮矣。老人曰。某池中他物悉以奉上先生可也。然其方是陶眞人所賜。令鎭此池中。戒誓甚嚴。恐違天戒。余又謂之曰。若令余得此方。用救生衆。其功極大。豈以爲惜。勿以違戒爲辭。老人諾許。遂謂之曰。汝但返池水已乏矣。詣旦。老人果以玉函捧方來獻。余得之。不敢隱匿。乃悉別爲上中下三卷。呈諸同志。

用救生靈。故敍事引于卷首爾。　本草曰。茶譜云。蒙山有五頂。頂有茶園。其中頂曰上淸峯。昔有僧人病冷且久。遇一老父謂曰。蒙之中頂茶。當以春分之先後多搆人力。俟雷之發聲。併手採擷。三日而止。若獲一兩。以本處水煎服。卽能祛宿疾。二兩當眼前無疾。三兩固以換骨。四兩卽爲地仙矣。其僧如說。獲一兩餘。服未盡而病差。

刀飛吳都。朱稱越砂。

太平廣記曰。梁陶貞白所著大淸經。一名劍經。凡學道術者。皆須有好劍鏡隨身。貞白隱居吳都山中。常蓄二刀。一名善勝。一名寶勝。往往飛去。人望之如二條靑蛇。·本草曰。丹砂作末。名眞朱。仙經亦用越砂。卽出廣州臨漳者。此二處並好。惟須光明瑩徹爲佳。

掛弓趙宅。擊鼓陳家。

醫說曰。何解元。陳留人也。一日會飲于趙修武宅。酒至數盃。忽見盞底有似一小蛇嘸入口。亦不覺有物。但每思而疑之。日久覺心疼。自思小蛇長大。食其五藏。明年又因舊會趙宅。恰才執盃。又見小蛇。乃放下盞細看時。趙宅屋梁上掛一張弓。却是弓梢影在盞中。因此解疑。其心疾遂無。乃是致疑而成病也。　又曰。陳子直主簿妻有暴疾。每腹脹。則腹中有聲如擊鼓。遠聞于外。行人過門者。皆疑其家作樂。腹脹消。則鼓聲亦止。一月一作。經十餘醫。皆莫能名其疾。

建一合北。俱二巡南。

五行大義曰。天以一生水於北方。火雖陽物。義從陰配合。陰始故從始立義。故火數二也。

壬癸水鹹。戊己土甘。

明堂經曰。腎其時冬。其味鹹。其日壬癸。又曰。脾藏其時長夏。其味甘。其日戊己。

表裏診候。前後詳探。

脈經曰。浮芤滑實弦緊洪。謂之七表。微沈緩濇遲伏濡弱。謂之八裏。八十一難經曰。診脈于掌後。約文密排三指。頭指半指之前爲寸。外陽中之陽。半指之後爲寸。內陽中之陰。第二指半指之前爲關。上半指後關下陰。第三指半指之前爲尺外陽。半指之後爲尺內陰。

補瀉內討。權衡外諳。

八十一難經曰。虛者補之。實者瀉之。不虛不實。太素經曰。權衡藏府。陰陽二脈也。

整息午畢。頤志中譚。

道家養身服氣法。平旦端坐。嗽口一百廿過。使口淸唾如白玉之色。舉舌而上。鼻中納取淸氣。口中吐出濁氣。如是一百廿過卽停。向王時作法。從卯至午名日王時服氣之法。

砭從東始。穴對丙涵。

太素經曰。東方之域。魚鹽之地。其民食魚而嗜鹹。魚者使人熱中。鹽者勝血。故其民皆黑色踈理。故其病皆爲癰瘍。其治宜砭石。故砭石者。從東方來。　醫說曰。砭石以石爲針也。山海經曰。高武之山。有石如玉。可以爲針。則砭石也。　本草曰。嘉魚食之。令人肥健悅懌。此乳穴中小魚。又曰。吳都賦曰。嘉魚出于丙穴。李善注曰。丙日出穴。今則不然。丙者向陽穴也。陽穴多生此魚。何能擇丙日耶。此注誤矣。抱朴子曰。鶴知夜半。燕知戊己。豈魚不知丙日也。

首圓應上。肉暖司央。太素經曰。天圓地方。人頭圓足方以應之。病源論曰。脾主土。土暖如人肉。

綴乾紐聖。正坤維艮。新修本草序曰。我大唐之王天下也。承秦漢澆漓之後。周隋塗炭之際。綴乾紐於巳墜。正坤維于將覆。

辰巳繁榮。戌亥收藏。新修本草曰。上藥一百廿種爲君。以應天。當謂寅卯辰巳之月。法萬物生榮時也。下藥一百廿五種爲佐使。以應地。當謂戌亥子丑之月。法萬物枯藏時也。今案三月辰。四月巳。萬物榮。故言繁榮也。八月戌。九月亥。萬物漸枯藏。故戌亥月謂之收藏也。

坎玄主冀。兌昊當梁。太素經曰。天有九州。人有九竅。素問注曰。九州謂冀兗青徐揚荆豫梁雍也。五行大義曰。北玄天數一對坎宮冀州。西昊天數四對兌宮梁州。

順得舌標。閑悟毫芒。太素經曰。病有標本。刺有逆順。注曰。本者。根本也。標者。枝末也。十二經脈。悉有標本。其本皆在手足四支。其標皆在頭背舌挾下。此標本二處。攝病在中。此病陰陽前後。以在標本。故問刺之逆順之法者也。千金翼方曰。夫醫道之爲言。實惟意也。固以神存心手之際。意折毫芒之裏。其情之所得。口不能言。

庚辛西白。甲乙震蒼。明堂經曰。肺藏其色白。其時秋。其日庚辛。又曰。肝藏其色青。其時春。其日甲乙。

見頂萬福。騰軌彭鏗。太平廣記曰。柳芳爲郎中子登疾。時名醫張萬福初除四州。與芳故舊。芳賫之。具言子病。惟恃故人一顧也。張詰旦候芳。芳遽引視登。遙見頂曰。有此頂骨何憂也。因診脈五六息。復曰不錯。壽且踰八十。乃留方數十字。謂登曰。不服此亦得。後登爲庶子。年至九十。新修本草曰。岐和彭緩。騰絕軌于前。今按岐伯醫和彭祖和緩也。鏗 彭祖名也。

漢武痟瀉、法程瞽盲。泊宅編曰。漢武帝病消渴。長沙太守張仲景處八味圓進。方合餌之愈。醫說曰。溫州醫僧法程。字無枉。少瞽。百端治之不愈。但晝夜誦觀世音菩薩名號。如是十五年。夢中聞菩薩呼之使前。若有物繫其足。不可動。菩薩歎曰。汝前世爲灸師。誤灸損人眼。今生當受此報。難以免。但吾憐汝誠心。當使汝衣食豐足。遂探懷中掬寶珠滿手與之。既寤。醫道大行。衣鉢甚富。至七十餘猶在。

元忠驃騎。之才蛤精。北齊書曰。李元忠驃騎大將軍。兼中書令。晉陽縣伯趙郡檯仁人也。初以母老多患。遂留集方術。志性仁恕。疾病療之。無問貴賤。太平廣記曰。北齊右僕射徐之才。善醫術。時有人患腳跟腫痛。諸醫莫能識之。窺之曰。蛤精疾也。得之當由乘船入海。垂腳米中。疾者曰。實曾如此。爲割之。得蛤子二個。如榆莢。

謝瞻枇杷。葛亮蕪菁。本草曰。謝瞻枇杷賦云。稟金秋之青條。抱東陽之和氣。肇寒苑之結霜。成炎果乎纖露。是也。又曰。嘉話錄云。諸葛亮所止。令兵士獨種蔓菁者。取其纔出甲可生啖。一也。葉舒可煮食。二也。久居則隨以滋長。三也。棄不令惜。四也。回則易尋而採之。五也。冬有根可劚食。六也。三蜀江陵之人。今呼為諸葛菜是也。

究習甄弟。皆善謇兄。醫說曰。立言。甄權之弟也。俱以母病專心習醫道。遂盡其妙、御史大夫杜淹患風毒發腫。太宗令立言治之。既而奏曰。更二十一日午時死。果如其言。　本草曰。唐書云。甄立言究習方書。　醫說曰。徐謇字成伯。丹陽人也。與兄文伯皆善醫。謇性秘忌。承奉不得意。雖貴如王公。不為措療。魏孝文遷洛。除中散大夫。文伯事南齊。位至太山蘭陵太守。

晉懷奔迸。秦政燔坑。新修本草曰。晉懷奔迸。文籍焚靡。千不遺一。又曰。秦政煨燔。此經不預。

劉憑餌鱖。陶景畫牛。本草曰。鱖音桂。大口細鱗斑彩。主腹內惡血。益氣力。昔仙人劉憑常食石桂魚。今此魚猶有桂名。恐是此也。　太平廣記曰。陶先生畫二牛。一散放於水間。一著金籠。二人執繩以杖驅之。帝笑曰。此人無所不作。

子豹熨脇。鳴鶴刺頭。醫說曰。子豹者。秦越人弟子。虢太子死。扁鵲乃使弟子子陽厲鍼砭石。以取三陽五會。有間。太子蘇。扁鵲乃使子豹為五分之熨。以八減之劑和煮之。以熨兩脇下。太子遂能起坐焉。　又曰。秦鳴鶴為侍醫。高宗苦風眩頭重。目不能視。武后亦幸災異逞其志。至是疾甚。召鳴鶴張文仲診之。鳴鶴曰。風毒上攻。若刺頭出少血。即愈矣。天后自簾中怒曰。此可斬也。天子頭上。豈是試出血處耶。上曰。醫之議病。理不加罪。且吾頭重悶。殆不能忍。出血未必不佳。命刺之。鳴鶴刺百會及腦戶出血。上曰。吾眼明矣。言未畢。后自簾中頂禮拜謝之曰。此天賜我師也。躬負繒寶以遺鳴鶴。

艾晟證類。蘇恭新修。大觀二年。通仁郎艾晟撰證類本草。行世一卷。所載藥千六百七十六種也。　唐顯慶二年。右監門府長史騎都尉蘇恭。與許孝崇等廿二人。撰新修本草。謂之唐本草。所載藥八百五十種也。

顧歡禳厭。彥伯競酬。醫說曰。顧歡。字玄平。吳郡人也。隱於會稽山陰白石村。歡率信仁愛。素有道風。或以禳厭而多所全護。有病邪者。以問歡。歡曰。君家有書乎。曰唯。有孝經。可取置病人枕邊。恭敬之。當自差。如言果愈。問其故。曰善禳惡。正勝邪。　又曰。荊州人道士王彥伯。天性善醫。尤別脈。斷人生死壽夭。百不差一。自言醫道將行。列三四竈煮藥於庭。老幼塞門而請。彥伯指曰。熱者飲此。寒者飲此。風者氣者飲此。各飲而去。翌日各負錢帛來酬。無不效者。

范汪燃薪。魯班刻舟。醫說曰。范汪子玄平。少孤。年六歲。過江依外家新野庾氏。貧于園中。布衣蔬食。燃薪寫書畢。讀誦亦遍。遂博通百家之言。性仁愛。

善醫術。嘗以拯恤爲事。凡有疾病。不以貴賤皆治之。所活十愈八九。證類本草曰。述異記云。木蘭川在潯陽江中多木蘭。又七里洲中有魯班刻木蘭舟。至今在洲中。今詩家云木蘭舟。出於此

涪翁摩踵。休祖卜瘤。後漢書曰。涪翁者。不知姓名。釣於涪水。因號涪翁。精于醫術。所治病不限貴賤。皆摩踵救之。而不求其報。甚爲當代所重。醫說曰。術休祖者。善卜筮。其妻病鼠瘤。積年不差。垂命。休祖遂卜得頤之復。按卦合得姓石人治之。當獲鼠而愈也。旣而鄉里有奴姓石。能治此病。遂名頭上三處覺佳。俄有一鼠近前而伏。呼犬咋之。視鼠頭有三灸處。妻遂差。

照鄰梨樹。董奉杏林。太平廣記孫思邈傳曰。上元元年。辭疾請歸。特賜良馬。及鄱陽公主邑司以居焉。當時知名之士。宋令文孟詵盧照鄰等。執師資之禮以事焉。思邈嘗從後九成宮。照鄰留在其宅。時庭前有病梨樹。照鄰爲之賦其序曰。癸酉之歲。余臥疾長安光德坊之官舍。父老云。是鄱陽公主邑司。醫說曰。董奉。字君異。爲人治病。病愈。令種杏五株。輕者一株。數年之間。杏有十萬。杏熟。以穀一器易一器杏。以所得穀賑救貧乏。奉在人間近二百年。顏貌若卅許人。一旦舉手指天。竦身入雲。

盧扁邯鄲。軒轅瓊琳。八十一難經曰。扁鵲又家于盧國。因命之曰盧醫。世或以盧扁爲二人者。斯實謬矣。史記曰。扁鵲名聞天下。過邯鄲。聞貴婦人。則爲帶下醫。過雒陽。聞周人愛老人。卽爲耳目痺醫。來入咸陽。聞秦人愛小兒。卽爲小兒醫。隨俗爲變也。醫說曰。軒轅氏陟王屋山玉闕之下。淸齋三日。乃登於玉闕之上。入瓊琳臺。於金機之上。得玄女九鼎神丹。飛香爐火之道。

浮奴還壯。邑妻恣淫。錄驗方益多散方曰。華浮合藥。未及服歿。浮有奴字益多。年七十五。病腰承髮白。橫行傴僂。妾憐之。以藥與益多。服廿日。腰申。白髮更黑。顏色滑澤。狀若卅時。醫說曰。儀州華亭人聶從志。良醫也。邑丞妻李氏病垂死。治之得生。李氏美而淫。慕聶之貌。他日丞往旁郡。李僞稱疾。使邀之。伺其至。語之曰。我幾入鬼錄。賴君復生。顧世間物無足以報德。願以此身供枕席之奉。聶驚懼趨而出。追夜李復盛飾而就之。聶絕袖脫去乃止。亦未嘗與人言。後歲餘。儀州推官黃靖國病。陰吏逮入冥證事。且還。行至河邊。見獄吏捽一婦人。剖其腹。濯其腸而滌之。傍有僧語曰。此乃子同官某之妻也。欲與醫者聶生通。聶不許。可謂善士。其人壽止六十。以此陰德。遂延一紀。仍世世賜子孫一人官。婦人減算如聶所增之數。所以蕩滌腸胃者。除其淫也。靖國素與聶善。旣甦。密往訪之。聶驚曰。方私語時。無一人聞者。而奔來之夕。吾獨處室中。此唯婦人與吾爾。君安所得聞。靖國具以告。聶死後一子登科。其孫圖南。紹興中爲漢中縣丞。蜀傳井喻迪孺伋彌作隱德詩數百言以發潛德。此不復載。

扈齊裂易宋馮伴歆。列子曰。魯公扈趙嬰齊二人同見扁鵲。扁鵲云。公扈志強而氣弱。故足於謀寡斷。嬰齊志弱氣強。故少於慮。傷於專。若換汝心。則言均。遂使二人飲毒酒。迷死三日。剖胸探心易置之。投以神藥。卽悟如初。二人辭歸。公扈反嬰齊室。其妻子不知之。嬰齊反公扈室。其妻子亦不識之。二室相訟。求辨於扁鵲。扁鵲辨其由。史記曰。宋邑者。臨淄人也。率性愛人。志向醫術。就齊太倉公長淳于意學五診脈。馮信者。齊臨淄人也。性好醫方。臨淄王猶以其識見未深。更令就淳于意學方。意教以按法逆順論藥法。定五味及和劑湯法。信受之。擅名於漢。

與嗣故事愚昧暗尋。梁典曰。梁武帝集一千字教諸王。呂周興嗣曰。卿有才思。可次韻。興嗣一日編綴奉上。鬢髮悉白。

管窺次韻綿聯作吟。起於平聲東韻。至于慢韻。每韻六字至二十一韻矣。

陳存仁編校

皇漢醫學叢書

中川成章著

證治摘要

證治摘要

提要

本書爲東洞翁高足麓山中川成章所著。中川家世軒岐。博覽醫籍。於執刀之暇。采摭古今方言。凡足以發明長沙之精髓。而不背疾醫之規範者。悉皆摘錄。名曰證治摘要。示執簡御繁之意焉。孟子曰。大匠誨人。必以規矩。學者亦必以規矩。是書其醫門之規矩也歟。

證治摘要序

蓋傷寒論雖缺乎。疾醫之道。粲然具在焉。且徵越人之傳。道之明也。炳猶日星矣。蓋張機沒。莫傳其法者。而晉有王醫令者。雖爲之羽翼。蛇足其說。鶻突其論。降迨六朝。兵風扇動之際。雖有雷斆僧深之輩。皆唱妄張異詭誕無稽。愈出愈亂。然靡有正其非者。而唐而宋元之諸家。說雖有逕庭。辟之旨子辨黑白。似其中偶然耳。獨至明又可。差異頭角。而自負新規。勃窣理窟之務。猶尙出彼繩也。未矣。均是斆深之徒。於是乎疾醫之法。觚不觚。而斯道大變。烏乎。更晃旒爲氈帽之兆歟。悲夫。我神祖自歸放牛馬來。昇平阜昌。文運所殖。有艮山子出。艾荆棘。闢古道。然而蓬之心。未全除也。東洞翁繼輿。異撰破壘。出類溯古。豪俊卓見。燭於彼日沒之國。迷暗之醫。復明越人之術。於我日出之邦。於是著方極諸書也。四方負笈者。靡然嚮風矣。余曰窺門牆者。仰其巍巍耳。欲觀文物之美。周旋之儀。非攝齊則不能焉。吁風木不停。翁既逝矣。其唯方極乎。而文宗簡易。辭多省略。是以膚淺之徒。驟難通曉也。頃中川先生。執刀之暇。不拘方之今古。視其可者。采采掇捋。鳩成斯篇。夫欲濟河海求舟。然無乘快風。不駛也。欲返越裳。嚮南。然非得指南不到也。然則此舉也。翁之快風。而機之指南也。或曰機云隨證治之。然則謂之指南猶可也。翁曰多味者可疑。如此余未信矣。惡惡知之。夫翁之教。卽機之道也。其唯傷寒論乎。欲通傷寒論。必始於方極。然學不師古。手未染此者。安達其意耶。一旦對病。心與目違。亦旨子辨色耳。夫欲入室者先升堂。而階之自。欲追跡於張氏。自此升哉。乃先生之力。豈不多耶。此唯學緒餘已。雖然頗見其志焉。文久壬戌黃鐘月雲窗金謙撰

凡例

一本文稱醫言者。香川氏所著行餘醫言也。說約醫事說約也。

一一貫和田氏所著百疢一貫也。紀聞即方輿紀聞也。

一秘錄華岡之門人本間氏所著瘍科秘錄也。

一小言南陽所著醫事小言也。

一雖後世醫書。活用古方自有經驗者取之。所以見古方之妙也。

一夫後世之醫書。雖大義粗乖。然宋元以降醫書之夥。又安可謂無半策片簡之可取乎。其不虛語者取之。學者察諸。

一予弱齡受業於東郭子之門人。施治者十餘年矣。而立後來江戶。入綱齋中川先生門。遂爲養子。中川氏者。東洞翁之徒也。或曰和田氏者。東洞家除籍人也。不知然否。然有其言深切可取者。故往往記之。

一享保以降。醫風一變。東垣丹溪之流頗廢焉。曰雜方家。曰古方家。曰蘭方家。雜方家者。以半強之古方。半弱之後世方施治焉。和田氏之流而已。此輩極多矣。各病門之後。載方輿之方以備參考。

一東洞先生不取病名與病因。然自漢以前相傳之病名。有不取之則不便者。特假以載藥方耳。凡病宜隨症治之。後學勿拘泥于病名誤治焉。

一本文中。往往有稱本書者。即證治秘訣也。予家藏之。

證治摘要目次

卷上

傷寒……一
傷風……三
瘟 附斑疹……三
中寒……四
暍 霍亂……五
中濕……七
瘧……八
痢……一〇
泄瀉……一三
傷食 宿食……一四
嘔吐反胃膈噎……一四
噦……一八
水腫……一九
鼓脹 腹滿……二三
黃疸……二四
黃胖……二六
癥瘕疝……二六
蟲……二九
癲癇狂 健忘驚悸不寐……三〇
勞病 失精盜汗陰痿……三二
肺痿肺癰……三四
腸癰……三六
諸失血……三七
痰飲咳嗽……三九
喘哮……四二
眩暈……四三
大便閉……四四
小便閉……四四
淋……四五
消渴……四七
中風……四八
腳氣 痿躄……五二
痛風 鶴膝風……五四
頭痛……五六
肩背痛……五八
心痛 胸痹結胸……五八

腹痛……六〇
腰痛……六二
眼……六三
耳……六五
鼻……六六
牙齒……六八
口舌……七〇
咽喉……七二
卷下
妊娠……七五
產前後……七六
經閉……八〇
赤白帶下崩中漏下……八二
乳病……八四
小兒初生雜治……八七
鵝口……九〇
吐哯……九〇
丹毒……九一
夜啼客忤……九二
馬脾風……九三
急慢驚……九四
疳癖……九六
痘瘡……九八
麻疹……一〇二
打撲 金瘡破傷風……一〇三
蟲獸傷……一〇六
湯火傷 灸瘡漆瘡……一〇八
諸骨哽 竹木刺……一〇九
黴瘡……一一〇
癰疽……一一三
疔瘡……一一五
瘰癧……一一六
疥癬臁瘡……一一九
痔 脫肛……一二一
卒死……一二五
癩……一二八
附錄
家方……一三〇
製鐵粉法……一三二
方輿所載後世方……一三三
辨附子瞑眩與中毒……一五五

證治摘要卷上

東都　中川成章斐卿輯

傷寒

夫傷風寒治法。本論已盡矣。傷寒論。則吾門日夜所講習也。今雖似蛇足。爲蒙生。記傷寒傷風。治法之梗概。如左。

麻黄湯　大青龍湯　傷寒。頭痛發熱。身疼腰痛。無汗者。用麻黄湯。尚不汗出而煩躁。脈浮緊者。用大青龍湯。又初麻黄湯症。而有渴者。又發熱而渴。不惡寒。脈浮者。皆用大青龍湯而發汗。汗流則以手巾拭之。休息半時許。而復取汗。如此凡三日三夜而止。至四日有頭微痛。微惡寒。微渴。寒熱往來等證。則用小柴胡加桂枝石膏湯等。

小柴胡湯　大柴胡湯　傷寒五六日。往來寒熱。胸脇苦滿。心下痞鞕而嘔者。用小柴胡湯。若鬱鬱微煩。大便鞕者。兼用大柴胡湯。若清便自調。而有渴者。小柴胡加石膏湯。漸加渴者。小柴胡合白虎湯。

小承氣湯　調胃承氣湯　張子和曰。一日一便。乃常度也。按病人亦然。殊傷寒者。以大便快通爲佳。故陽明篇曰。大便鞕則譫語。小承氣湯主之。若一服譫語止。更莫復服。又曰胃氣不和。譫語者。少與調胃承氣湯。方極以腹滿。與急迫區別此二方。凡用柴胡及白虎等之症。宜腹滿而大便鞕者。兼用小承氣湯。急迫而大便鞕者。兼用調胃承氣湯也。

白虎湯　大承氣湯　傷寒六七日。大渴引飲。舌上乾燥而煩者。用白虎湯。至七八日。舌上黑胎乾燥。潮熱便秘。腹滿譫語者。用大承氣湯。此症而有大渴引飲。則白虎承氣並用。重者白虎五貼。承氣五貼。胃實甚者。用承氣五貼而僅有大便一行。此症強人可治。羸者危矣。是初用達原飲。及柴胡桂枝湯等。而失取汗。是以十分之邪氣。皆輻湊腹。故見此症。初起用麻黃大青龍。而三日發汗。則邪氣半從汗去。決不至此重症也。余累試累驗。凡傷寒陽症初起。十之八九宜用大青龍。麻黃分量極多。發汗之神方。無長於斯。但大便滑利。一二行者亦有變陰疑。故用麻黃湯爲佳。近來信吳又可徒。不知發汗有效於外邪。初與達原輩而誤人性命者多矣。故表而出之。至汗下後變症之治法。則詳于本論。故不贅于此。

麻黃附子細辛湯　麻黃附子甘草湯　陰症初發。以此二湯。微汗之。若陰陽疑似之症。則先用麻黃湯。服後不微汗。但惡寒者。宜撰用此二湯。微汗後變症之治法。詳于本論。

按外臺祕要。療大行病及溫病。一二日者。用麻黃石膏葛根等。厚覆取汗。以當知吳又可之非。

千金方云傷寒雅士之辭云。天行溫疫。是田舍間號耳。肘後方云。貴勝雅言。總呼傷寒。世俗因號爲時行。　外臺許仁則。論天行病云。此病方家。呼爲傷寒。　傷寒論集成云。王叔和以冬時者。爲傷寒。以他時者。爲時行寒疫。大非古義也。蓋疫卽傷寒。傷寒卽疫。其謂之疫。取諸役役不住。其謂之傷寒。取諸所感之源。下略　按溫疫論。邪在膜原之說。加捕風捉影。妄誕附會。迷後人。不可從矣。

傷風

本事方云。今傷風。古謂之中風。按後世。又謂之感冒。

桂枝湯　太陽病。頭痛發熱。汗出惡風者。

桂枝加葛根湯　太陽病。項背強几几。反汗出惡風者。

桂枝加厚朴杏子湯　桂枝湯證。而胸滿微喘者。

葛根湯　太陽病。項背強几几。無汗惡風者。

桂枝麻黃各半湯　桂枝湯。麻黃湯。二方證。相合者。

桂枝二麻黃一湯　桂枝湯證多。麻黃湯證少者。

桂枝二越婢一湯　桂枝湯證多。越婢湯證少者。

柴胡桂枝湯　小柴胡湯。與桂枝湯二方證相合者。

小柴胡湯　胸脇苦滿。或寒熱往來。或嘔者。

柴胡姜桂湯　小柴胡湯症。而不嘔不痞。上衝而渴。腹中有動者。

小柴胡加桂枝湯　小柴胡湯證。而上衝者。

小青龍湯　或加石膏　咳喘上衝。頭痛發熱惡風。乾嘔者。

瘟附班疹

大青龍湯　葛根湯加石膏或桔梗。　小柴胡加石膏湯。　大柴胡湯。或加芒硝石膏。　蜞針　表裏俱解。腫不消者。日以水蛭八九枚。令吮腫上。

白虎湯　治發班口燥。煩躁而渴者。　應鐘散。

按丹溪耳下頤頷腫爲蝦蟇瘟回春。頭項腫起。曰大頭瘟。正宗合二症名時毒。曰夫時毒者。天行時氣之病也。初起與風寒相類。惟頭面耳項發腫爲眞。云云 初用大青龍。而發汗。後小柴胡加石膏湯。施蜞針。十二三日而愈。偶有膿潰者。宜從外治之法。發班初發。葛根湯。熱劇者大青龍湯。煩躁而渴者。白虎湯。或兼用犀角。後藤香川二翁。治時毒。初用七味敗毒散。十味敗毒去人參前胡獨活。和田氏療時毒内陷咽喉腫痛者。用桔梗湯或涼膈加石膏湯。　方輿載六物敗毒散及連翹湯牛蒡芩連湯。

中寒

附子理中湯　治五藏中寒。口噤四肢強直。失音不語。昔有武士守邊。大雪出帳外。觀瞻。忽然暈倒。時林繼作隨行醫官。灌以此藥兩劑遂醒。

乾姜附子湯　治中寒卒然暈倒。或吐逆涎沫。狀如暗風。手脚攣搐。口噤。四肢厥冷。或復燥熱。三因方只載此二方。中寒病門。蓋始于此。

中寒之證。由平素體氣虛弱。冬月出外。一時爲嚴寒所中。則口噤失音。徧體拘急。四肢厥冷。畏寒腹痛。脈息沉微。昏沉不知人事者。宜急用熱酒入生姜汁和而灌之。候少甦醒。然用姜酒脈出者生。不出者死。灸法。神闕。丹田、關元、用艾火各灸三七壯、手足暖、脈至、知人事、汗出卽生。如無汗手足不暖、不省人事者死。危證簡便。　謙齋曰、中寒者、後世所謂傷寒直中陰症也。有持亦云。　按病源、千金、及翼、外臺、聖濟、皆無中寒病門。至宋末始立一病門、予意中寒者、凍死之輕者也。艮山翁云、中寒者凍病也。櫟窓先生編輯急救選方、合中寒與凍死爲一病門。大得予意。世俗稱中寒者、傷風症、或兼疝者、間亦有焉。宜隨證治之。　方輿載桂枝湯及桂枝人參湯、當歸四逆、同加吳茱萸生姜湯、四逆湯。

暍 霍亂　宜與傷食門參考

白虎加人參湯　金匱云、太陽中熱者、暍是也。汗出惡寒、身熱而渴。

按聖濟中暍門、初載白虎湯、其主治云、治中熱暍、頭痛汗出、惡寒發熱而渴。

五苓散　脈浮、小便不利、微熱消渴者。　治傷暑煩渴、引飲無度。三因方

治傷暑身熱、口乾煩渴、心神恍惚、小便赤澁、大便泄瀉者。回春　按水瀉加滑石效。　霍亂頭痛發熱、身疼痛、熱多欲飲水者、五苓散主之。寒多不用水者、理中丸主之。　渴欲飲水、水入則吐者、名曰水逆。　按嘔吐、或加半夏生姜、去桂。

理中湯　按千金霍亂門、治中湯、卽此方也。方後文云、若轉筋者加石膏三兩。三因方亦加石膏。醫通云、脈雖沉細而轉筋、煩躁發熱者、當作熱治。大抵霍亂、一毫口渴轉筋者、卽係熱症。謙齋云、轉筋皆熱症。聖濟霍

亂轉筋門。無附子劑。外治有淋足附子湯。東郭云。四逆湯證。有轉筋。輕而不甚者也。別錄。及活人書。濟世。本草。轉筋或用附子劑。宜詳察而處方也。

吳茱萸湯　少陰病吐利。手足厥冷。煩躁欲死者。

按此方。主嘔吐煩躁。四逆湯主下利厥冷。　有持曰。霍亂後。手足厥逆者。四逆湯之所主也。此症而嘔不止。煩躁者。吳茱萸湯症也。此湯以嘔吐為準。世醫用小半夏等無效。術盡束手時。用此方奏意外之效。然藥苦烈。宜少少頻服之。

桂枝湯　吐利止而身痛不休者。

小半夏湯　或加茯苓　茯苓四逆湯　四逆湯或加參　通脈四逆加猪膽汁湯。

雞屎白散　治轉筋入腹者。治霍亂轉筋入腹欲死。聖濟

生姜五兩切　右一味。用無灰酒一升。煎取八合。頓服。便差。

灸足外踝骨尖上七壯。治轉筋十指拘攣。不能屈伸。景岳

霍亂吐瀉不已。灸天樞。氣海。中脘。四穴立愈。正傳

霍亂已死。而胸中尚有煖氣者。灸之立甦。其法以鹽填滿臍孔灸之。不計壯數。正傳

按此灸極妙。吐利厥冷。煩躁。冷汗出者。灸神闕數十壯。屢得效。霍亂治法。無捷於斯。

轉筋不止。起死之方。灸承筋。又不止。則灸湧泉。外臺
又轉筋灸承山。針經指南
千金方霍亂治四逆吐少嘔多者。用附子粳米湯。心下痞。用甘草瀉心湯。
凡此病。定一日不食爲佳。
備急圓　大承氣湯　此二方治乾霍亂。
乾霍亂之狀。心腹脹滿。攪刺疼痛。煩悶不可忍。手足逆冷。甚者。流汗如水。大小便不通。求吐不出。求利不下。須臾不救。便有性命之慮。宜急與巴豆等三味丸服之。服取快利。外臺許仁則論。三味丸卽備急丸也。　病源云。其腸胃。先挾實。故不吐利。名爲乾霍亂也。　案奇效厚朴湯。療乾霍亂。卽大承氣加良姜湯也。千金治乾霍亂。有鹽吐方。正傳云。乾霍亂。死在須臾。升降不通故也。宜吐以提其氣。最良法。景岳　舌捲。囊縮。轉筋入腹者死。入門　和田氏轉筋甚者。用良方吳茱萸湯。吳茱萸、木瓜、食鹽三味。等分。同炒令焦。水煎服。　回春云。夏月有四證傷寒。傷風。中暑。熱病。疑似難明。
按夏月不拘遠行家居。壯熱無汗者。傷風寒之類也。宜用麻黃大青龍等。而發汗也。有汗而渴者。中暍也。宜用白虎五苓等也。　古云。暑傷氣分汗如傾。　方輿載香薷飲及消暑湯生脈散。

中濕

麻黃加朮湯　濕家身煩疼。發其汗爲宜。
麻黃杏仁薏苡甘草湯　一身盡痛。發熱日晡所劇者。　濕家始得病時。

可與此方。外臺

桂枝附子湯　身體疼煩。不能自轉側者。

桂枝附子去桂加朮湯　前方證。而大便堅。小便自利者。

甘草附子湯主治見痛風　病因考。及說約。中濕門載五苓散。香川氏云。小便不利。四肢浮腫。而渴者。艮山翁云。濕氣從小便去也。　和田氏。中濕初發。有汗者。用桂枝加朮湯。

按金匱云。中濕之脈。沉而細。小便不利。大便反快。此中濕之一候也。中濕初一身盡痛。不異痛風。然如法施治。則不踰月而瘥。不似痛風荏苒彌歲月。金匱謂中濕死症者。因其誤治也。意中濕者。痛風之輕者也。

瘧

桂枝麻黃各半湯　桂枝二麻黃一湯　桂枝二越婢一湯　柴胡桂枝湯　柴胡姜桂湯陰瘧爲陽瘧宜擇用此二方。　柴胡去半夏加括蔞湯　瘧病發渴者。亦治久瘧。

柴胡加芒硝湯　欲成瘧母者。

白虎加桂枝湯　溫瘧者。

牡蠣湯　蜀漆散　夾鐘丸　大柴胡湯　張會卿云。小柴胡湯。加常山二錢。截瘧如神。

截瘧湯家方　常山　草菓　知母　貝母各等分。右四味。以酒三勺漬之。夜露一宿。發日早晨。以水二合。煮取一合服。臨發。查再煎服。或草菓代檳榔最效。

又截瘧方　發日早晨。用備急丸一分。或用吐劑亦效。

按外臺。有單常山湯煎法服法如截瘧湯。間日瘧五六發。則宜服截菓。每日發者。宜候十四五日後。邪氣漸衰而截之。截菓宜陽瘧。不宜陰瘧。陰瘧者。宜候數發之後。爲陽瘧而截之。陰陽謂晝夜也。小兒瘧疾因蟲者。或兼服鷓鴣菜湯。瘧用附子劑者。希有焉。　千金瘧門有附子劑三方。外臺八方。宜隨證治之。凡瘧瘥後。禁飲酒房事遠行。　瘧幷瘧母灸法。脊際自七九至十三四椎。　瘧振寒少熱。面青大便溏泄者。用菓附湯。濟生　和田氏截瘧灸法。灸大椎尖頭七壯。或灸章門。不截則灸承山。尙無效者。灸湧泉。　又云凡瘧者。惡寒始於足指頭。有此症者。瘧症不具。亦爲瘧治而可也。　又云。瘧用常山劑。不愈者。化毒丸二分。發日早晨。冷水服。有效者。必下黑便也。若瞑眩則輕者。用冷水。重者。冷水內朱或石膏。攪服。或藍葉煎服。　又云瘧母。用鼈甲類。難治者。用化毒丸二分。效。　按醫方考云。瘧發時。獨寒無熱。脈遲者。用七棗湯。卽附子大棗生姜也。　又云瘧發時頭疼身熱。脊強脈浮者。大陽症也。麻黃羌活湯主之。麻黃、羌活、防風、甘草。四味也。　瘧疾寒熱轉大者。從卯至午發。宜柴胡湯。從午至酉發者。邪在內。宜大承氣湯。從酉至子或至寅發者。邪在血。宜桃仁承氣湯。下之微利後。更以小柴胡湯撤其邪可也。衆方規矩

治瘧病苦渴。外臺　烏梅二十枚　右一味。以水三盞。煎取一盞半。去烏梅。和蜜一

匙。分二服。瘧脈弦而緊宜下。浮大者宜吐。弦遲者宜溫。正傳 牛山云。凡瘧疾。二三發之中宜用發散劑。 方輿載柴胡鼈甲湯及鼈甲一味。酒服散菓。

痢

葛根湯 痢有表證者。用此湯。三四日宜發汗。

葛根加半夏湯 前方證而嘔者。

葛根黃連黃芩湯 痢惡寒止。有熱者。 或下利脈促。喘而汗出者。

黃芩湯 痢腹拘急。心下痞者。

黃芩加半夏生姜湯 前方症而嘔者。

大柴胡湯 心下痛有身熱者。論曰發熱。云云 心下痞鞕嘔吐而下利者。 按之心下滿痛者。

厚朴七物湯 痢腹滿者。 或中脘否塞者。紀聞

大承氣湯 身熱腹滿。心下痛甚。口舌乾燥者。 論曰。自利清水。云云 心下必痛。 口乾燥者。 下利三部。云云 按之心下堅者。 下利脈遲而滑者。

白頭翁湯 熱利下重者。 下利欲飲水者。以有熱故也。 熱多難用下劑者。紀聞

白頭翁加甘草阿膠湯 熱利下重。帶膿血者。產後下利虛極。金匱 按產後痢妙。

黃連湯 半夏瀉心湯 熱解痢減。心下痞。或痞鞕食不進者。宜撰用此

二方。

六物黄芩湯　桂枝人參湯　眞武湯　痢陰症或遺屎者。

桂枝加芍藥大黄湯　大實痛者。

小建中湯　桃花湯　赤石脂禹餘糧湯　禹餘糧丸家方　治久痢久瀉。無熱無後重、用附子不止。灸腹不愈。飲湯直下。食粥直下。日羸瘦向死者。　禹餘糧　赤石脂各五分　阿片小豆粒許津輕上品

右三味糊丸。一劑二度白湯下。即愈。起死回生。累用累驗。勿多服。多服則發嘔吐。

黄連阿膠湯　久痢。心下悸而煩。不得眠。便膿血者。

大黄牡丹皮湯　膿血痢。下赤白如魚腦者。

桃核承氣湯　下紫黑色腹痛後重異常者。瘀血也。入門

鯽魚膾　痢五六日。腹痛不止者。　承氣丸。

紫丸　痢腹痛甚者。

奧村翁云。痢疾久不愈者。腸中裏面。外皮爛。而下赤白如魚腦。用大黄牡丹湯。或薏苡附子敗醬散等。則速愈。此倣腸癰之治法者也。和田氏贊之曰。卓見也。　按和田氏實候而下如魚腦者。用牡丹湯。虛候者。用千金駐車湯。其方。黄連六兩。當歸阿膠各三兩。乾姜二兩。右四味煎服。凡此二方。及右之諸方。皆痛在臍以上。只桃花湯及禹餘糧湯禹餘糧丸者。痛少少在小腹者也。痛在臍以上者。禁用止澁之藥。常識此勿誤。　入門云。凡痢

下如竹筒或如屋漏水。塵腐色氣短餒逆者。不治。或純下血。小便不通。唇紅下後身熱。脈弦洪者。俱不治。又云無積不成痢也。　我邦之先輩說痢病因者。多端。外邪挾宿食爲得。　痢脈細數者凶。　痢脈沉實爲吉候。痢初發。不忌脈浮數。數日後見浮數者凶。　脈大者。邪氣進也。　脈遲或沉者。不日下利止也。　腹痛始終不止者。惡候。　下重無附子症。　古人赤屬熱。白屬寒之說難信。赤白俱有下重者。皆熱也。　膿血利者。赤痢白痢是也。　痢舌純紅者。惡症也。舌紅如無皮狀有渴者。惡症也。或眞武湯症。亦有此舌候。　痢七八日不問陰陽。灸足三里。則利減者也。　痢冷服萊菔汁妙。（治痢煎湯中加萊菔汁亦佳。）　謙齋云。予有一得。療痢。脈實者。不拘症爲實。宜踈滌。脈虛者。不論症。可爲虛。　腸澼下膿血。脈沉小細安靜者生。洪大數身熱者死。（脈經）　療純下白如鼻涕者方。（附後）　灸臍下一寸。五十壯。良。　說約灸法。素有宿癥惡藥氣者。或腰力罷者。宜灸中脘、天樞、腰眼。自十一至十六。兼治瘧痢不了了者。　血痢用膠艾四物加厚朴。（衆方規矩）　按和田氏噤口痢。用參連湯。參連各等分也。休息痢用子和無憂散。與村氏試效也云。蘭醫云赤白痢。不用下劑。白痢最禁之云。牛山云。老人小兒痢八九十行者。必死也。和田氏云。小兒痢疾至百行者。宜先與如神丸。不然暴脫者也。又云痢數日之後。發熱者。多死也。　按如神阿片丸也。良山翁亦用。　方輿載桂枝湯。及河間芍藥湯。四逆散。參連湯。蘗皮湯。千金駐車圓。錢氏白朮散。無憂散。當歸湯。

泄瀉

葛根湯　桂枝湯　泄瀉有表症者。宜撰用此二方。或加朮茯苓。

五苓散　治傷暑身熱口乾煩渴。心神恍惚。小便赤澁。大便泄瀉者。回春

按水瀉加滑石效。

猪苓湯　少陰病。下利六七日欬而嘔渴。心煩不得眠者。

生姜瀉心湯　心下痞鞕。乾噫食臭。脇下有水氣。腹中雷鳴。下利者。

甘草瀉心湯　下利日數十行。穀不和。腹中雷鳴。心下痞鞕而滿。按此湯症。以雷鳴爲準。若無雷鳴穀不和下利者。四逆等之所主也。

桂枝人參湯　利下。心下痞鞕。表裏不解者。

人薓湯　前方證而無表症者。

四逆湯　下利清穀者。　眞武湯　白通湯　少陰病。下利脈微者。

赤石脂禹餘糧湯　醫以理中與之。利益甚。理中者理中焦。此利在下焦。

禹餘糧丸 家方見痢　當歸四逆加吳茱萸生姜湯　泄瀉因疝者。　寻屢患疝瀉。輟食。食鯉魚膾二椀。卽愈。

沼氏云。五更瀉。八味丸有效。泄瀉。灸十一二三四腰眼。病因考

古云泄而腹脹。脈弦者死。　三因方云。古方泄利與滯下共爲一門。千金又以宿食不消在熱痢類。門類混濫。後學難明。不可甄別也。泄瀉病門始于此

瀉久不愈者。宜每日餌食雞肉。大效。鯉魚亦效。　謙齋云。泄瀉有用下劑。按泄宜詳腹診。腹底有塊者。可下之。　方輿載桂枝加朮湯。四逆散。錢氏白朮

散。紫散。高良姜湯。調中湯。
沼田侯留務加川太平妻。患泄瀉半年。其症微熱。微渴。晝夜十一二行。清川氏。療之。三月不治。高井氏。療之。三月不治。請予。予到則妻曰。二醫食禁甚嚴。不肉食半年。食不進。羸瘦如此。予答曰。草根木皮有治病者。則禽獸魚蟲亦豈莫治病者。悉禁之者。不學之甚者耳。魚鳥治泄瀉者。雞肉鯉魚鯽魚等也。內人此中何嗜。答曰。雞肉也。卽與猪苓湯兼赤石脂禹餘糧湯。三食之間。亦令餌食雞肉與卵。廿日許半愈。一月而全愈。

傷食 宿食

瓜蒂散　宿食在上脘。當吐之

大承氣湯　腹滿甚者。　論曰。脈數而滑者。實也。此有宿食。下之愈。　病腹中滿痛者。此爲實也。當下之。

小承氣湯　走馬湯　備急圓　鹽湯 探而吐之 張介賓　桂枝加芍藥湯　桂枝加芍藥大黃湯　橘皮大黃朴消湯　一切魚腥食傷宜此湯。　吳茱萸湯　理中加附子湯　吳崑曰。中焦痛甚。脈沉遲者。

四逆湯　治吐下而汗出。小便復利。或下利清穀。裏寒外熱。脈微欲絕。或發熱惡寒。四肢拘急。手足厥方。千金霍亂門

療菌毒方 千金　掘地作坎。以水沃中。攪令濁。名地漿。飲之。

解河豚毒　一時倉卒無藥。急以清麻油多灌取吐出毒物。卽愈。

獨嘯庵云。中河豚魚毒者。少覺懊惱。須直探吐。急服藍汁一盞。若人糞少

許。若瓜蒂末一錢。須臾吐盡。則十治八九。
一書云河豚魚毒。用砂糖有效。
宿食不吐不利。腹痛甚者。多灸上脘中脘天樞。吐利為度。若吐瀉後。痛不止者。概屬疝瘕。宜灸天樞及十一至十四。方輿　乾霍亂用走馬湯等不吐下者。多死。令多飲酒。至醉有效。和田　傷食之症。胸膈痞塞。吐逆嘈酸。噫敗卵臭畏食。頭痛。發熱惡寒。病似傷寒。但身不痛為異也。要訣　菌毒宜先用地漿水。和田氏　方輿載桂枝藿香湯及平胃散養脾湯。

嘔吐反胃膈噎

小半夏湯　諸嘔吐穀不得下者。　方極云。治吐而不渴者。
小半夏加茯苓湯　大半夏湯　胃反嘔吐者。　外臺云。治嘔心下痞鞕。
半夏瀉心湯　嘔而腸鳴心下痞者。
生姜瀉心湯　心下痞鞕乾噫食臭脇下有水氣腹中雷鳴下利者。
旋覆花代赭石湯　心下痞鞕噫氣不除者。
吳茱萸湯　食穀欲嘔者。　嘔而胸滿者。　紀聞云。大小半夏者。常嘔也。此湯食則嘔也。又嘔吐有嘈雜者。用此。
甘草乾姜湯　煩躁吐逆者。紀聞云。無煩躁亦可用。嘔吐苦味之藥。不應者。或宜此湯。
大黄甘草湯　食已即吐者。　方極云。治大便秘閉急迫者。
猪苓散　嘔吐而病在膈上後思水者解。急與之思水者。　惡阻并產後

嘔逆大效。和田氏

五苓散　渴欲飲水。水入則吐者。名曰水逆。

茯苓澤瀉湯　胃反吐而渴。欲飲水者。

附子粳米湯主治見腹痛。　紀聞云。此湯腹痛爲準。

甘遂半夏湯主治見飲門　心下堅滿爲準。反胃嘔吐俱用。紀聞

小柴胡湯　因腹候用之。

眞武湯　水氣爲準。與甘遂半夏湯。及姑洗丸。相反。腹濡弱。脈沈細。又有搏擊見緊狀者。脈與症。不相應者。爲虛候也。反胃及澼囊。亦有用之。紀聞

橘皮湯　乾嘔噦。若手足厥者。　和田氏云。霍亂嘔吐不止。用四逆輩不治。急用此湯得效。

生姜半夏湯　胸中似喘不喘。似嘔不嘔。似噦不噦。徹心中。憒憒然無奈者。　有持云。此湯主治。要之惡心之症耳。素問傷寒金匱無惡心字。蓋仲景後之病名也。按肘後方有惡心字

桃核承氣湯　膈噎因瘀血者。　膈噎因瘀血者。十中八九。因飲者。一二三也。故有用桃核承氣或乾漆丸等。吐血而治者。紀聞

濕漆丸　姑洗丸　夾鐘丸　紫圓　烏梅丸仲景　治反胃。雉間子炳之說

七寶丸　治反胃。

化毒丸　治反胃。一貫

古云。嘔家聖藥。是生姜。千金之說信矣。然氣逆作嘔。生姜散之。痰與水作

嘔。半夏逐之。嘔有熱有寒。生姜於寒症最佳。若遇熱嘔。不可無烏梅也。

治久患反胃。聖濟 硫黃細研半兩與水銀一分再研姜汁糊丸服。

本草反胃門云。靈砂鎮墜反胃神丹也。 本草反胃門云。砒石同巴豆、附子、黃蠟丸服。噎膈門云。雄黃、輕粉、石鹼、蓬砂、砒石。並化積垢通噎膈。由是觀之。聖濟治嘔吐。輭紅丸。反胃噎膈。用之定有效。方見附錄。易簡方。膈噎反胃。用養生丹。要訣用靈砂丹。皆水銀劑也。 醫通云。瘀血在膈。阻滯氣道而成者。代抵當丸作芥子大服二錢。去枕仰臥細細嚥之。但飲熱湯及椒姜輒呃者。即瘀血也。 反胃而胸中嘈雜不寧。或作或止。其人懊憹。面上有白點者。作蟲積治之。 王肯堂云。瘀血則脈澁。桃仁承氣湯下之。 脈浮緩者生。沉濇者死。正傳 大便如羊糞者。不治。年過五十者。多不治。口中多出沫者。必死。濟世 和田氏云。辟囊局方安中散有效。南陽亦云。其方。甘草十兩。宿砂、延胡、良姜、乾姜、茴香、桂枝、各五兩。牡蠣四兩。右八味爲末。每二錢熱酒調下。南陽去宿砂三倍牡蠣。水煎服。方後云。忌酒肉麵餅一切厚味鹽茶。又小言有治膈噎。河豚魚方。 和田氏云。反胃者。朝食暮吐。暮食朝吐也。辟囊者。二三日。或四五日。十餘日而吐也。又有三日亦吐不止者。多吐水也。反胃無腹痛。吐時無煩悶。辟囊有腹痛。吐有煩。蓋辟囊亦屬反胃也。今世眞反胃者少也。多辟囊之類也。膈噎者。噎食胃反無噎食。膈噎難治。反胃間有愈者。反胃有腹痛者。膈噎之變症也。 一男子患膈噎。諸藥無效。思食河豚而死。煮食之。不死。翌日復食之。通計食之三日而全愈。　反胃證。不強以食。絕其湯水。飢則以飯炒香乾啖之。一些湯水不可進。兩三日後。竟不復吐。飲食如初。然後用甘蔗湯七舛姜汁一舛和勻服。經驗祕方　猫胞衣治反胃。燒灰入硃砂末少許。壓舌下。一醫用之甚效　千金云。灸通谷五十壯。治澼囊。　千金治反胃。飲白馬尿卽止。　外臺治反胃。服驢小便二合。有效。翌日復服二合而愈。病若深。七日服之良。　按澼囊之名。始于千金。至宋盛稱之。　方輿載千金吳茱萸湯及安廩湯。安中散。破棺湯。獨參湯。滾痰丸。治反胃大驗方。

噦

橘皮竹茹湯　噦逆者。

生姜半夏湯　予不拘金匱煮法。半夏一兩。生姜二兩。以水一合半。煮取八勺服。屢得效。

橘皮湯　乾嘔噦。若手足厥者。　噦之重者用之。

小承氣湯　治噦便秘。數譫語。　蚘逆雖有手足厥逆。大便堅者。定屬火熱。下之則愈。醫通

半夏瀉心加吳茱萸湯　心下痞鞕者。

吳茱萸湯　一男子下利。未全已。發噦吐蚘。服此湯得愈。方輿

黃連解毒湯　熱毒或瘡腫內攻。發噦者。紀聞

四逆湯　眞武湯　七寶丸　南呂丸　治噦。　柿蒂　丁香各二錢　加生

姜五片。水煎服。

又方　刀豆　右一味剉水煎服。

醫林云。噦以紙燃鼻嚏而止。或云猪膽汁。熊膽治噦。

治噦服藥無效者。濟世

硫黃　乳香各等分　爲末以酒煎。急令患人齅之。

又方　用雄黃二錢。酒一盞煎七分齅之。濟世

灸　期門　關元　腎俞　痞根

一男子痢重噦起。灸痞根及數處得愈。方輿　產後呃逆。最爲惡候。急灸期門。宜服四逆加人參湯。或桂心五錢。姜汁三合。和水煎服。醫通　和田氏云。吳茱萸噦之聖藥。　古人云。痢病後。及諸病後發噦者難治。脈緩者易治。脈代者危。正傳

聖濟噦門有水銀丸。麝香丸。主治云。治諸般噦發。　方輿載滾痰丸。

水腫

越婢湯　風水惡風。一身悉腫。脈浮不渴。續自汗出。無大熱。　腫在上部。發汗可解者。考審其症。而後可與。說約

先生曰。欬喘不已。小便澀短少。遂爲腫滿者。當與大小青龍。麻杏甘石。厚朴麻黃湯等。或兼施神祐丸滾痰丸之類。方輿

越婢加朮湯　皮水。越婢加朮湯主之。甘草麻黃湯亦主之。金匱

甘草麻黃湯　千金云。有人患氣急。積久不瘥。遂成水腫。如此者衆。諸皮

浮水。攻面目身體。從腰以上腫。皆以此湯發汗悉愈。　金匱云。諸有水者。腰以下腫。當利小便。腰以上腫。當發汗乃愈。　按入門古麻甘湯。即此湯方後云。加肢冷。屬少陰。加附子。

麻黃附子湯　水之爲病。其脈沉小。屬少陰。浮者爲風。無水虛脹者。爲風水。發其汗卽已。脈沉者。宜麻黃附子湯。浮者宜杏子湯。金匱小註云。杏子湯未見。恐是麻杏甘石湯。金鑑載杏子湯。麻黃甘草杏仁三味也。蓋依魏註。

越婢加朮附湯　治水腫惡寒無大熱。骨節微疼。小便清利。大便自調。或滑者。

大陷胸湯　水飲在胸腹。而腫者。兼用之。不拘痛有無也。

桃花湯 丸散方　水腫兼用下劑。

木防己湯　水病心下痞鞕。煩渴者。
氣急。心下痞堅爲準。爲脚氣衝心狀者。用之。紀聞

木防己去石膏加茯苓芒硝湯　木防己湯症。而不煩渴。二便不利者。

防己黃耆湯　治水病身重。汗出惡風。小便不利者。

防己茯苓湯　治四肢聶聶動。水氣在皮膚而上衝者。

眞武湯　按腫上陷而不起。無熱。腹濡弱。大便滑。或溏者。

八味丸　腰以下腫者。按此丸緩症也。氣急之證。勿用之。

牡蠣澤瀉散　大病後腫者。

五苓散　感濕而腫者。要訣

猪苓湯　和田氏用之。

桂枝茯苓丸合五苓散湯　大黄牡丹湯　右二方。主産後腫。

本草云。血腫。紅花二兩杵爛入水半盞。取汁服之。不過三服便痊。

鯉魚湯　鯉魚長七八寸者一頭去鱗與腸　昆布方三寸三片　山椒一錢　右以水一升八合。煮取四合。呑其汁。旦食鯉。每日一劑。

赤小豆藥　赤小豆一合　生商陸根二十錢　右二味以水四合煮爛。去商陸食小豆。

加減麻黄連軺赤小豆湯　治瘡疥内攻腫滿者。　依本方去生梓白皮。加商陸。　赤小豆二錢　商陸五分　大棗三分　麻黄連軺杏仁生姜各二分　甘草一分　右八味以水二合。煮取六勺。或加反鼻。或兼用犀角。

仲呂丸　蕤賓丸　紫圓　元生丸家方　七寶丸　犀角一老醫云。水腫心下苦悶者。大檳榔湯四苓散。合方。有效。或兼犀角。和田氏遍身施腫，用千金麻子湯附子劑也。流腫先右手腫。又左足腫之類。不定處。遂及一身。内攻腫用東洋赤小豆湯。及連翹湯。産後腫用琥珀湯。五苓散加琥珀反鼻。以水一合。冬瓜汁一合。煎服。　水不可治者有五。唇黑。缺盆平。臍出。背平。足下平滿。水病忌腹上出水。出水者一月死。千金　古云。身有熱者。水氣在表可汗之。身無熱者。水氣在裏。可下之。患人腹上。用手按之有窩者。可治濕也。　又云。餘處有腫。肩項水氣去。瘦削者。死在近。　腹脹如鏡光者惡。　無腫呼吸促迫者惡　腫卒消者。禍在反掌。　水腫卒發大熱者。

後必衝心。 水氣一旦減。再腫滿者惡。 水腫腹見青筋者惡。 小言云。水腫有咳者。動悸劇者。自心下催水氣者。脈數者皆惡。 準繩云。血腫者。皮膚間。有紅縷赤痕。入門云。四肢浮腫。皮肉赤紋。名曰血分。醫林。溫白丸方後。血腫。其人有赤黑紫文。用桃仁、紅花、赤豆、蘇木、煎湯下。 按水腫秘結者。兼用承氣丸。及仲呂丸。夷寅丸。瘡疥內攻腫滿者。麻黃連軺赤小豆湯。劇者。兼用紫圓。實腫。兼赤小豆藥。虛腫。兼鯉魚湯。虛腫。右側臥則直右多腫。左側臥則直左多腫者。必死矣。勞病并諸病。後瘦極而後腫者。必不治。 和田氏云。水腫有如拳者在心下。名水結。不治症也。縱一旦得治。亦再發而死。 醫林水腫門。有輕粉丸。巴豆丸。 方輿輗。單香薷湯及郁李仁湯。紫蘇子湯。麻子湯。麻子小豆湯。連翹湯。赤小豆湯。防己散。琥珀湯。瓜子仁湯。實脾飲。

鼓脹 腹滿

厚朴七物湯 腹滿發熱十日。脈浮而數。飲食如故。
主腹滿氣脹方。千金

厚朴三物湯 痛而閉者。

梔子厚朴湯 心煩腹滿。臥起不安者。 廣義云。心煩當做虛煩看。腹滿亦非實滿。

厚朴生姜半夏甘草人參湯 發汗後腹脹滿者。此亦虛滿也

大承氣湯。 腹滿不減。減不足言。當下之。

大柴胡湯　按之心下滿痛者。此爲實也。當下之

大黄甘遂湯　婦人少腹滿如敦狀。小便微難而不渴。生後者。此爲水與血俱結在血室也。

抵當湯見經閉

大黄牡丹湯　鼓脹因瘀血者。　按方輿載瓜子仁湯。牡丹湯去硝黄。加薏苡湯也。其主治云。治瘀血致腹滿鼓脹者。又云。腹脹有塊。按之痛不移處。口不惡食。小便自利。大便黑。面黄。手掌赤紋。肌膚甲錯。有此等之候者。決爲血症也。宜擇用下瘀血藥。

甘遂半夏湯見痰飲　人參湯加附子　腹平滿大便滑者。

赤小豆藥　仲呂丸　七寶丸　紫圓

鼓脹灸法栗山孝庵傳　先以味噌塡滿神闕。別取土器。錐鑿小孔於其心。以安臍上。熟艾一錢。分爲三炷。灸於孔上。令火氣通臍。味噌甚厚。則火氣不通。甚薄則灸後臍爛。火氣微通爲度。徹之。一日三回。盡一錢艾也。灸前須以繩度腹圍。病深者。灸後七日。腹減五分。以爲驗焉。至輕者。則得遽減三寸。二便隨多。或下如赤小豆汁者。腹滿漸減。六七十日外全愈。　按此灸法原出外臺及景岳全書。陰症最有效云。

雞矢醴醫林　治鼓脹。　雄雞矢臘月內收取晒乾　川芎各研末各一兩　右酒煮。麪糊丸。梧子大。每服五十丸。溫酒下。

一方同　治鼓脹身乾黑瘦。多渴煩悶。　馬鞭草　細剉曝乾。勿令見火。

以酒或水煎至味出去柤溫服。六月採用

皂莢主腹脹滿。胸腹脹滿。煨研丸服。取利甚妙。本草

金匱曰。病者腹滿。按之不痛爲虛。痛者爲實。可下之。　畜血成脹。腹上青紫筋見。或手足有紅縷赤痕。小水利。大便黑。金匱下瘀血湯。或抵當丸。醫通

古云鼓脹。臂細。臍凸。手足心及背平滿。青筋繞腹。皆不治。　手足羸瘦。腹膨脹者。名蜘蛛蠱。不治。　脈浮大者生。虛小危急。　按本草云。水銀治積滯鼓脹。宜用七寶丸。大抵脹滿。腹高脹者。宜下劑。腹平滿者。有可附子者。兼灸。或一醫云。脹滿。初發用大黃甘遂湯。有效。又云初起用生漆丸。身體生痒。發疹後。可用桃核牡丹湯等。或有愈者。　病因考鼓脹門。治方用熊膽。灸自九至十六。　方輿輗瓜子仁湯。及分消湯。壯原湯。

黃疸

茵蔯蒿湯　黃疸初起宜用此湯　茵蔯五苓散。

梔子蘗皮湯　身黃發熱者。

梔子大黃湯　酒黃疸心中懊憹。或熱痛。

大黃消石湯　黃疸腹滿。小便不利而赤。自汗出。此爲表和裏實。當下之。

小柴胡湯　諸黃。腹痛而嘔者。

大柴胡湯　前方證而劇者。紀聞

小建中湯　男子黃。小便自利。　心中悸而煩。或腹痛者主之。紀聞

桂枝加黃耆湯　諸病黃家。但利其小便。假令脈浮。當以汗解之。　黃疸

有表症者。用之。紀聞

麻黃醇酒湯　按本草綱目。麻黃條載此湯。方後云。頓服取小汗。同書。黃疸門云。麻黃。傷寒發黃表熱。煎酒取汗。由是考之。金匱脫取汗二字。宜補之。　三因此湯主治云。脈浮緊者。以汗解之。

紅礬丸 家方見黃胖紀聞云黃疸心下痞堅者兼用之　消礬散

療黃疸方 千金　取生小麥苗擣絞取汁。飲六七合。晝夜三四飲。三四日便愈。無小麥苗。穬麥苗亦得。范註云用小麥爲勝也

四逆湯加茵蔯 醫壘名茵蔯四逆湯　一物瓜蔕湯　備急圓　大承氣湯　以上三方。主急黃。

病源急黃候云。卒然發黃。心滿氣喘。命在頃刻。故云急黃也。又云。得病但發熱心戰者。是急黃也。外臺瓜蔕散主治云。急黃心下堅硬。渴欲得水喫。氣息喘麤。眼黃。聖濟瓜蔕散主治云。急黃煩熱口乾。醫林急黃用巴豆丸。聖濟治急黃藥品有瓜蔕、巴豆、消黃、犀角、石膏。　按外臺許仁則療急黃始得大類天行病者。用麻黃劑取汗。

金匱云。額上黑。微汗出。手足中熱。薄暮卽發。膀胱急。小便自利。名曰女勞疸。腹如水狀。不治。　疸而渴者。難治。疸而不渴者。其疸可治。　心中懊憹而熱。不能食。時欲吐。名曰酒疸。　酒疸心中熱。欲吐者。吐之愈。按瓜蔕症　穀疸之爲病。寒熱不食。食卽頭眩。心胸不安。久久發黃。按茵蔯湯症　五疸實熱。脈必洪數。其或微濇。證屬虛弱。　丹溪曰。不必分五等。是溫熱。

如盦麴相似。　五疸久久變黑者。皆難治。醫統　大便利而渴者死。小便利不渴者生。醫鑑　按黃疸腹中有塊者。年過五十者。多難治。

黃胖

茯苓飲加厚朴湯　四苓散加橘皮湯　梔子厚朴湯　腹滿者。

紅礬丸家方　治黃疸黃胖。幷嬰孩疳氣。好食生米土炭。及下血家。動悸甚者。　茯苓飲去人參、生姜。加厚朴、黃連、綠礬。　茯苓　朮　橘皮　厚朴　黃連各八錢　綠礬燒為紅十錢　枳實六錢枳實代甘草益佳　右七味為末。醋糊為丸。梧子大。每服七八十丸。白湯下。

身面黃白。浮腫。手足爪甲枯皺。專為短氣。身體倦怠。目中淡白。此病以首認氣急爪反為第一證決。即是黃胖也。行餘醫言　此病好食生米茶葉之類。又云腫及四肢者。腫及腹者。飲食減少者。皆難治。又云黃腫。多因蟲積食積之為害也。玉案　按黃胖。一名黃腫。久不愈則下血。虛里動悸甚。地黃劑無效。紅礬丸多服。大效。久年不愈而腫。則可從水腫之治法。難治。　方輿載外臺半夏湯。及平胃散。

癥瘕疝

苓桂甘棗湯　臍下悸者。欲作奔豚。按腹痛衝胸者。累用累驗

桂枝加桂湯　氣從少腹上衝心者。按世俗所謂。佐志古美者。有效。

茯苓甘草湯　厥而心下悸者。　心下悸上衝而嘔者。方極

苓桂朮甘湯　心下逆滿。氣上衝胸。起則頭眩。

大黃黃連瀉心湯　心煩。心下痞。按之濡者。

半夏瀉心湯　心下滿而不痛者。此爲痞。此方主之。

黃連湯（見腹痛）　按心下痞痛者此湯。心下痞鞕。不痛者。半夏瀉心湯。

小柴胡湯　大柴胡湯　柴胡桂枝湯　治寒疝腹痛。（外臺）

柴胡姜桂湯　桂枝加芍藥湯　桂枝加芍藥生姜人參　小建中湯

大建中湯　大烏頭煎　治寒疝繞臍痛若發則自汗出。手足厥冷。脈沉緊者。

烏頭桂枝湯　寒疝腹中痛逆冷。手足不仁。若身疼痛。灸刺諸藥不能治。治寒疝腹中絞痛。拘急不得轉側。發作有時。使人陰縮。手足厥逆。（外臺）（按腰）

當歸四逆加吳茱萸生姜湯（腹引陰囊痛脈弦緊者效）　內有久寒者。　治烏頭桂枝湯證而緩者。又治陰癩。（方輿）

大黃附子湯　脇下偏痛。發熱。其脈緊弦者。

吳茱萸湯　痛從陰囊上衝脇下者。　劇者加烏頭。

苓姜朮甘湯　腰重冷者。

仲呂丸　夾鐘丸　元生膏　蜞針　備急圓　七寶丸　化毒丸

行餘醫言云。蓋癥卽積。積卽癥。同一而非有異。又謂之癖。瘕卽聚。聚卽瘕。亦是同一而非有異。又謂之疝。又謂之痃。究竟癥瘕卽積聚之異名耳。同書疝門。云疝卽聚。又卽瘕。又云疝者。鬱氣之凝滯而爲痛者也。多在少腹。

張介賓曰。能大能小。能左能右。近胸肋而如臂如指。則謂之痃癖。下臍腹而爲脹爲急。則爲之疝瘕。　方輿載小品牡蠣奔豚湯。及千金瀉脾湯。同書云。寒疝附子粳米湯證。而痛在心胸者。用小品蜀椒湯。附子粳米湯加蜀椒乾姜方也。又疝氣用附子劑或當歸四逆等。而無效腰不伸者。有用五苓散加茴香。而奏效者。又同書疝用禹功散及無憂散。又云疝忌蒟蒻。愈後亦勿食。　按凡治心腹痛及諸痛。諸方中有甘草。則勿減甘草分量。甘草少則無效。　靈樞本藏篇云。腎下則腰尻痛。不可以俛仰。爲狐疝。聖濟云疝氣。臍腹疼痛腰曲不伸。此症食時及二便轉側之時。假人手甚爲清擾之患。予得妙法攤元生膏於綿片。徑四寸許。以貼于腰。日二次發水泡則鍼而取水。復貼膏。二三日而能屈伸。坐臥復故。奇奇妙妙。屢試屢效。　久年積聚疝。有脊骨突出。或背肉隆起者。難治者也。治之法。內與對症方。秘結者。時時用丸散下之。外隆起上。貼元生膏六七日。糜爛處施蜞針。去惡血。復施元生膏蜞針如前。四五度。則無不愈矣。又久年腹痛。有七寶化毒之證。　日本橋第四街。梁州店。老嫗年六十五。患疝腰不得屈伸。衆治無效。牀頭常置溲器。扶于人尿已三年。請予。卽與當歸四逆加茱萸生姜湯。兼承氣丸。而腰部貼元生膏。徑四寸。日日取毒。七日而半愈。半月而全治。此症元生之功大。　蘭醫某詰予曰。子能用發泡膏。蘭書有發泡七方。子知其用法乎。答曰。予所用者。漢方而芫菁一味也。非蘭方也。某曰。未聞漢有此方。其出何書乎。答曰。千金。外臺。聖濟。皆有此方。子何不學之甚。

某閉口去。　方輿載牡蠣奔豚湯。及瀉脾湯。柴胡鼈甲湯。寬中湯當歸大黃湯。千金呉茱萸湯。桂心湯。蜀椒湯。五苓加茴香湯。禹攻散。無憂散。　一婦年四十。自每月經行六七日前。左少腹痛甚。呻吟聲徹四隣。經行後六七日而痛漸止。每月廿日在病牀。衆治無效。已十年。請予。予視其背。左腰肌肉僅隆起。方三寸許。乃與當歸四逆加呉茱萸生姜湯兼甘遂丸。腰肉隆起處。貼大元生膏。廿日許而愈。後月不再發。此症元生之功大。橫沙侯臣湯河氏妻也。

蟲

烏梅圓　治蚘厥。

烏梅圓去附子湯　不可附子者。

鷓鴣菜湯

一方　鷓鴣菜二錢　忍冬一錢　桂枝二分　甘草　丁子各一分　右五味。漬水少時。去渣煮一兩沸。頓服。或以水一合。煮取七勺。去渣冷服。

甘草粉蜜湯　蚘蟲之爲病。令人吐涎心痛。發作有時。毒藥不止。

大建中湯　或加烏梅。

烏梅丸家方　烏梅　蜀椒　乾姜各等分　右三味。爲末糊丸。梧子大。每服四五十丸。白湯送下。

濕漆丸　作癲癇狀者。紀聞

紫圓　七寶丸

靈樞云。中熱則胃中消穀。消穀則蟲上下作。　金匱云。腹中痛。其脈當沉若弦。反洪大。故有蚘蟲。　病源云。蚘蟲長一尺。亦有長五六寸。其發動則腹中痛。去來上下。痛有休息。亦攻心痛。口喜吐涎。及吐清水。貫傷心者則死。　入門云。凡蟲症。眼眶耳下青黑。面色痿黃。臉上有幾條血絲。如蟹爪分明。飲食不進。肌肉不生。沉重寒熱。若不早治。相生不已。貫心殺人。　醫通云。諸蟲嗜食米紙茶葉泥炭之類。又云。心腹中痛。上下往來。發作有休時。喜涎出者。蟲也。按蟲門載金匱九痛丸。　玄治翁云。小兒夜熱者蟲也。　南陽云。唇色如塗朱。眉目間蒼黃色者。爲蟲候。　東郭翁云。小兒頭痛劇者。十中八九蟲也。有時大食。有時不食者。時時卒倒者。手足難屈伸者。多蟲症。皆宜鷓鴣菜湯。此湯症多臍傍有塊。凡用此湯則止。夕飧晡時。臨臥。平旦三服。七日用之而不下蟲者。非此湯症也。　按腹痛發作有時者。爲蟲候。用鷓鴣菜湯。或粉蜜湯。而嘔者。宜大建中加烏梅湯。或烏梅圓去附子湯。或兼家方烏梅丸。凡相殺蟲諸藥。而蟲難下者。兼用紫圓。粉鉛粉也。藥肆稱唐土者是也。家翁所著粉辨詳論之。　方輿載檳榔鶴虱散。及輿村氏烏梅丸。

癲癇狂（健忘驚悸不寐）

小柴胡湯　大柴胡湯　柴胡姜桂湯　此三方因腹候用之。健忘或用之。

柴胡龍骨牡蠣湯　胸滿煩驚。小便不利。譫語者。

桂枝加龍骨牡蠣湯　腹中拘急。動悸劇者。

小建中湯　心中悸而煩者。
大黃黃連瀉心湯　心煩心下痞。按之濡者。
瀉心湯　心氣不定。心下痞。按之濡者。　或加朱砂石膏。
黃連解毒湯　喜笑不止者。
白虎湯　狂癇煩渴者。
甘麥大棗湯　婦人藏躁。喜悲傷。欲哭。象如神靈所作。數欠伸。
梔子豉湯　虛煩不得眠。
酸棗仁湯　煩躁不得眠者。
鷓鴣菜湯　因蟲者。
桃核承氣湯　抵當湯　右二方。因瘀血者。健忘或用之。
瓜蒂散　狂癇壯實者。
大承氣湯　醫通。發狂去厚朴加鐵落。
石膏黃連甘草加鐵砂湯　主治見急慢驚門。加辰砂益佳。
姑洗丸　南呂丸　七寶丸　紫圓　一老醫云。狂五瀉心皆效。　古云癲脈。大滑者生。沉小緊急者。不治。熱狂脈。實大者生。沉小者死。　子和狂癇用吐劑。　正傳云。癇可吐。狂宜下。又用水銀劑。　要訣入門癲狂用抱膽圓。卽水銀劑也。　全書發狂。用巴豆丸苦參丸。　醫通狂用瓜蒂。癇用靈砂丹。養生丹。皆水銀劑也。　方輿發狂。狂走。用將軍湯。大黃一味也。又用防己地黃湯。癱瘓者。用風引湯。不寐。用千金酸棗湯。流水湯。健忘。用歸脾湯。又發狂。古金五兩。以水五合。煮取一合。入朱砂一匕。服有效。一貫云。癲癇有蚘蟲之候者。鷓鴣菜湯兼用濕漆丸。穢物下蟲亦下者。愈。不下者。難治也。癲癇卒厥之時。脈平也。健忘多因瘀血者。茯苓杏仁甘草湯有效。　田中氏云。癲癇用三聖散。一吐後用入鉛方有效。　不寐。龜井氏用甘草瀉心湯。　按行餘醫言。癇病門後。載不食之症。云不食之症。云云予所見及餘三十人。多是婦女。而男子只有二三。其症他無所苦。不思粇食。或食麥飯糯米粉或豆腐屑。云云或終日不喫食餌而不飢。而自數日至數月。或以及數年。然形體不瘠。脈多平緩。間或痞。或痛。若強與之食。必吐。云云遇此症以措而不治。乃爲眞治法。云云予見此症二人。皆婦女也。一人者。好食蒼。食他物則吐。三年而復故。一人者。只飲湯與他食則吐。一年許而復故。皆措而不治。眞奇疾也。

勞病失精盜汗陰痿

小建中湯　治虛勞裏急。悸衄。腹中痛。夢失精。四肢痠痛。手足煩熱。咽乾口燥者。　千金云。凡男女因積勞虛損或大病後不復常。苦四體沉滯。骨肉疼酸。吸吸少氣。行動喘惙。或少腹拘急。腰背強痛。心中虛悸。咽乾唇燥。面體少色。或飲食無味。陰陽廢弱。悲憂慘慼。多臥少起。久者積年。輕者百日。漸致瘦削。五藏氣竭。則難可復振。治之之方。

黃耆建中湯　虛勞裏急。諸不足。按大病後。或產後盜汗不止者。加龍骨牡蠣或當歸。

當歸生姜羊肉湯　治腹中寒疝。虛勞不足。　按我邦無羊。可代用朝鮮產乾牛肉。中神氏。以雞肉代羊肉。

桂枝加龍骨牡蠣湯　脈得諸芤動微緊。男子失精。女子夢交按發汗後。盜汗不止。不可附子者。用之屢效。

炙甘草湯　治虛勞不足汗出而悶。脈結心悸者。從千金翼補心字

八味丸　虛勞腰痛。少腹拘急。小便不利者。　紀聞云此方腰痛爲準。今之虛勞此方症少矣。冷勞定有效。

小柴胡湯　柴胡姜桂湯　大柴胡湯　三物黃芩湯　麥門冬湯　大逆上氣。咽喉不利。止逆下氣。

酸棗仁湯　虛勞虛煩不得眠。

加減當歸芍藥散料　去澤加地黃五味麥門。或加參耆桂之類。

獺肝散附後　治冷勞。又主鬼疰一門相染。　紀聞云此方勞瘵初發。冷熱俱用。虛勞不用此方。虛勞者。有裏急腹痛。手掌煩熱等症。瘵者自初無如斯症。有脈細數咳嗽吐沫之症。

濕漆丸　治失精久不愈。介賓　牡蠣炒　右一味以酢糊爲丸。桐子大。每五七十丸。空心溫湯下。

千金云夢泄精灸三陰交二七壯。又灸腎俞百壯。

治陰痿　露蜂房。燒研酒服。此方出本草本朝醫考宗嗣經驗。

治自汗盜汗　五倍子一錢　枯礬五分　右爲末。用津唾調。填滿臍中。以絹帛繫縛一宿。即止。又有龍骨五倍子酢調貼臍方。

古云陰虚生内熱。又曰勞傷心腎而得之。心主血。腎主精。精竭血燥。則勞瘵生。　明醫雜著云。午後發熱。咳嗽盗汗。飲食少進。甚則痰涎帶血。脈沉數。肌肉消瘦。此名勞瘵。最重難治。又曰。到脈細數。則難爲矣。　回春云。虚勞不受補者。聲啞者。生眠瘡者。發熱不休。形體瘦者。不治。　紀聞云。症久不愈爲虚勞狀者。宜歸姜羊肉湯。然我邦無羊。代牛肉。惡牛肉之臭氣者。當歸建中湯。令餌食牛肉佳。　方輿輗云。女子十七八歲。經閉爲勞狀者。金匱大黄䗪蟲丸有效。主治中腹滿二字眼目也。又有如此症。用鼈甲芒消劑而全愈者。　方輿勞病煩熱者。用五蒸湯。乾血勞苦煩熱者。用三物黄芩湯。又用本事方鼈甲五味子地骨皮三味丸及朝鮮千牛丸。逍遙散。

按急勞之名。在聖恵及聖濟。或謂之暴急勞疾。又云與熱勞相似。半月或一月死。人多不知也。予所見者。月餘而死。聖恵蝦蟆丸治急勞煩熱。蝦蟆一枚炙　胡黄連三分　麝香龍腦各一錢　右糊丸。予弱齡治勞病。用輕粉丸日一分。二三日惡症蜂起。不日而死。勞病忌峻藥。愼之愼之。　凡勞病内與對症方。宜餌食鰻鱺魚。間有愈者。

肺痿肺癰

桂枝去芍藥加皂莢湯　治肺痿吐涎沫。

炙甘草湯　治肺痿涎唾多。心中溫溫液液者。

生姜甘草湯　治肺痿欬唾。涎沫不止。咽燥而渴。

甘草乾姜湯　肺痿吐涎沫而不欬者。其人不渴。必遺尿。小便數。所以然者。以上虛不能制下故也。此爲肺中冷。必眩。多涎唾。

金匱云。寸口脈數。其人欬。口中反有濁唾涎沫者。爲肺痿。　聖濟肺痿門云。或欲欬不得欬。欬則出乾沫。胸中隱隱痛者是也。　同春云。無膿者。肺痿也。　外臺蘇遊傳屍論云。氣急欬者。名曰肺痿。　艮方劫勞散證治云。勞嗽。寒熱。盜汗。唾中有紅線。名曰肺痿。由是觀之。肺痿者。爲勞病一症可徵。香川氏丹波氏南陽亦云。(本草云鱓魚肺痿咳血有效)

桔梗湯　加苡薏尤效。　欬而胸滿振寒。脈數。咽乾不渴。時出濁唾腥臭。久久吐膿。如米粥者。爲肺癰。桔梗湯主之。千金作桔梗三兩。今從之。子和依此方。加薏苡糯米。正宗依此方。加貝母紫苑杏仁。名四順散。

桔梗白散　主治同桔梗湯葦莖湯　欬有微熱。煩滿。胸中甲錯。是爲肺癰。

葶藶大棗瀉肺湯　肺癰喘不得臥。

犀角　鯉魚膾(正宗有犀角劑及金鯉湯)　薏苡仁粥　代飯日食之。　乾柹　宜日食之。

一男兒六歲。患肺癰。吐膿血。與桔梗湯加薏苡。兼犀角。每日令食薏苡仁粥及鯉魚膾乾柹十餘日。膿血日減。月餘而全愈。　栗山先生。患肺癰。服黃昏湯而全愈。黃昏合歡木也。用皮而佳。此方出千金及外臺。黃昏(手掌大一枚)

右一味。以水二合。煮取一合。服。(方輿輗)　肺癰用薏苡根搗汁。頓熱服之。其效最捷。已潰未潰。皆可挽回。諸方不及也。又云。薏苡爲肺癰專藥。根汁最效。(明韓悉醫通)　一方(華岡)治肺癰。　蘆若芽(大)　甘草(中)　右二味。濃煎服。　又方華岡生生乳三分糊丸。七日服。

金匱云。欬即胸中隱隱痛。脈反滑數。此爲肺癰。欬唾膿血。按桔梗湯主治也　潘氏續焰試肺癰法。凡人覺胸中隱隱痛。欬嗽有臭痰。吐在水內。沉者是癰膿。浮者是痰。集義云。今驗果如其言。又以雙箸斷之。其斷爲兩段者是膿。其粘著不斷者是痰。亦一試法也。　醫通云。肺癰初起。脈不宜數大。潰後最忌短濇。脈緩滑面白者生。脈弦急面赤者死。若潰後大熱不止。胸中隱痛。痛在左畔。喘汗面赤。膿痰腥穢不已者。難治。若喘鳴不休。唇反咯吐膿血。色如敗滷瀹。臭異常。飲食難進。爪甲紫而帶彎。手掌皮如枯樹。面艷顴紅。聲啞鼻煽者。不治。　按肺癰。五十以上者。難治。一書云。一老儒患肺癰。用正宗金鯉湯。全愈。　方輿初用四順散。或錄驗桔梗湯。後用葦莖湯。或黃昏湯。

腸癰

大黃牡丹皮湯　腸癰者。小腹腫痞。按之即痛。如淋。小便自調。時時發熱。自汗出。復惡寒。其脈遲緊者。膿未成。可下之。當有血。脈洪數者。膿已成。不可下也。

薏苡附子敗醬散　腸癰之爲病。其身甲錯。腹皮急。按之濡。如腫狀。腹無積聚。身無熱。脈數。此爲腸內有癰膿。

排膿散　排膿湯

大黃牡丹湯去消黃加薏苡湯　即千金腸癰湯也。

伯州散　按腸癰外潰者。腸癰湯兼伯州。或桂茯丸料。加薏苡黄耆。若盜汗出者。耆歸建中或附子劑等。餌食鷄卵鰻鱺鯽魚重者。宜託外科。千金云。腸癰之爲病。小腹重而強抑之則痛。小便數似淋。時時汗出。復惡寒。其身皮皆甲錯。腹皮急。如腫狀。其脈數者。少有膿也。其脈遲緊者。未有膿也。甚者腹脹大。轉側聞水聲。或遶臍生瘡。或膿從臍中出。或大便出膿血。入門云。癰生小腸分尤可。大腸分近肛門者。難治。肛門破者。卽死。正宗云。潰後膿腥臭穢。或流敗水濁瘀。虛熱更增。不食者死。　本草云。薏苡仁。冬瓜仁。甜瓜仁。皆治腸癰。敗醬除癰腫。黄耆除腸胃間惡血。皂角刺治腹內血瘡。

諸失血

瀉心湯　心氣不定。吐血衄血。　心下痞爲準。九竅出血皆用。輕者加地黄。重者加生地黄汁。

黄連解毒湯　瀉心湯症而重者。尿血重者亦用。

小柴胡湯　或加連。諸失血。胸脇苦滿者。

麥門冬湯　或加地黄或石膏。治咳血。幷血症後上逆。

栢葉湯　吐血不止者。　吐血用諸方不止者。下血不止者亦效。馬通汁代童便佳。

黄土湯　下血先便後血。此遠血也。亦主吐血衄血。　不拘先便後血。而可也。吐衄血共脈緊者。有此湯之症。又崩漏脈緊者。用之有效。

猪苓湯　治尿血重者。兼用黃連解毒湯。尿血無痛。血淋有痛。治方一也。
芎歸膠艾湯　香川氏吐血。欬血。尿血。用之。
桃核承氣湯　治吐血覺胸中氣塞。上吐紫血。壽世
童便　褚氏遺書云。欬血飲溲溺。則百不一死。又集解云。治欬血吐血及產後血運。陰虛久嗽。火蒸如燎。　昔者一醫患吐血。百治無效。日服童便五合。月餘而全愈。
犀角　治吐血。衄血。下血。時珍
紅礬丸家方　治久下血。面色青黃。動悸劇者。
荊芥湯千金　治九孔出血。荊芥一味煎服。　鼻衄不止用之。方輿
治下血奇方　亂髮霜　每服五分。白湯下。日三。
聖濟唾血不止。蒲黃一味研細。每服三錢匕。冷水調下。　吐血門。有單人參散。　治衄血。龍骨末五倍子末。枯礬少許。各一味吹鼻中。　食治門治吐血用大豆濃煎汁。治下血。又食野猪肉。　舌上出血。黃栢一味爲散。每服二錢匕。　正傳舌上出血如線。槐花炒末摻之。又蒲黃炒焦傅之。　諸失血皆是陽盛陰虛。悉宜四物湯加知栢爲主治。　治衄血。灸大椎瘂門二三壯。　方輿灸法。治下血無度。脊中對臍一穴。五壯或十壯。衄血亦可。又灸足三里二穴。　古云失血。大概俱是熱症。脈宜沉細。設見洪大。後必難治。　要訣吐血。嗽血。用養正丹。靈砂丹。皆水銀劑也。　山脇氏。和田氏。吐衄咳血。用參連湯。　謙齋曰。專音聲人。吐血者多有焉。　和田氏云。大

吐血。其血不止者。或昏暈者。俱灸鳩尾穴。其艾大如中指頭。數百壯開其閉塞。血能止。數得效。又云失血瀉心湯加荊芥一二錢。大效。又云大吐血症。用麥門冬湯加連石膏屢得效。　五竅出血。以井花水。當面連噴幾口。急分開頭髮。用粗紙數層。蘸醋令透搭在顖門。其血即止。　一書云。明礬治諸失血。每服半錢。大麥煎湯送下。多用則嘔。少許度度可用。又蘭書有明礬血竭二味方。　蘭書云。吐血出於肺者。胸中微痛而熱。口中甘。咽喉中痒。咳血。其血必爲泡沫。甚則立死。血線亦出於肺。惡候也。吐血出於胃者。惡心而吐血。血反多。其色黯赤。凝結與食物交出。其血不爲泡沫。此症無不愈矣。　醫言云。吐血從胃脘逆升。上出於口也。衄從頭中滲漉下洟道出於鼻也。吐血逆上。故多死。衄順下。故死者至希。古人並稱吐衄俱爲劇症者非矣。　方輿輗云。吐血後。惡心嘔吐者。瘀血在內未盡也。又瀉心湯。治九竅出血。拔萃加生地黄犀角。名犀角地黄湯。　按吐血後。不寐黄連阿膠湯有效。又吐衄血不止。茅花加甘草少許煎服有效。此方在外臺。又蒿雀霜亦有效。要訣衄血。用單茅花湯。山脇氏二白湯。治吐血。唐白及。白茅根二味。水煎服。　方輿載獨參湯及參連湯犀角地黄湯。

痰飲咳嗽

大青龍湯　小青龍湯　病溢飲者。當發其汗。大青龍湯主之。小青龍湯亦主之。

小青龍加石膏湯　肺脹欬而上氣。煩躁而喘。脈浮者。心下有水。　咳嗽吐白沫。殆欲成勞者。又喘哮多用之。

越婢加半夏湯　咳而上氣。此爲肺脹。其人喘。目如脫狀。脈浮大者。　乾咳者。又哮喘多用之。

射干麻黃湯　欬而上氣。喉中如水鷄聲。（外臺水上有如字）

皂莢丸　欬逆上氣。時時唾濁。但坐不得臥。　痰粘著胸中難出者。

麥門冬湯　大逆上氣。咽喉不利。止逆下氣者。　聲啞者效。

麻黃甘草加杏仁生姜湯　治風寒咳嗽多痰。語音不出者。（麻甘杏三味等分生姜減半）　傷風咳嗽。語音不出者。先服此湯取微汗。熱解後。語音不出者。服麥門冬湯。

甘遂半夏湯　病者脈伏。其人欲自利。利反快。雖利。心下續堅滿。此爲留飲欲去故也。　利反快與心下堅滿爲準。

十棗湯　脈沉而弦者。懸飲內痛。　病懸飲者。　欬家其脈弦爲有水。　夫有支飲家。欬煩胸中痛者。　夫心下有留飲。其人背寒冷。如手大。　此諸症之中。有一症則宜用此湯。

姑洗丸　十棗湯證輕者。

木防己湯　膈間支飲。其人喘滿。心下痞堅。面色黧黑。其脈沈緊。得之數十日。醫吐下之不愈。木防己湯主之。虛者卽愈。實者三日復發。復與不愈者。宜木防己湯去石膏加茯苓芒消湯主之。

苓桂朮甘湯　短氣有微飲。當從小便去之。

茯苓飲　治心胸中。有停痰宿水、自吐出水。後心胸間虛氣滿。不能食、消痰氣。令能食。　吐宿水爲準。

枳朮湯　心下堅。大如盤。邊如旋杯。水飲所作、　此湯症。按腹則轆轆有聲。此湯效遲。或兼用甘遂半夏湯。紀聞

小柴胡湯　柴胡姜桂湯　四逆散　此三方。久咳或因腹候用之。

苓桂五味甘草湯　苓甘五味姜辛湯　苓甘姜味辛夏湯　苓甘姜味辛夏仁湯　苓甘姜味辛夏仁黃湯

以上五方。咳嗽無表症者。可用之。金匱證治。有可疑者。宜從方極主治。

眞武湯加乾姜細辛五味子　水飲與裏寒、合而作嗽。腹痛下利。直指

瓜蒂散　子和痰飲咳嗽用之。

南呂丸　秘結者兼用之。

七寶丸　紫圓

金匱云。其人素盛今瘦。水走腸間、瀝瀝有聲、謂之淡飲、飲後水流在脇下、欬唾引痛。謂之懸飲。飲水流行、歸於四肢、當汗出而不汗出、身體疼、重。謂之溢飲。欬逆倚息短氣不得臥。其形如腫。謂之支飲。　夫心下有留飲。其人背寒冷如手大。　胸中有留飲。其人短氣而渴。四肢歷節痛。　膈上之病。滿涎欬吐。發則寒、熱。背痛腰疼、目泣自出。其人振振身瞤劇。必有伏飲。

按後世以痰、懸、溢、支、留、伏、爲六飲。　方輿載厚朴麻黃湯。澤漆湯、清肺湯百合知母湯。三拗湯。紀聞曰。將成勞咳者。用小青龍加石膏湯有效。痰

邪解後。或瘧後。咳嗽不已。巨里動悸劇。將成勞狀者。百合知母湯有效。世稱痰瘤者似瘰癧。內用滾痰散。外用傅藥。其方大黃、芒消、五倍子、天南星、各等分。南星生則大效。　要訣咳用犀角、鹿茸、胡桃。諸嗽加喘。氣急者。用水銀劑。　治三十年嗽。（千金）百部根二十斤搗取汁。煎如飴。服方寸匕。日三服。深師加蜜二斤。外臺加飴一斤。　治咳嗽不止。（必效方）生姜五兩。餳半升。火煎熟。食盡瘉。段侍御用之有效。　又千金有姜汁砂糖方。　治失音不語。（普濟）萊菔汁入姜汁服。

喘哮

桂枝加厚朴杏子湯

小青龍加石膏湯　欬而上氣。煩躁而喘。脈浮者。心下有水。

大青龍湯　喘有表症者。

麻杏甘石湯　喘惡寒止者。

越婢加半夏湯　欬而上氣。此爲肺脹。其人喘。目如脫狀。脈浮大者。

醫宗必讀云。一令愛。久嗽而喘。百治無效。一日喘甚。煩躁。余視其目則脹出。鼻則鼓扇。脈則浮而大。肺脹無疑。以此投之。一劑而減。再劑而愈。

射干麻黃湯　喘已。作咳者。

木防己湯　心下痞堅。氣急者。

皂莢丸　哮喘不得臥者。

南呂丸　姑洗丸　七寶丸　紫圓　化毒丸　救喘丸（家方）　治哮喘。用

苧麻根。和砂糖。爛煮時時嚼嚥下永絕病根。又用猫兒頭骨燒灰酒調一二
三錢。一服便止。正傳

上氣喘嗽。沙糖姜汁煎嚥。

又喘息欲絕。飲韭汁一升。本草

哮喘輕粉丸有效。小言

喘脈宜浮遲。不宜急疾數。直視。譫語。喘滿者。不治。正傳　凡喘作於大病之後者。上喘咳而下泄瀉者。婦人產後因亡血過多者。多危殆。醫統　方輿載千緡湯及參連湯。喘。四君子湯。

眩暈

苓桂朮甘湯　心下逆滿。氣上衝胸。起則頭眩者。頭眩發作有時爲準

澤瀉湯　心下有支飲。其人苦冒眩者。　頭眩不止爲準。

五苓散　臍下有悸。吐涎沫而顛眩。此水也。　夏日眩有效。

小半夏加茯苓湯　卒嘔吐。心下痞膈。間有水眩悸者。嘔吐而眩者效

應鐘散　秘結者兼用之。

眩暈不可當者。以大黃酒炒爲末。茶清調下。正傳

苓桂朮甘湯合瀉心湯　治失血後幷產後眩暈。

當歸芍藥散料中。三倍芎歸煎服。兼用回生散

眞武湯　此湯症希有焉。

南陽云眩暈。白虎湯有效。

元生膏家方　貼百會。

聖濟有灸百會塗蓖麻子取膿血之法。此元生爲勝。　要訣用靈砂丹。

大便閉

三承氣湯　隨證用之。

麻仁丸　或爲湯加桃仁。

蜜煎導　承氣丸　三黃湯　或加甘草煎服。

按平生秘結之人。大黃甘草湯加芍藥爲散服。或煉蜜服。芎黃散。煉蜜服亦佳。

甘遂丸　輕粉丸　巴豆丸　聖惠治大小便閉。脹悶欲死。

輕粉一錢　生麻油一合　相和服。

本草燥結門。治冷閉。附子爲末。蜜水服。　按是希有之證。若有此症。則宜與對證附子劑。聖濟謂之冷秘。即用附子劑。

方輿載宣明論倒換散。大黃荆芥二味也。

小便閉

猪苓湯　加車前子或消石桃核承氣湯。

八味丸　產前後小便閉用之。

施整胎術。泄閉術。男子脈緊者。或用之。

大黃甘遂湯　治小便閉劇證。

黃丹膏　黃丹十錢　巴豆五個　右二味先研巴豆。內黃丹加蜜少許。相和

塗紙。貼臍下一寸五分

六物解毒加反鼻湯　治黴毒家小便閉。　方中十倍土茯苓。三倍大黃。加反鼻二錢。以水二合五勺。煮取五勺。頓服。累用累驗。土茯苓上品細剉用。

治小便不通方　朴消一味。細研爲散。每服二錢七。酒調下。聖濟

治小便不通。臍下急痛。脹悶欲絕。　鹽二升　右一味。鐺中炒。令極熱。布帛裹熨臍下。以小便通快。爲度。聖濟

古云小便閉。皆宜吐之。以提其氣。氣升則水自降。　丹溪云。吾以吐通小便。用瓜蒂之類。

聖惠轉胞條。八味丸。治小腹急痛不得小便。按急痛爲準

又云以蒲黃裹患人腎。令頭至地。二度卽通。

小便閉。八正散有奇效。倒換散亦有效。梅毒家小便閉。亦八正散有效。紀聞

淋

猪苓湯加消石湯　治諸淋并膿淋。血淋加車前子。或浮石。

大黃牡丹湯加反鼻。

六物解毒加阿膠滑石湯　治膿淋小便赤澁。莖中痛者。

土茯苓上品細剉二錢　通草　忍冬　川芎　滑石　阿膠各七分半　大黃　甘草各三分　右八味。以水三合。煮取一合半。內膠烊盡。分溫服。忌海腥煎炒鹵鹽房事等件。一日服三劑盡。不愈者。加至四五劑至重者。七倍土

茯苓。三倍大黃。倍餘藥。加反鼻二錢。以水四合。煮取二合五勺。再以水三合半煮取二合。俱合和。空心一日一夜服盡。雖膿淋至重者用此湯。七日而無不奏效矣。若或大勢已解。莖中有痛者。日用七寶丸一分許。七八日而無不愈者矣。屢用屢驗。　服藥中宜日食鷄卵三四枚。鷄肉愈佳。此先輩之試驗也。

黃連解毒湯　治血淋。

桃核承氣湯　大黃甘遂湯　諸淋秘結。少腹滿者。兼用之。

承氣丸　七寶丸

崔氏療尿血方　大黃末　芒消末各半匕　右二味冷水和。頓服之。立止。

治熱淋聖濟　消石一味研細。蜜水服。

惠美氏方書。淋門有猪苓湯加附子。此方冷淋。定有效。按淋疾。小便赤濇。莖中痛者。用猪苓湯。或加車前子大黃。出膿者。猪苓加消石湯。血淋猪苓湯加浮石。或兼用承氣丸。不愈者。用黃連解毒湯。或因腹候。兼用桃核承氣湯。世所謂自黴毒來。膿淋者。用加味六物解毒湯。或大黃牡丹湯。兼用輕粉丸。　古云淋疾。脈盛大而實者生。虛細而濇者死。　方輿載八正散。通天再造散。　一貫云。遺尿者。臍上一二寸右之方。有凝結者。用縮泉散則自消。消則遺尿亦愈。縮泉散方。鷄屎二錢。桂枝五分。右二味爲末。酒服方寸匕。日三。灸十六俞。章門。凡腰部佳。八髎尤良。灸七日而大抵愈。本草鷄屎燒灰一味酒服。又淋疾膿出者。海浮石燒爲末。溫酒服一錢。日二有效。一婦人年三十患膿淋小便。晝夜四百餘行。尿道痛甚。號泣聲徹四隣。且經閉二年。常坐臥草蓐之中。易醫廿二人而不治三年。請余。余即與加味六物解毒湯。七倍上品土茯苓。三倍餘藥。加反鼻二錢。濃煎一日服盡。七日而經水下。四五日痛漸緩。尚用前方。通計二十八日而瘥。去草蓐坐臥如常。而尿道痛不全治。又日與七寶丸一分。十日許而全愈。

消渴

白虎加人參湯　大渴。舌上乾燥而煩。欲飲水數升者。

麥門冬加石膏湯

調胃承氣湯　中消消穀。善饑不甚渴。小便赤數。大便硬者。入門 消穀爲準。

腎氣丸　男子消渴。小便反多。以飲一斗。小便一斗。　紀聞云。此症小便生泡如膏。　入門云。小便混濁。如膏淋然。

栝蔞瞿麥丸　小便不利者。有水氣。其人若渴。　一老醫曰。入夜舌乾。不得眠者。經久必爲消渴。宜用此煉蜜緩緩服。

文蛤散　非文蛤亦可用。常之海蛤。煎用大効。

炙甘草湯　加黃連知母。或黃耆鹿角。

繅絲湯　治三焦渴如神。如無繅絲湯。却以原蠶繭殼絲煎湯代之。大効。

治消中。日夜尿七八升者。千金 鹿角炙令焦。末以酒服五分匕。日三。漸加至方寸匕。

蝸牛散　蝸牛燒存性　右爲細末。每日一錢。至一錢五分。白湯送下。妙惠美三伯試效

治渴利。小豆汁方。聖濟　小豆不限多少　右一味。水煮熟。擣爛。細布絞取汁。不拘時頻服。

消渴有蟲者。苦楝根皮。焙乾。入麝香少許。水煎。空心服。本草

本草云。小麥作粥飯食。薏苡仁煮汁飲。田螺煮汁飲。蜆并田螺浸水飲。冬瓜汁。梨汁。藕汁。皆治消渴。

天花粉者。治消渴之聖藥。正傳

天花粉餅。代飯日可食。

消渴三禁。飲酒。房室。鹹食。千金

岐伯曰。脈實病久可治。脈弦小。病久。不可治。正傳

方輿載生津湯。其方自外臺來。麥門、黄耆、栝蔞、甘草、人參、黄連、牡蠣、地黄、知母。右九味。或加石膏。紀聞云。或用千金鉛丹散。其方鉛丹、胡粉、甘草、澤瀉、石膏、栝蔞根、白石脂、赤石脂。八味等分爲散。每服二錢。水調下。日三夜一。鉛丹久服。腸痛則宜減之。

中風

瓜蒂散　五十以下偏枯。痰涎滿胸者可吐之。腹氣不堅實者決不可與。吐方考

按正傳獨聖散。則一物瓜蒂散也。其主治云。治諸風痰盛。及諸癎。痰飲。壅塞等症。

藜蘆湯　治證同前。

吐方考云。藜蘆華產爲可。尤多毒用之若二一分。若三二分。田中氏云。中風用此湯。功勝於瓜蒂。

備急丸　卒中風口噤者。

按全書。解毒雄黃丸。主治云。治中風牙關緊急。及痰涎咽喉腫閉。牙關緊閉。閉口灌下。寻用備急圓。其功同於雄黃丸。

瀉心湯　附子瀉心湯　大柴胡湯　小建中湯

四逆散加乙切草　家翁用之。

大青龍湯　古今錄驗續命湯　治中風痱。身體不能自收。口不能言。冒昧不知痛處。或拘急不得轉側。　不遂痰喘有熱爲準。

烏頭湯　半身不遂。及左右手足。蜷攣者。烏頭湯。微汗之。入門　中風自汗來者。脈多緊也。用之。

葛根加朮附湯　桂枝加朮苓附湯　眞武湯　振振搖者。

八味丸　南呂丸　十棗湯　姑洗丸

控涎丹主治云。治痰涎留在胸膈上下。變爲諸病。或頸項胸背。腰脇手足。胯髀隱痛不可忍。筋骨牽引釣痛走易。及皮膚麻痺。似乎癱瘓。不可誤作風氣風毒及瘡疽施治。又治頭痛不可舉。或睡中流涎。或咳唾喘息。或痰迷心胸。並宜此藥。數服痰涎自失。諸疾尋愈。　按控涎丹。原出聖濟。名趁痛丸。治風毒走注疼痛方也。三因名之控涎丹。控涎十棗二方所主治略同。只有輕重之分耳。十棗之輕者用控涎。控涎之重者。用十棗而可也。

大承氣湯 食厥者。

重者兼備急圓 腹滿爲準。

桃核承氣湯 因瘀血者。

濕漆丸 同前

黃耆桂枝五物湯 身體不仁。如風痺狀者。 按此湯勿減生姜。減則無効。

七寶丸 按要訣。中風昏沉。不省人事。痰涎壅盛者。用養生丹。亨用此丸。

元生膏 蜞針

中人半身不遂。而精神如故。不如癡者。內用對症方。外貼此膏於不遂之手足六七日。糜爛處施蜞針。去惡血。復貼膏施蜞針。如斯二三月施治。則病十治八九。病人倚杖緩步。而行三四里。大効。

治三年中風。千金 松葉一斤。細切。以酒一斗。煮取三升。頓服。汗出立瘥。

治中風不語。 大豆煮汁。煎調如飴。含之。幷飲汁。 又殭蠶七枚。爲末。酒服。本草

炒豆紫湯 本草 治中風口噤。 用烏豆五升。清酒一斗。炒令烟絕。投酒中。待酒紫赤色。去豆。量性服之。 按千金大豆紫湯。豆淋酒。聖濟大豆酒。皆同方也。千金云。中風口喎。日服一升。破傷風。產後痙病。幷諸病。服之

大效

白礬散聖濟 治中風舌強不得語。 白礬生用 桂枝各二兩 右二味。搗羅爲散。每服一錢匕。安舌下。有涎吐出。即語。

韭汁 治中風失音。日華

竹瀝湯千金 治四肢不收。心神恍惚。不知人。不能言。

竹瀝二升 生葛汁一升 生姜汁三合 右三味。相和溫暖。分三服。平旦。日晡。夜。各一服 又有荆瀝。竹瀝。姜汁。三味等分方。 又治中風口噤不知人者方。服荆瀝一升。 又方服淡竹瀝一升。

卒中風口噤不得開。灸機關千金翼名頰車二穴。穴在耳下八分少近前。灸五壯。即得語。

回生散家方 治中風口噤。

每服二錢。酒送下。 又荆芥薄荷等分煎服。有奇效。

一醫云中風風引湯有效。 凡初中時昏沉口噤。不能進藥。急以生半夏末。吹入鼻中。或用通關散搐鼻內。提起頭髮。立甦。有嚏可治。無嚏不可治。或急以手指掐刻人中即醒。其或不醒者。急以三稜針刺手十指甲角十井穴。捋去黑血。就以氣針刺合谷二穴。人中一穴。覺稍醒。即多灌香油。或加麝香一二分。或姜汁亦可。濟世

初病暴仆昏悶。不省人事。或痰涎壅盛。舌強不語。兩寸脈浮大而實。急用吐法。人迎脈緊盛。或六脈浮盛者。急續命湯表之。 大法中風脈浮遲者

吉。急疾者凶。正傳　若中人髮直。吐清沫。搖頭上擅。面赤如粧。汗綴如珠。或頭面赤黑。眼閉口開。手撒。遺尿。聲如鼾睡。俱不可治。要訣　山東洋云中風者。心胸間蓄熱也。宜石膏劑。按中風有鼾者。脈浮大痰涎壅盛者。遺尿者凶兆。後藤氏用反鼻酒。載附錄。方輿載通關散。參連湯。滌痰湯。無憂散。反鼻酒。

脚氣痿躄

越婢加朮湯　治下焦脚弱。脈浮惡風。無大熱爲準。

越婢加朮附湯　按千金越婢湯即此方。主治曰。治風痺脚弱方。方後云。覆取汗。

烏頭湯　治脚氣疼痛。不可屈伸。煎法可從大烏頭煎。方輿

八味丸　治脚氣上入小腹不仁。

桂枝加朮苓附湯　以上之五方。無衝心狀者用之。

木防己湯　同去石膏加茯苓芒消湯　此二方中加吳茱萸。氣急。心下痞堅。有衝心狀者。用之。兼用仲呂、蕤賓、紫圓等。

吳茱萸湯加橘皮紫蘇湯　半夏厚朴加吳茱萸橘皮湯　乾濕脚氣。氣急而胸動劇者。將衝心之兆也。撰用右二方。脚脛施蜞針。時時用紫圓一二分或三四分。下之則無不愈矣。若小水短少。胸膈滿悶。短氣喘息。嘔吐者。是衝心也。宜決意用紫圓一錢。

蜞針　足上廉。下廉。絕骨。承山。之近所。不拘經穴。除動脈并禁刺穴。麻痺

處。悉施蜞針。出血。出紫黑血者尤有效。血止卽診巨里動。則安定也。此爲驗。大抵一日兩脚水蛭十五枚許爲限。日日施之。四五日或六七日而止。妙不可言。

元生膏　冬春此膏代蜞針。

犀角　毒氣攻心煩悶者。

每服五分。日二或三。

仲呂丸　蕤賓丸　紫圓　七寶丸　赤小豆藥　灸八所。千金

生姜湯聖濟　治脚氣胸滿。吐逆不下食。或吐清水涎沫。　生姜五兩　右一味絞取汁。煎令熟。每服半合。以熟湯半盞調勻服之。

治脚氣衝心悶亂不知人。醫林　大豆一升。水三升。濃煎取汁。頓服半升。如未定。可更服半升。

松葉酒方見中風　治脚氣骨節疼痛。

虎骨酒　治脚氣差後。腰脚不遂者。　生地黃十六錢　牛膝七錢　桂枝　木瓜　虎脛骨各五錢　蝮蛇二錢　右六味。漬醇酒八合。三日去滓。每飮一杯。日二夜一。

或曰脚氣衝心。金匱風引湯有效。

要訣云。脚氣喘急者。此係入腹。仍佐以養生丹。水銀劑也

楊大受云。脚氣是爲壅。治當以宣通之劑。使氣不長成壅也。壅既成而盛者。砭惡血而去其重勢。　外臺云。脚氣脈三種。以緩脈爲輕。沉緊爲次。洪

數者。爲下。　方輿載大小檳榔湯。木萸湯。檳蘇湯。外臺犀角湯。大檳榔湯方。檳榔六分半　生姜一錢　橘皮紫蘇木瓜呉茱萸各五分　右六味。以水二合。煮取一合。　或曰檳榔末用則大效　按聖惠方此方加木香少許。主治云治脚氣衝心煩悶喘促。凡乾濕脚氣。巨里動甚者。將衝心之兆也。禁附子劑。犯之必殺人。宜用呉茱萸、消、黄、甘遂、巴豆等下之。脚氣嘔吐。有半夏無效者。或用犀角無效者。將衝心用紫圓一錢大效。脚氣氣急之症。初脚脛數所。施蜞針。出血。則衝心氣急之候。脱然去。此予所經驗也。　又痿躄者。脚脛有毒也。三陰交。絶骨邊。貼元生膏有效。輕者。灸亦效。内用對症方。不可附子者。用黄耆桂枝五物湯方中勿減生姜。南茅街。米商伊勢屋喜兵衞主管。某年二十三。脚氣一身洪腫。巨里如奔馬。滿悶短氣。嘔吐不下食。大小便不通。衆醫辭去。予與水銀三錢。小便通一合許。前證如故。復與元生丸。小便利亦一合許。而無驗。決意與紫圓一錢。吐瀉二十餘行。下蛔蟲五條。前證頓退。調理二十日而全愈。　京橋五郎兵衞街紙戸伊勢屋作兵衞。主管嘉兵衞年二十一。患脚氣腫滿。始無衝心之狀。予與木防己去石膏加茯苓芒消湯六七日。一朝衝心氣急嘔吐甚。與紫圓一錢。暫時而吐。復與紫圓一錢。吐瀉十七八行。下蛔蟲六條。前證頓退。復與木防己湯。二十日而全愈。

痛風鶴膝風

桂枝附子湯　甘草附子湯　風濕相搏。骨節煩疼。掣痛。不得屈伸。近之則痛劇。汗出短氣。小便不利。惡風不欲去衣。或身微腫者。

痛風大抵此湯症多有焉。

烏頭湯　病歷節不可屈伸疼痛。　脈緊者用之。

桂枝芍藥知母湯　諸肢節疼痛。身體尪羸。脚腫如脫。頭眩短氣。溫溫欲吐。　肢節疼痛爲準　鶴膝風或加當歸川芎。

葛根加朮附湯　越婢加朮附湯　麻黃加朮湯　不可附子者。

越婢加朮湯　同前

古今錄驗續命湯　姑洗丸　治風毒走注疼痛。聖濟

七寶丸　痛風有不宜附子劑者。初用麻黃加朮等。六七日熱解後。後藤氏解毒劑兼用七寶丸。

蒸劑家方　蓮葉　苦薏忍冬各等分　右三味盛袋。以水一升許。煮令熱。狹于板絞。以熨痛處。加烏頭益效。　按痛風劇症。遍身走痛。如刺日夜不眠。叫號聲徹四隣者。雖內用烏附劑。非外用蒸劑。則不能就眠。晝夜熨之六七日。則大勢已解。而病人能睡。至此休蒸劑。又服前方數日。痛不全去者。兼服七寶丸一分或二分。七八日而無不愈者矣。

反鼻酒　松葉酒　蜞針　元生膏　治歷節風痛。　獨活　羌活　松節各等分　用酒煮過服。外臺

又方川木通二兩　水煎頻服。服後一時許。遍身發痒。或發紅丹。勿懼遍身上下。出汗即瘥。集要

威靈仙爲痛風要藥。爲末酒下。或丸服。以微利爲效。本草
沒藥同虎脛骨末酒服。治歷節風痛不止。本草　入門痛風門。下體痛條。痛甚。加乳香沒藥。熱者合大承氣湯下之。　按以上奇方。不可附子者。宜用。
一貫云。痛風痛夜甚者。用桂枝茯苓丸料。兼紅藍花酒。又金鈴散。痛風痔疾用之。牽牛子一味爲散。每服五分或七分。酒服日三。　方輿輗千金犀角湯。大防風湯。金鈴散。赤龍皮湯。

療鶴膝風方　烏頭　桑寄生　雲母　丁香　防己　天麻各等分

右六味爲粗末。分取一錢五分。漬醋一合。製造方五寸許箱。石菖根鋪其底。厚五分所。燒石大如雞子置石菖上。灌所漬之醋于石。藥氣發揚。急蓋之。令不漏氣爲要。卽移箱於患所之下。以衣覆之。乃去蓋。藥氣徹肉中。而汗出於患所。如此者日數次。腫日減而復故。　安政乙卯冬。關東大地震。戶士民被壓傷者夥矣。時患卒鶴膝風者數人。皆惡寒發熱。身體痛。或右膝。或左。腫大而痛。不能起居。初與越婢朮附湯而發汗。三四日而身痛去。但膝頭腫大而痛不去。與桂枝芍藥知母湯。膝頭施蜞針數枚。每日取血。月餘而全愈。　按痛風。雖舌有胎。身有熱。口中和者。宜用烏頭附子也。口中和者。一切鹹味烟草類。不變味是也。大便難者。可日兼用黃鐘姑洗丸等也。

頭痛

大承氣湯　入門頭風門云。有偏痛年久。便燥目赤眩暈者。氣鬱血壅而

然。宜大承氣湯下之。一男子卒偏頭痛甚。叫號驚四隣。諸治無效。經
三日予與大承氣湯二三貼。下利數行。而全愈。
白虎湯　舌上黃黑者。方輿　舌上乾燥頭盡痛無渴亦可用。
小柴胡湯　大柴胡湯　因腹候用之。或加石膏。
吳茱萸湯　乾嘔吐涎沫。頭痛者。
桂姜棗草黃辛附湯　頭痛無熱。唯惡寒。大便自可。脈沉細。全陰狀者。
六物解毒湯　主黴毒頭痛。方中十倍土茯苓。三倍大黃倍餘藥煎法。
服法。禁忌如淋疾門加味六物解毒湯。用之不差者。或兼施七寶丸或
貼元生膏於百會。六七日。蜞針去惡血。如此四五次。則無不瘥矣。
元生膏　蜞針　世稱宿疾頭痛。藏無他病者。必頭有惡血也。施元生蜞
針卽效。
應鐘散　茶清送下。姑洗丸　南呂丸　瓜蒂散　鹽湯
李東垣曰。頭痛久不已。則令人喪目。胸膈有宿痰之致然也。先以茶調
散吐之。按外臺葛氏。卒頭痛如破。用鹽湯吐之。方輿載常山甘草湯。
張子和亦用瓜蒂散。
本草云。頭痛欲死。消石末吹鼻內。又一物瓜蒂。吹鼻中。
按小兒卒頭痛甚。反覆顛倒。發作有時者。蛔蟲也。宜用鷓鴣菜湯。婦人
月事之時。及產前後。頭痛。輕者。當歸芎藥散料。兼用單香附子散。宿疾
頭痛輕者。以三稜針。刺懸顱懸釐。絲竹空。瞳子髎等。一書云。眞頭痛

者。手足厥冷。爪甲青。引腦巔泥丸盡痛。若其厥冷上肘膝者死速。灸百會數十壯。作大劑參附湯頻服免死者間有焉。　頭痛脈浮滑易治。短濇難治。脈訣

肩背痛

葛根湯　項背強几几。

桂枝加葛根湯　葛根朮附湯　大陷胸湯　因留飲而肩背強者。又龜背者。兼之。

姑洗丸　大陷胸之輕者。　有持云。治項背強痛。或臂不能舉者。

當歸四逆加吳茱萸生薑大黃湯　疝氣從肋骨邊至脊及肩。強痛者。

南呂丸　應鐘散　元生膏　蜞針　元生膏貼患部。後施蜞針。夏秋直施蜞針卽效。

紫圓　醫通云。當肩背一片冷痛。背膂疼痛。古法用神保丸。神保巴豆丸也一貫云。龜胸龜背一也。龜胸後必成龜背也。對症方多加山慈姑。令長服。兼用紫圓。間日夜服。自二三分加至四五分。小兒者用一分許。十五歲以下可治。十五以上不治。　方輿載六物敗毒湯提肩散。本事方椒附散。

心痛 胸痺結胸

枳實薤白桂枝湯　胸痺。心中痞。留氣結在胸。胸滿。脇下逆搶心。

栝蔞薤白白酒湯　胸痺之病。喘息咳唾。胸背痛。短氣。寸口脈沉而遲。

栝蔞薤白半夏湯　胸痺。不得臥。心痛徹背者。

按心痛徹背、疑似真心痛者、先與此湯、兼用大陷胸湯、九痛丸、備急丸、亦用。

大陷胸湯　心痛及結胸、將成龜胸者、皆用之、

九痛丸　治九種心痛。

備急圓　心痛用此丸。聖濟

小陷胸湯　梔子豉湯　心中結痛者。　心痛、有一種爲懊憹狀者、用之、

茯苓杏仁甘草湯　胸痺、胸中氣塞、短氣、茯苓杏仁甘草湯主之、橘枳薑湯亦主之。　胸痺輕症、氣塞短氣、爲準。

橘皮枳實生薑湯　此方主治與前方異、宜從方極。

桂枝生薑枳實湯　心中痞、諸逆、心懸痛。

薏苡附子散　胸痺緩急者。　急症用之。緩急二字解見本書

一貫云、白酒湯之劇症、痛甚手足厥冷者、此散有效。

大建中加烏梅湯　因蟲者。

人參湯　甘草乾薑湯

姑洗丸　失笑散

桃仁承氣湯　心痛脈澁有死血。丹溪

必效療蛔心痛方外臺　熊膽如大豆、和水服大效

心胸痛奇方、嚴酢半合、鷄卵一箇、相攪頓服、神驗。武田氏

胸痺痛如錐刺、服韭汁、吐去惡血。本草　生韭及根五升洗擣汁

靈樞云。眞心痛。手足淸至節。心痛甚。旦發夕死。夕發旦死。古人云。非藥所能治也。 和田氏云。眞心痛。痛在膻中。煩躁。反覆顛倒。脈結代。用大陷胸九痛丸而難治 眞心痛自古爲必死。然宜用此方救之。芭蕉搗取汁。生酒調和服。養生記引濟急方云 入門云。瘀血痛。飲湯水嚥下作呃。乃素食熱物。血死胃脘。桃仁承氣湯。輕者四物湯加桃仁紅花。 醫通云。蟲痛面如白斑。唇紅能食。或口中沫出。痛有必休止 又云。心膈大痛。發厥嘔逆。諸藥不納者。趁勢以鵝羽探吐。痰盡而痛愈。 按先是張介賓有此說。聖濟弁諸書。心痛不用吐劑。 古云。脈沉細而遲者。易治。浮大弦長。皆難治。 方輿載千金陷胸湯。烏頭赤石脂丸。檳榔鶴虱散。枳縮二陳湯。高良薑湯。

治卒暴心痛。事林廣記 五靈脂炒一錢半 乾薑泡三分 爲末。熱酒服。立愈。一書云水煎內童便三勺服

按白酒宜用醇酒也。家君有白酒辨。北洲吉益氏云。禮記曰。其酒淸白。皆謂美酒也。此蓋東洞先生之遺言也。詳見本書。

腹痛

大承氣湯 卒腹滿而痛。煩悶口噤。欲死者。

備急圓 心腹脹滿。卒痛如錐刺。氣急口噤。

桂枝加芍藥大黃湯 桂枝加芍藥湯 小建中湯

小柴胡湯 胸脇苦滿。腹痛者。

大建中湯 心胸中大寒痛。嘔不能飲食。腹中寒。上衝。皮起出見。有頭足上下。痛而不可觸近。

附子粳米湯　腹中寒氣。雷鳴切痛。胸脇逆滿嘔吐。
黄連湯　胸中有熱。胃中有邪氣。腹中痛欲嘔吐者。
靈黄散　治血氣刺痛。兼治疝痛。從少腹上衝心者。
灸　内關　中脘　氣海　神闕（塡鹽灸之）　水分　膈俞　脾俞　胃俞
　右八處灸。治疝并陰症腹痛。
桃核承氣湯　腹痛因瘀血者。
桂枝茯苓丸料加大黄紅花湯　治瘀血作腹痛者。兼治痘後腹痛。結毒并瘡疥内攻腹痛。　丹溪因跌撲損傷瘀血作腹痛者。用桃核承氣湯。加當歸、紅花、蘇木。入酒童便煎服下之。
七寶丸　化毒丸　此二方治久腹痛。
一書云。久腹痛。生漆丸有效。
蒸劑（家方）　腹痛甚者。熨之。
一老醫曰。産後少腹痛。用下劑而不愈者。桂枝茯苓丸料。加當歸、紅花、延胡索。大效。延胡索少腹痛專藥也云。
荻野氏云。少腹痛。無食積蟲積。皆蓄血與疝也。　河間心腹痛。不可忍者。乳香、沒藥、酒煎服。　綿綿痛無增減。沉遲者寒痛也。乍痛乍止。脈數者熱痛也。痛不移處者。是死血也。肚腹作痛。或大便不通。按之痛甚。瘀血在内也。時痛時止。面白唇紅者。蟲痛也。（回春）　蟲痛。肚大青筋。往來絞痛。痛定能食。發作有時。不比諸痛。停聚不散。又云瘀血痛。必著一方。（入門）　和田氏云。

久腹痛。不減食。則不治。宜以米一合五勺。作一日食也。作粥最佳。禁一切靑菜、油膩、粘滑、水飲、乾硬物而施治則無不愈矣。　方輿載安中散高良薑湯。手捻散。

腰痛

苓姜朮甘湯　腰以下冷痛。腰重如帶五千錢者。　千金此方加桂枝澤瀉杜仲牛膝名腎著散。粗散酒煮。去滓服。

當歸四逆加吳茱萸生薑湯　治疝氣腰痛。打撲腰痛輕者。

桃核承氣湯　治打撲腰痛。經閉腰痛。日輕夜重者。

桂枝茯苓丸料加當歸大黃　治前症輕者。

當歸四逆湯　或加附子。

八味丸　虛勞腰痛。少腹拘急。小便不利者。

大黃附子湯　腰痛。脇肋痛。不大便。脈緊因疝者。

仲呂丸　元生膏

本草腰痛門。外治條云。痰注及撲損痛。芥子同酒塗。

治腰痛正傳　大黃生薑煎服。

醫通云。腰痛。大便閉者。用大柴胡湯。微利之。　按平生秘結四五日。而腰痛者。下之愈。

灸腰眼八窌。千金　章門。病因考

保命歌括腰痛門云。委中二穴。主瘀血痛。宜用三稜針刺出血。大效　回春云。日輕夜重者。瘀血也。　按要訣云。腰痛。有寒。有濕。有風。有虛。有閃挫。方輿輗云腰痛病因。寒疝。打撲。帶下。瘀血也。愚按大凡寒疝。瘀血與濕也。寒疝輕者。當歸四逆輩。重者。附子劑。兼下劑。瘀血重者。桃核承氣湯。輕者。加味桂枝茯苓丸料。又有苓薑朮甘湯症。屬濕。後世名腎著。腎著者。腎受冷濕著而不去之義也。傷寒。中濕。痙痓等之腰痛者。客證也。寒疝幷瘀血腰痛甚。不得屈伸者。以元生膏。貼于腰。拔出一毒。則二三日而腰痛如忘。能屈伸。其法詳于疝及打撲門。　方輿載附子劑。酒服。散藥。乾漆劑。酒服。散藥。子和無憂散。禹攻散。當歸浴湯。

眼

大青龍湯　葛根湯　黃連解毒加車前子湯　苓桂朮甘加車前子湯

大柴胡湯　大承氣湯　桂枝茯苓丸　桃核承氣湯　右桂桃二方治婦人屬血證眼疾。

應鐘散　黃鐘丸　四苓散加唐蒼朮　治雀目。

七寶丸　赤眼。赤色已去。無痛生翳者。每日服一分許。

洗眼方　黃連解毒湯。加菊花紅花甘草。且加白礬少許。

治誤傷目方　生通草葉。擣絞汁。滴入眼中。若無生者。以乾者細剉。水煎。頻頻洗之。

又生水仙根。搗絞汁。滴入眼中。

鍼灸法　晴明。風池。太陽。神庭。上星。顖會。前頂。攢竹。絲竹空。承位。目窓。客主人、承光諸穴、皆可用鍼、或以三稜針出血、八關亦可刺、凡近目之穴、皆禁灸、　大骨空、小骨空、合谷、翳風、肝俞、足三里、二間、命門、水溝、手三里諸穴、宜灸、方輿

眼科錦囊云、風眼之名、本邦之俗稱、而非漢名也、然書中間有風眼之名目、實是同名異證、如所謂風眼爛弦、頭風風眼甚多矣、不可混同矣、言本邦之風眼者劇症、漢上之風眼者輕症也　又曰、風眼治法、用吐劑、或烏頭附子之類、有奇效、不兼用攻下、則至使眼珠破裂、更在太陽、尺澤、委中、刺絡放血、又於百會顳顬、貼用發泡膏、或以糊劑塗著足蹠、屢用塗藥、搐鼻之劑、至於眼痛劇者、灸少陵、小烓三壯、及三里、三陰交、女室、一曰女膝在踵之部赤白肉之分際蓋奇穴也各二十壯、　和田氏云、風眼、宜急用備急紫圓類、若遲疑、則眼球破裂、而至於失明、　按風眼證、滿目丹黃、劇痛、兩瞼浮腫、寒熱頭痛、如割、狀殆似陽證傷寒、至其劇甚、則譫言妄語、瞳孔破綻、竟致盲瞶、急用紫圓一錢、大下之、大勢已解、而後用大青龍湯、隨其腹證、兼用瀉心、大承氣、桃核承氣等、　蜞針　以水蛭數枚令咂眼之內眥及外眥、瞼內赤肉之處、血滿自脫、則以濕紙拭血、數十度而血自止、日一次施之、四五日而大勢已解、則隔日施之、六七度、病減十之八九、赤眼治法、無捷於斯、　元生膏　小兒眼疾、以此膏貼百會、四五日而有奇效、大人蜞針、元生兼施、則效速、且項背強者、貼此膏於風門肺俞邊、即效、　艮山翁、目赤腫痛、用七味敗毒散、　和田氏、瘡疥愈後、作眼病者、用敗毒加石膏湯、　家翁用涼膈加石膏湯、

治爛弦風方　膽礬（或用土呂志寸）　枯礬　右二味水解，洗患所極效。

治眼目暴翳或疼痛　一切瓜蒂吹鼻中，令嚏此一小吐方也。

治稻麥芒入目中　蘘荷汁注目，即出，并眼目澁痛，點之。（蘇恭）

治麥芒入目　大麥煮汁洗之。（孫眞人）

治飛絲入眼　蕪菁根或葉揉爛，帕包滴汁，三兩點，即出。（普濟方）

治飛絲入目　芥菜汁點之如神。（摘玄方）

治塵芒入目　蓮藕汁入目中。（普濟）

治赤眼腫痛　梨實絞汁點之。（聖惠）

按眼疾者，宜託專門，然僻邑無專門，則如風眼急證，至失明，故記風眼赤眼治法之大略爾。

方輿輗載六物敗毒湯，連翹湯，夏枯草湯，茱萸散，謝道人大黃湯，通聖散，通聖散方後云，生翳膜者，加茱萸二錢，因結毒者，加土茯苓四錢。

耳

小柴胡湯　大柴胡湯　葛根加大黃湯　應鐘散　柴胡加石膏湯

耳前後腫者，又治咳嗽後耳聾者。（妙）

苓桂朮甘合瀉心湯　耳鳴者。

柴胡薑桂加鐵砂湯　耳鳴有動悸者。

鸕鷀菜湯　小兒耳聾，因蟲者。

七寶丸　治梅毒將耳聾者。

聤耳流膿方　菖蒲根（水洗取汁）　先以綿杖子。撚出膿令淨。次將菖蒲汁灌入盞洗數次全愈最妙。

又以水銃洗耳中。入椰子油。

又韭汁入耳中。亦效。

治耳聾方（千金）　菖蒲　附子（各等分）　右爲末以麻油和。以綿裹內耳中。

治耳卒聾閉（外臺）　芥子末人乳汁和。以綿裹塞之。

又方巴豆（十粒）　松脂（半兩）　右二味擣爛。撚如棗核。塞耳中。

又方附子一味。以醇醋微火煮。一宿削如棗核。以綿裹塞耳中。

又方釅醋二合。溫灌耳中。以綿塞定半日許。必有物出。即差。

又本草有猫尿、及龜尿、人尿、各一味。滴入耳中方。皆治耳聾云。

入門云耳鳴。乃是聾之漸。

按耳聾者難治。唯因聤聹而聾者。可治也。治法以椰子油內耳中。數日後以水銃洗耳中。則如脂物出。而全愈。

元生膏　貼耳下或百會風門邊。　蜈針。

灸　肩井三里　肺俞膏肓

鍼　刺尺中取血。

一處女麻疹後。兩耳聾閉。一醫將稿香油。滴入於右耳中。至次日。將剜耳匙子徐徐探耳內。挑出凝垢一箇。大如芽兒小指。右耳忽覺清聽。左耳亦用此法。而俱清聽。久患頓除。（方輿輗）　醫通耳病。用涼膈散。家翁亦用之。

鼻

葛根加石膏湯　鼻衄者。發汗之。又治腦漏頭痛者。

小柴胡加石膏湯　治齆鼻有息肉不聞香臭方。千金　瓜蒂、細辛。右二味。各等分爲末。以綿裹如豆大。塞鼻中。

治鼻窒塞。氣息不通。聖濟　瓜蒂一味爲散。少許吹鼻中。

竹葉石膏湯　治鼻塞或兼頭痛者。方輿　鼻塞不聞香臭者。或用此湯。子和用白虎湯。此症多有大逆上氣。故用之。紀聞

黄連解毒湯　有酒客鼻紫赤。而非眞酒查鼻者。用此湯。而不用傅藥。又眞酒查鼻輕者。用此湯可也。

三黄梔子湯 華岡　治酒皶鼻劇者。　大黄　黄連　地黄　葛根　紅花　芎藭　梔子 各一錢　甘草 三分　右八味。以水四合。煮取二合。渣再以水四合。煮取一合半。日二劑。若病輕者。小劑減水可也。服湯數日。覺患處痛癢。迺將查鼻膏搽之。搽後大發熱者。是毒欲盡也。熱既發之後。外傅則須止。内服則不須止也。此方輿之文也。敘事精詳。故取之

皶鼻膏 同　乳香　硫黄　巴豆　輕粉 各等分。或粉減半　右四味爲末。蜜煉傅患處　按酒皶鼻重者。鼻頭紫赤而腫。生小疹。有痒無痛。用三黄梔子湯。塗皶鼻膏。塗藥則大抵發痛。宜日日亂刺。或施蜞針。輕者硫黄杏仁二味。等分爲末。以滾湯煉之。每夜擦之。時時亂刺。不服藥而愈。禁酒番椒油膩魚肉等。

一貫云、鼻痔瓜礬散入門有效。　按鼻痔不剪去根蒂、則不治、宜託於專門。一書云、鼻淵自梅毒來者、六物解毒加桔梗湯、十倍土茯苓、腦漏用薰藥。

元生膏　鼻病、大抵此膏貼百會效。　蜈針。

方輿載通聖散云、鼻痔、鼻淵、酒皶鼻、此方有效。又載桔梗解毒湯、竹葉石膏湯、辛荑湯、辛荑湯方、辛荑、防風、細辛、川芎、白芷五味也。擇加大黃石膏類。　鼻不聞香臭者、皂莢勝於瓜蒂、吹鼻中佳。有息肉不聞香臭者、用瓜蒂辛荑湯、鼻病一切用之。桔梗解毒、因毒鼻梁將破壞者、用之。紀聞　醫通鼻病用涼膈散、家君亦用、本事方用犀角劑。

牙齒

葛根加石膏湯　牙疳弁牙齒痛有表證者、或項背強者。

瀉心加石膏湯　牙疳弁齲齒者、或牙疳出血者。

桂枝桔梗湯或加黃連　齒痛者。

調胃承氣湯　歷年齒痛、黑爛脫落、口吸涼稍止者。入門

小柴胡湯　大柴胡湯　小建中湯　右三方因腹候用之。

加減烏梅圓料　治蟲牙痛甚。

依本方、去桂附、加桔梗苦參地黃。　烏梅　細辛　乾姜　黃連　當歸　蜀椒　人參　黃栢　桔梗　苦參　地黃　右十一味水煎先噙漱、後嚥下。加連翹益佳。

黃連解毒湯、加石膏犀角。

備急圓　七寶丸　元生膏　蜞針

按牙疳。俗稱波久佐。初寒熱頭痛。牙齦腫痛。變紫色。試以指按牙齦。膿血微出。氣息甚臭。頤頰下邊累累結核。此症似瞑眩于輕粉。口中糜爛之狀。漸久則齦縫肉脫。齒牙動搖。或脫落。雖小患難治也。日久齒牙盡脫落。則膿自止。　治法鍼齦縫出血。塗朱硼加人中白散。與瀉心加石膏湯。或日用七寶丸一分許。　走馬下疳者。牙疳之急證也。初寒熱如疫。牙齦腫痛。變紫暗色。乍潰爛出膿血。或唯紫血大迸。齒牙動搖。多脫落。其毒浸淫於唇舌及頤頰。幾處亦穿孔。流臭水。或兩頰俱脫落。或唇鼻共缺盡。而臭氣滿一室。六七日或十餘日而死。　治法急與備急圓。五六分或一錢取下。鍼牙齦出血。石榴皮煎汁加枯礬少許。屢漱口。人中白加朱硼散十分一。傅之。與黃連解毒湯。加石膏犀角。　一女子二歲。患走馬下疳。忽人中生黑點。暫時如蠶豆大。其毒及唇并牙齦兩頰脫落。急用備急圓。下利四五行。用涼膈散。隨愈。漸漸生肉。和田氏醫談　按蟲牙痛不止者。貼元生膏於耳下。半日許。發水泡。無不愈者。然齲齒。不拔去病牙。則不全治也。又有牙齦腫痛之人。頰之裏面亦腫痛者。試以指按頰。則徹內而痛。其痛處從外施蜞針出血。則即效。耳輪及鼻端唇腫痛者。皆施蜞針爲妙。家翁牙齒病。用涼膈散。　方輿輗載甘露飲。涼膈散。六味丸。　有持云。余嘗患牙疳。服瀉心涼膈。其他種種方劑無效。服六味丸全愈。

口舌

瀉心加石膏湯　黃連解毒湯　小柴胡加石膏湯　麥門冬加地黃湯
口舌乾燥者。或乾燥而糜爛者。

當歸芍藥散加麥門五味子湯　口舌如無皮狀者。如不應。加附子。

理中湯　口舌生瘡。大便不實者。若手足逆冷。腹痛者加附子。

硃硼散家方　治鵝口瘡幷口舌生瘡糜爛。　硼砂二錢　辰砂五分　右二味。相和摻舌上。煉蜜塗亦佳。　按此散。口瘡者傅之。咽喉腫痛者。吹之。若不愈者。人中白五錢。加此散一錢用之。奇效。口瘡糜爛日久。延及胸中者。綿裹如無患子大。含之嚥津。凡口舌病陽症用傅藥。用附子劑者。不用傅藥也。

硼甘散同　治口中糜爛者。　硼砂　黃栢　甘草各等分　右三味。爲末。貼患處。少時含之。而後吐之佳。

元生膏　蜞針　口瘡久不愈者。肩背頸項百會耳下。頷下。貼此膏。六七日。施蜞針去惡血。如法四五回。則無不愈。或含漱劑。用黃連解毒湯。又青黛黃栢等分絹裹含之嚥津。

城南散　治口瘡。　昆布燒存性　梅肉連核燒存性各二錢　巴豆去殼一錢　枯礬　右四味研末。傅瘡處。　此方城州烏羽嫗藥。舌疽之秘方也。山脇氏傳之云。

金粉散華岡　治舌疽神方。　硼砂七分　鬱金七分　辰砂一錢　白檀　烏梅各五分　金屑三分　右爲細末。七分。艾葉和紙裹。爲二十一條。一日嗅一條。

要訣云。曾有舌上病瘡。久蝕成穴。累服涼劑不效。後有教服黑錫丹遂漸愈。

痰泡者。舌下如小豆粒者出。爲水泡。大者如梅。色赤透徹有痛。舌本強不能言語。以指按之。軟而有水。鍼之則黄液或如白脂者出。吹金鎖匙。用黄連解毒或柴胡加石葦。　重舌者。舌下生息肉。尖起如舌端。長者五六分。七八分。又有左右生者。腫痛舌強不能語言。流涎頷下結核。大人少。小兒多。　治法鍼患處。吹金鎖冰硼之類。與瀉心加石。柴胡加石。頷下結核。上貼發泡。尚不治者。剪斷息肉。用前法。　木舌。木者不柔軟之意。舌腫短縮。不出齒牙之外。木強而不能卷舒。發熱惡寒。舌胎黄黑。牙關緊急。不能開口。痰涎多出。妨飲食。至重者死。　治法服藥。吹藥。與重舌同。頷下及耳下。貼發泡。待舌下之絡脈怒脹。變紫色。而用鍼瀉血。　先輩云。漢土無舌疽之名。和名也。要訣云。曾有舌上病瘡。久蝕成穴。金鑑云。舌疳者。百無一生。此定舌疽矣。初舌尖。或舌下。或舌心。或左或右。固結如豆。或如粟子。經久。瘡頭腐蝕。而爲凹。食鹽醋辛辣熱物而不痛。毒至深故也。腐蝕日深。固結月蔓。舌難轉動。語言蹇澁。至一年或二年。舌缺盡而死。初無痛。亦從腐蝕生痛。或發寒熱。　治法有痛者。瀉心湯加石膏。涼膈散加石膏。無痛者。附子劑。外用五寶散。冰硼散。城南散。華岡氏金粉散。最有效。　右秘錄之略文也。全文見本書。金鎖匙。冰硼散。見正宗。

龔氏云。凡舌腫脹甚。宜先刺舌尖。或舌上。或邊傍。出血。泄毒。以救其急。惟舌下廉泉穴。此屬腎經。雖宜出血。亦當禁鍼。愼之。 張子和曰。余治一婦人木舌脹。其舌滿口。諸藥不愈。余以錐鍼小而銳者。砭之五七度。腫減。三日方平。計所出血。幾至盈斗。 方輿載涼膈散。清熱補氣湯。附子湯。八味丸。 說約。口舌病用白虎湯。

咽喉

甘草湯 桔梗湯 少陰病。二三日咽痛者。可與甘草湯。不差者。與桔梗湯。 甘草湯。痛甚者有效。桔梗湯。吐粘痰者。用之。

半夏散及湯 少陰病。咽中痛者。 咽痛兼痰咳者效。

半夏苦酒湯 少陰病。咽中傷。生瘡。不能語言。聲不出者。 家傳煎法。將磁器。盛苦酒五勺。以半夏極細末五分。鷄子白一枚。調勻。攪令相得。安火上。令八九沸。下火。少少含嚥之。嚥時捫鼻。不令氣入可。

大青龍湯 葛根加石膏湯 大柴胡加石膏湯 備急圓 元生膏

蜞針 鍼

按喉痺。喉癰。纏喉風。乳鵝。西洋總謂之咽喉焮腫。秘錄云。喉痺者。咽喉之癰。而又曰喉癰。又焦氏筆乘曰。喉閉痺。非麻痺之義。中藏經曰。痺閉也。咽喉閉塞之謂也。爲刺縫臨摹剞劂等。日勞肩腕者。多有此患。初起項背強痛。頭痛。發熱惡寒。而咽喉腫痛。醫視咽之法。以杉箸二枝。紙裹。壓病人之舌。令自引氣息於內。則能視也。大抵從咽之左右腫而及齒牙之盡處。及舌本。爲濃紫色。飲津唾亦痛甚。牙關緊急。不能隨意開口。

語言蹇澁。頤之下邊。累累結核。幾廢飲食。是尋常之喉痺。而易治。決無死矣。經六七日。則自潰膿血出。速愈也。　急喉痺。謂之走馬喉痺。古云。暴發暴死。迅速之病也。急喉痺。腫之及外者。謂之纏喉風。卽急喉痺之一證也。急喉痺之候。咽喉。暴腫痛閉塞。痰涎壅盛。聲啞。呼吸不利。咽喉之外。亦微腫變色。舌上黃胎。或黑胎。惡寒發熱。頭痛劇。其狀如疫。藥餌一滴亦不下。二三日而死。凡喉痺之死症。其腫處。深於常之喉痺。食道氣管。共閉塞。幸自潰者。亦膿血入氣管。絕呼吸而死也。　治法初發項背強者。與葛根加石膏湯。金鎖匙吹喉中。輕者或消散。腫痛益甚。欲成膿者。與大柴胡加石膏湯。用備急圓下之。膿已成。則宜鍼。若用鍼早。則增痛。宜候赤腫上生白點。鍼之。色變紫暗者。亦瘀血凝滯之候。宜鍼而去膿血。膿血多出。則痛如失。飲食亦從進。不日而愈。纏喉風者。驅風解毒湯。多加石膏。石膏咽喉病有效。若咽喉壅閉。藥餌一滴亦不下者。咽喉左右貼大發泡。鍼尺澤足少商瀉血。　一貫云。喉痺纏喉風。名異而其因一也。施其治亦同。成膿者。緩症也。初甘草桔梗苦酒湯等所主也。急喉痺。纏喉風者。急症也。用雄黃解毒丸。若無。則用白散。或用礬巴散。卽枯礬巴豆二味也。又云驅風解毒湯。多加石膏。令冷服。　中神氏云。纏喉風。瓜蒂末吹咽中。吐粘痰一升餘。卽愈。　方輿輗云。急喉痺。巴豆末吹咽中。速效。　華岡氏云。纏喉風鍼咽中。吹金鎖匙。用驅風解毒加石膏湯。劇者刺肩井少商。大出血。　方輿載六物敗毒湯。涼膈散。升麻湯。加味四物湯。雄黃解毒丸。馬牙消一味含藥。　子和曰。大抵治喉痺用鍼出血。最爲上策。但人畏鍼。委曲傍求。瞬息喪命。凡用鍼而有鍼創者。宜擣生姜一塊。調以熱白湯。時時呷之。則創口易合。　喉痺用鍼。而創口痛者。傅生姜有效。餘處鍼創痛者。亦效。紀聞

證治摘要卷下

東都　中川成章斐卿輯

妊娠

乾姜人參半夏丸　治惡阻。

小半夏湯　同加茯苓湯。

按惡阻。用右之方而不應者。盛水二合於器中。投伏龍肝一錢攪。如作甘爛水法。而暫置靜處。待其澄清。取其水一合半。煮右之諸方。則不吐而能應。神驗。

猪苓散　治惡阻大效。予苓朮猪苓。爲湯用。累用累驗。

烏梅丸家方　惡阻因蟲者。每服五分。日三或四。屢效。

桂枝茯苓丸　婦人宿有癥病。經斷未及三月。而得漏下不止。胎動在臍上者。爲癥痼害妊娠。當下其癥。

當歸芍藥散　婦人懷妊。腹中㽲痛。

芎歸膠艾湯　妊娠下血者。　千金云。因頓仆失踞。腰腹痛者。　每孕必墜者。

鯉魚　雞肉　雞卵　婦人有每孕二三月至四五月墮胎者。宜鯉魚作臛食之。一月三次。又雞肉時時煮食之。雞卵酒煮日食之佳。此方在外臺及本草。婦人藏無他病。每孕墮胎者。予每令食此三物。至臨月分娩。

母子共康健屢効。若嫌鯉臛之腥者。作鱠食。

凡決定妊否之法。詳于本書。又兒胎居偏者。胎將墜經若水下者。婦人不時顛仆者。致胎動者。右足彎急者。吾門皆用整胎術。

葵子茯苓散　妊娠有水氣。身重小便不利。洒淅惡寒。起則頭眩。　如防己効。餌食赤小豆。

大簇丸　黃鐘丸　按妊婦不三食一便。則生燥屎。而分娩不易。秘結者。宜撰用此二丸。

惡阻諸藥無効者。候其肩背。若凝結者。宜施鍼灸。〔方輿〕

產前後

桂枝茯苓丸料　候產母腹痛腰痛。見漿水下方服。名催生湯。　按和田氏催生用芎歸湯。芎歸二味各等分。水酒各半煎。加桂枝減半。益効。此方原在千金。後藤香川亦用。

臨產雞子生吞一枚。

娩後即雞子生吞一枚。

按是外臺及本草所用。用之則產婦益氣力。累驗。

回生散〔家方〕　治血暈神方。　荊芥穗　爲末水服一錢。重者童便服。角弓反張。豆淋酒下。荊芥二錢。煎服亦効。

治血暈方〔千金〕　半夏末吹鼻中。或皂莢末內鼻中。

又以炭火投苦酒中。齅其氣。

又服熊膽一分。或二三分。

禁暈術　遏崩術。見產論

桃核承氣湯　治胎死腹中若胞衣不出及惡露凝滯。腹痛發暈者。

靈黃散　治血氣刺痛并血暈。一云失笑散。刺痛者。謂痛從少腹上衝心也。

芎歸膠艾湯　四逆加人參湯　按產後先宜問血下多少。血下少而血暈者。桂枝茯丸加大黃湯。兼靈黃散或回生散。施禁暈術。重者桃核承氣湯。血下多而血暈者。芎歸膠艾湯加三七。兼回生散或血餘霜一錢。施遏崩及禁暈揪起術。重者四逆加人參湯。此症多難治。

桂枝加附子湯　產後汗出者。千金　外臺云。產後忽悶冒。汗出不知人者。是暴虛故也。取破雞子吞之便醒。若未醒。可與童便一升。甚驗。丈夫小便亦得。

療胞衣不下者方　家方　雲母一錢爲末。和生姜汁以水送下。或白湯。或酒服亦佳。

又方鹿角爲末。每服一錢匕。溫酒下。未下再服。

又方皂莢末。吹鼻中。即下。

方輿云。胞衣不下者。用桃核承氣。有刺痛則兼失笑散。又去血過多。胞衣不下者。或用附子劑。良方心胸脹痛者。用奪命丹。　下胞術見本書　按產後腹痛及少腹痛。有與破血消黃劑下之而不愈者。宜桂枝茯丸料加當歸延胡索。兼失笑散。百發百中。和田氏云。失笑產後之聖藥。一醫云。延胡索少腹痛之專藥。

信然。疑似之症。有當歸建中湯症。家君云。分娩後六七日。子宮腫而不收。如少腹有塊者。宜用桂茯丸料。按之痛者子宮也。不痛者塊物也。勿謬認用桃核牡丹湯等。

大豆紫湯千金　治產後百病。及中風痱痓。或背強口噤。或但煩熱苦渴。或頭身皆重。或身癢劇者嘔逆直視。　大豆一合　清酒二合　右二味。以鐵鐺猛火熬豆。令極熱焦。煙出以酒沃之。去滓服一升。日夜數服。小汗則愈。一以去風。二則消血結。如妊娠傷折胎死在腹中。三日服此酒卽瘥。

按產後發痓。角弓反張者。以此酒多服回生散妙。又聖濟云。頓服竹瀝一升卽愈。

按子癇。用柴胡龍骨牡蠣湯。多加鐵粉效。立野氏云。子癇用殺蟲劑而治者。十中八九也。

枳實芍藥散　產後腹痛煩滿不得臥。

下瘀血湯　服枳實芍藥散不愈者。此爲腹中有乾血著臍下。此方主之。

產後血閉不下者。益母草汁入酒服。聖惠

亦主經水不利。

大承氣湯　產後七八日。無太陽證。少腹堅痛。此惡露不盡。不大便。煩躁發熱。切脈微實。再倍發熱。日晡時煩躁者。不食。食則譫語。利之卽愈。

當歸建中湯　治婦人產後。虛羸不足。腹中刺痛不止。吸吸少氣。或苦少腹拘急。痛引腰背。不能食飲。　方後云。若去血過多。崩傷內衂不止。加地黃六兩。阿膠二兩。合八味。湯成內阿膠。

小柴胡湯　三物黃芩湯　婦人在草蓐。自發露得風。四肢苦煩熱頭痛者。與小柴胡湯。頭不痛但煩者。三物黃芩湯主之。　和田氏云。此二方產後將成蓐勞者。用之。

當歸生姜羊肉湯　產後腹中㽲痛。並治腹中寒疝。虛勞不足、　按我邦無羊。代鹿肉。或雞肉佳也。千金產後虛損門。有鹿肉湯二方。聖濟產後虛羸門。有烏雞湯一方。蓐勞者。宜日食雞肉、雞卵、鹿肉、鯉魚等。

參連湯　熊參湯　東洋。一閑齋。二先生。血暈用此二方。

瀉心湯　家君血暈并俗稱血道藥者。用此方。或合茯桂朮甘湯

大黃牡丹皮湯　產後小腹有塊者。或產後惡露澁滯。成水腫者。有神効。用消石佳。

按和田氏產後水腫。用琥珀湯。五苓散加琥珀反鼻湯也。

承氣丸　產後秘結者兼用。

按女子腹面倒首也。說載本書。轉胞治術。子宮脫。脫肛。膀胱脫。諸術見于本書。

紀聞云。產後痙病。荊芥末二錢。豆淋酒攪和下。四五服而有効。又破傷風妙。產後喘。十之七八難治。大小青龍無効。參蘇飲或有効。人參蘇木二味也。廣東人參佳。若口鼻黑氣起者。加附子。產後大渴引飲。十之八九必死矣。用括蔞湯。

方輿云。難產及胎衣不下者。用獨聖散。吐劑也。又通關散吹鼻中。　方輿載獨聖散及通關散。蟹爪散。葵子阿膠湯。牛膝散。回生湯。交加散。蜀漆湯括蔞湯。參蘇飲。奪命丹。

經閉

桂枝茯苓丸料　經閉未結塊者。或頭痛。或腹中拘攣。或手足痿痺。或眼中赤脈。疼痛羞明者。皆主之。或加大黃。又月事時。腰腹痛者。加當歸紅花延胡索。兼用靈黃散。神驗。

桃核承氣湯　少腹急結者。急結急迫結實之謂也。

大黃牡丹湯　少腹有堅塊者。

抵當湯　治瘀血者。凡瘀血症二焉。少腹鞕滿。小便快利者一也。腹不滿其人言我滿者二也。急則以湯。緩則以丸。金匱云。經水不利下。和田氏云。經閉痼而不動者。宜此湯。華岡氏云。此方無速效。一二三月而有效。宜為丸以酒長服。

下瘀血湯　臍下毒痛。及經水不利者。　按此方為丸。酒服效。

赤丸 山脇　治宿疝。癥瘕蟲癖。勞瘵。黴毒骨痛。即濕漆丸。　生漆 以合丸為度　大黃　麪粉 各十錢　右三味。以少蜜為丸。白湯送下。自三分至一錢。日一夜一。加少蜜者。厭乾固者也。　按此方。經閉腹痛者。用之有效。方輿主治云。治乾血及蟲方。方後云。自三分至一錢。終而復始。以知為度。又生生堂方書。此丸主治云。治諸毒在裏難發泄者。有持云。用此丸。知者。身體生癢。必發赤疹。

夷則丸　治腹中有堅塊而見血症者。以桃仁牡丹湯送下。每服六分日三。

浮石丸　治腹不滿。其人言我滿。而腹皮見青筋者。按經閉數月。少腹滿而無塊者。此方主之。

當歸四逆加附子湯　經閉惡寒足冷。或腰脚痛。脈緊者。按此湯症。大便冷秘之症。間有焉。

小柴胡湯　大柴胡湯

按經閉。胸脇苦滿者。用此湯兼用破血之諸丸。

鷓鴣菜湯　經閉因蛔蟲者。

礬石丸　經水不利。下白物者。予不爲丸。爲散。帛裹如無患子大。深納陰中下邊。坐臥任意。唯禁奔走。三日一換之。以愈爲度。

紅藍花酒　紅花二錢　右一味。以酒二合。煎減半。頓服一半。

按金匱云。治血氣刺痛。經閉無刺痛。亦可用。

元生丸家方　經閉。用諸藥而無効者。此丸一分。砂糖湯送下。

七寶丸　經閉因結毒者。聖濟經閉條。有水銀劑二方。主治云。臍下結鞕疼痛。又一方主治云。肢節痛。腹脇結塊。羸瘦欲變成勞。二方俱方中有芫青硇砂。

一方仁存方　治經閉不行至一年。臍腹痛。腰腿沉重。寒熱往來。芥子二兩爲末。每服二錢。熱酒食前服。

又方千金　治室女經閉。　牡鼠屎一兩炒研。空心溫酒服一二錢。本草云服一錢

又馬鞭草通月經　又絲瓜爲末酒服通月經。

和田氏云。經水不通。而逆行者。必吐凝血者也。用三黃湯。臍下有塊者桃核承氣湯。宜施刺絡。　艮山翁云。經閉宜日食辣茄。浴溫泉而佳也。　香川氏血枯經閉。腹痛者。用當歸建中湯。少腹滿如鼓脹。小便難而不渴者。用大黃甘遂湯。又用辣茄丸。　張子和治經閉。大抵用吐方。而後用破血劑。　蘭說。蓬砂治經閉有番紅花。蓬砂。没藥等方。　或曰䗪蟲。蝗之類也。出石中川友三。以蝗代䗪蟲有効。見王字形于背者。是也。　東郭翁云。經閉數月。用破血劑。無寸効。經一年餘。而腹無塊者。香附子一味爲末。每服一錢酒服。日三。經二月而有効。　方輿載千金地黃煎丸。艮方牛膝散。

赤白帶下崩中漏下

桂枝茯苓丸料　或加大黃　按礬石丸主治云。中有乾血下白物。由是觀之。白亦血也。赤白帶下。初起。宜用此湯兼礬石丸。

芎歸膠艾湯　治崩中漏下。去血過多。加三七或加附子。或兼用犀角。

按病源云。衝任氣虛不能約制經血。故忽然崩下。謂之崩中。又云。血非時而下。淋瀝不斷。謂之漏下。

溫經湯　病下血。數十日不止。暮卽發熱。少腹裏急。腹滿。手掌煩熱。唇口乾燥　按有此症。而腹無塊者。此湯主之。又瘦弱之婦。每月經水過多。少腹無力。食不進者。此湯加黃連有効。

黄土湯　漏下有附子劑症。大抵脈緊也。用此湯。則不日血止者也。

黄連解毒湯　婦人年及五十以上。經水不絕者。或經水一月二度來者。

大抵心下痞。脈數也。按壯婦亦此湯症間有焉

當歸建中加地黄阿膠湯　血症。心中悸而煩者。須用此湯。腹中急痛亦佳。

小柴胡湯　大柴胡湯　柴胡姜桂湯　此三方因腹狀用之。兼用破血丸。

苓姜朮甘湯　當歸四逆加吳茱萸生姜湯　帶下。腰痛脚冷。下白物者。撰用此二方。或兼灸治溫泉。

當歸芍藥散　礬石丸　下白物不止。少腹有塊者。

四逆加人參湯　艮山先生曰。崩血甚。四肢厥冷。自汗者。四逆湯。或加人參可也。東郭翁云。余遇產後暴崩。或致暈者。則用此方。其功非他方可企及也。

解毒劑加桂芍歸　所下之物臭氣甚者。必因結毒也。此劑主之。醫事說約

和田氏云。白帶下者。有一種因毒者。此膿淋之類也。臭氣至甚矣。用解毒劑。甚者兼輕粉丸。

夾鐘丸　漏下腰腹疞痛。下血至少。淋瀝者。兼用此丸。

治白崩方千金　灸小腹橫紋當臍孔直下百壯。又灸內踝上三寸左右。各百壯　灸八髎。小言

治五色帶下方千金　服大豆紫湯。日三服。

治崩中漏下赤白不止。千金　燒亂髮酒和服方寸匕。日三。

又方千金　鹿角燒末酒服。日三。

蒲黃散千金　治漏下不止方。　蒲黃半升　鹿茸當歸各二兩　右三味爲末。酒服五分匕。日三。不知。稍加至方寸匕。

蒲黃丸聖濟　治月候過多。血傷漏下不止。　蒲黃三兩微炒　龍骨二兩半　艾葉一兩

右三味爲末。蜜丸梧子大。每服二十丸。煎艾湯下。日再。

方輿云。血崩及諸失血。危急者。煎用人參二錢。不知。服至數劑。又下白物如脂者。用無憂散兼坐藥灸治。溫泉皆兼宜。　按無憂散子和方也。予未試。又同書有烏賊骨牡蠣二味等分方。赤白帶下久下不止者。用此散而止云。未試。或云治婦人白沃不已方。

風化石灰　右一味。酸醬草搗汁和丸。

病因考帶下門云。治方。灸。溫泉乾過臘魚告天雀鶉。

方輿載逍遙散及歸脾湯獨參湯瓜子仁湯括蔞根湯無憂散烏茜丸。

乳病

葛根加桔梗石膏湯　乳腫。乳癰。未成膿者用此湯。外塗鯽魚膏。

鯽魚膏家方　擂生鯽魚肉爲泥。塗乳房。產後則倩他小兒而令吮乳。後輕輕揉軟乳房。則消散也。產前易消散。產後難消散。

葛根加反鼻湯　伯州散　乳癰將成膿者。用此二方。

大黃牡丹湯　乳癰毒深，膿少，不大便者。

芪歸建中湯　乳癰膿潰後，盜汗出者，或加龍骨牡蠣，或加附子。

小柴胡加石膏湯　治乳核乳癧，神驗。外以蔥湯蒸之，貼水銀膏。（即秘錄神水膏）

柴胡去半夏加栝蔞橘皮連翹湯　治乳癰不成膿，不消散，久不愈者，外用前法，貼神水膏亦得。

單橘皮湯　本草黃橘皮附方，引張氏云：婦人乳癰未成者即散，已成者即潰，痛不可忍者，即不疼，神驗不可云喻也。用真陳橘皮，湯浸去白，晒，麪炒微黃，爲末。每服二錢，麝香調酒下。初發者一服見效。又青橘皮附方，引丹溪云：婦人乳岩因久積憂鬱，乳房內有核如指頭，不痛不癢，五七年成瘡，名乳岩，不可治也。用青皮四錢，水一盞半，煎一盞，徐徐服之，日一服，或用酒服。

七寶丸　乳岩初發，青橘皮湯兼用此丸。

水銀膏　排膿湯

按吾先師奥絲山翁，乳癰初起，乳核乳癧，皆用單青皮湯，有奇效。

治乳癰初發，腫痛結硬，欲成膿，令一服差，樺皮散方。（聖濟）以北來真樺皮燒灰，酒服方寸匕，令睡，及覺已差。（乳癰腐爛亦用　唐瑤經驗本草）

療乳癰腫痛方（山脇氏方函）　天瓜　當歸　甘草（各五錢）　乳香　沒藥（各一錢）　鹿角（燒三錢）　右六味爲末，溫酒送下。

治乳癰疼痛（聖濟）　車前子（一兩）爲末，每服二錢匕，溫酒調下。

又方聖濟　打雞子一枚。熱酒調下。

治乳汁不出。蘊積在內。結成癰腫。此名妬乳。聖濟　露蜂房燒灰　右一味研細。每服二錢七。煎水一盞至六分。溫服。

鹿角散正宗　治乳癰新起。結腫疼痛。增寒發熱。但未成。鹿角尖三寸。用炭火內煅稍紅存性。碾末。每服三錢。食後熱酒調服。甚者再三服。必消。

治乳癰結鞕疼痛。聖濟　和泥蔥半斤　右一味細剉。以水四升。煮十數沸。於瓷瓶子內盛。熏乳腫處。冷卽再煖。以差爲度。

又方聖濟　露蜂房五兩　右一味剉碎。以醋五升。煎至三升。傾於瓷瓶子內。乘熱熏乳上。冷卽再煖。以差爲度。

聖惠方云。白麪。治乳癰不消。炒黃醋煮爲糊。塗之卽消。

乳泉散家方　治產後乳汁不出。或少者。　露蜂房霜十錢　地黃五錢　右二味爲末。每服一錢。以醴酒送下。日三服。

聖濟云。露蜂房。炒末酒服。栝蔞根末酒服。皆能下乳汁。

本草云。穿山甲炮研。酒服二錢。能下乳汁。名涌泉散。

儒門事親。乳汁不下條曰。夫婦人有本生無乳者。不治。或因啼哭悲怒鬱結。氣溢閉塞。以致乳脈不行。用精猪肉清湯。調和美食。於食後。調益元散五七錢。連服三五服。更用木梳梳乳。周回百餘遍。則乳汁自下也。

回乳方本草　大麥蘖炒研。白湯服二錢。　麥芽二三兩炒。水煎服亦效。宜用新者。

和田氏云。乳嵒。用青皮。頻灸肩顒肘髎。及七九以上。
牛山云。乳汁不通。則結核成乳癰。初結核寒熱者。速揉和乳房。則乳汁下。
結核自消。又云將成乳癰者。白芷貝母各二兩爲末。溫酒送下。神驗。
祕錄云。小兒有嚙乳頭如皺而腐爛者。名之乳疳。亦曰乳頭破裂。乳兒則
益爛而難愈。不乳兒則乳汁充滿而痛。成乳癰。雖小瘡難治。宜攤中黄膏
於綿片。而貼瘡。欲乳兒則去中黄膏。攤遊奕膏於紙而貼之。不當齒於瘡
口。又不濕瘡口而可也。凡乳病禁鍼線勞肩。　看乳相并乳母之乳汁法。
見于本書。
聖濟乳癰門曰。新產之人。乳脈正行。若不自乳兒。乳汁蓄結。氣血蘊積。即
爲乳癰。產後乳結癰門曰。產後多有此疾者。以乳汁蘊積與氣相搏故也。
方輿載柴桂湯。排膿湯。梓葉湯。蒲公英湯。櫻皮湯。

小兒初生雜治

甘連大黄湯　小兒初生。當急進之。吐下穢物。　甘草　黄連　大黄各五分
右三味以水一合。煮取五勺。以絹裹艾如乳頭。沾取吮之。
紫圓　千金云。兒服如麻子一丸。百日兒服如小豆一丸。
一貫云。小兒初生。有心下至臍下。如梅核累累三四枚者。此胎毒也。宜急
治之。經二三月。則難治。甘連大黄湯。加鬱金紅花。不消散者。用山繭湯。兼
用紫丸。則必消散矣。又顏色青白陰狀者。用五香湯。其重者。用四逆湯。雖
然至小兒用四逆。則多難治也。　病源云。小兒始生。肌膚未成。不可煖衣。

暖衣則令筋骨緩弱。又云薄衣之法。當從秋習之。不可以春夏。卒減其衣。則令中風寒。從秋習之。以漸稍寒。如此則必耐寒。又云。不能進乳哺。則宜下之。又云。小兒始生。生氣尙盛。無有虛勞。微惡則須下之。又云。不下則致寒熱。或吐發癇。或致下利。此皆病重。不早下之所爲也。　千金方變蒸條云。若良久熱不可已。少與紫丸。微下熱歇便止。若於變蒸之中。加以時行溫病。或非變蒸時。而得時行者。其診皆相似。惟耳及尻通熱。口上無白泡耳。當先服黑散以發其汗。熱當歇便就瘥。若猶不都除。乃與紫丸下之。黑散者麻黃杏仁大黃三味也又云。蒸者甚熱。而脉亂汗出是也。近者。五日歇。遠者八九日歇也。當是蒸上。不可灸刺妄治之也。又云。凡乳兒不欲太飽。飽則嘔吐。每候兒吐者。乳太飽也。以空乳乳之。卽消。

幼幼集成簡切辨證　小兒熱症有七　面腮紅　大便秘　小便黃
渴不止　上氣急　足心熱　眼黃赤　小兒寒症有七　面皎白
糞青白　肚虛脹　眼珠靑　吐瀉無熱　足脛冷　睡露睛

簡易方云。小兒臍風。獨頭蒜。切片安臍上。以艾灸之。口中有蒜氣。卽止。保嬰錄亦云　入門云。撮口風。面目黃赤。氣喘啼聲不出。舌強唇青。撮口聚面。飲乳有妨。　又臍風。其症臍腫突。腹脹滿。或日夜多啼。不能飲乳。甚則發搐。撮口噤口。是爲內搐。不治。凡臍邊青黑。爪甲黑者。俱死。　按直指方。臍風撮口。用紫丸。又袖珍小兒方。治臍風撮口。瓜蒂散吹入鼻內。啼則可療。　艮方云。每日頻於無風處。看小兒上腭頰內。有白泡起。以指甲刮破拭淨之。　治雜祿中小兒臍風撮口法。聖濟　右視小兒上下斷。當口中心處。若有白色如豆大。此病發之候也。急以指爪正當中掐之。自外達內掐令匝。微血出。亦不妨。又於白處兩盡頭。亦依此掐。令內外斷。應手當愈。　治小兒臍久不乾。赤腫膿出。聖濟　當歸焙　右一味。爲末極細。少少著臍中。頻用之。　小兒諸病。但見兩眼無精光。黑精無運轉。目睫無鋒芒。如魚眼猫眼之狀。不治。濟生　凡診小兒。大指按三部。一息六七至平和。八九至發熱。五至內寒。聖惠　三歲後則以一指轉側。辨其脈。五六歲後。脈六七至爲平脈。醫通

千金云。兒初生。叫聲連延相屬者壽。聲絕而復揚急者不壽。　臍小者不壽。　自開目者不成人。　目視不正。數動者大非佳。　汗不流不成人。　小便凝如脂膏不成人。　頭四破不成人。　早坐早行。早齒早語。皆惡性。非佳人。　陰不起者死。　陰囊下白者死。赤者死。　卵縫通達黑者壽。右相兒命短長法之拔萃也。全文載于本書

家翁云。初生小兒。胸肋膨脹者。胎毒也。紫丸主之。　按予家。初生小兒。經二十四時而乳。有胎毒者。經三十六時而乳。小兒以顖門之動緩者。爲無病之兒。又握手而不開者。爲壯健。開手者不成人。赤子小便之狀如膏形者。壯健而能育也。屢試屢驗。後世方書。有虎口三關。視手紋法。其論糊塗。不可從矣。　小言云。臍帶將脫時。不可浴兒。浴則發臍風。臍帶脫則宜灸

瘡口。小艾一炷而佳也。但悉灸濕處不拘形。經五六日而瘡口愈後。宜令浴。必無臍風撮口之患。

鵝口

甘連大黃湯　或加石膏　瀉心加石膏湯　有熱者宜此湯兼紫丸。

紫圓　鵝口用右之二湯。兼用此丸。

朱硼散 方見口舌門 用絹裹手指蘸水拭口。三五次。塗此藥。

按聖濟有枯礬辰砂二味等分之塗藥。吾先師用之。有效。華岡氏用金鎖七冰硼散。內服涼膈。甘連大黃。黃連解毒等也。和田氏云。鵝口用附子者。百人有一人必死。方輿輗載涼膈附子瀉心錢氏白朮散。

吐哯

小半夏湯　同加茯苓湯　吐乳初發。用此二方。秘結者。兼紫丸。不應者。以伏龍肝汁煎用。

吳茱萸加黃連湯　治吐乳將發驚者。　吳茱萸　黃連　生姜 各六分　人參　大棗 各二分　右五味。以水一合五勺。煮取五勺服。

旋覆花代赭石湯　一貫云。吐乳噯氣腹鳴者。此湯有效。予未試。

厚朴七物湯　家君吐乳。腹滿者。用之。兼紫丸。

紫圓　理中加茯苓湯　吐乳下利者。或加附子。

七寶丸　活幼口議云。幼兒哯乳不止。服此立效。膩粉一錢。鹽豉七粒。去皮研勻。丸麻子大。每服三丸。藿香湯下。　按戴氏嘔吐噎膈用輕粉丸。

四逆湯　吐乳發搐者　一貫云。吐乳下利者。或用甘草乾姜湯。吐乳諸藥無效者。炒米煎服有效。吐乳後。發搐惡候也。發搐而吐乳者不然也。吐乳發搐。宜四逆湯。

友人越川氏云。吐乳將發驚者。易其乳母則愈。愈而後。復令吮其乳汁佳。雖實母乳汁。可易之。必愈。妙。

吐哯候法　小兒有飽乳而含乳汁於口。徐徐吐乳者。又有乳兒卽抱持而動兒體吐乳者。皆此非病也。乳兒而不少動兒體。吐乳如湧者。爲之吐哯也。

病源云。凡小兒霍亂。皆須暫斷乳。又曰。小兒吐利不止。血氣變亂。卽發驚癎也。

入門云。吐瀉不止。久則變成慢驚與疳。

丹毒

大青龍湯　葛根加石膏湯　小柴胡加石膏湯　大柴胡湯　黃連解毒湯　丹毒攻心者。急用此湯。兼承氣。或紫丸。

調胃承氣湯　紫圓　鍼　雲門。尺澤。委中。亂刺丹上出血。　蜞針　施丹上。

犀角　方輿云。丹毒無大熱。色甚赤。眼中生血絲。或煩躁者。毒劇也。宜用此。

入門丹毒門云。赤腫遊走遍身不定。其始發於手足。或頭面胸背。令人煩悶腹脹。其熱如火。痛不可言。若入小腹陰囊。如靑傷者死。　又曰治法先用針砭去血。外用拔毒涼肌之藥敷。又曰凡丹毒變易非輕。如經三日不治。毒氣入裏腹脹則死。　按病源論丹毒二十九種。千金引肘後云。丹毒須針鑱去血。聖濟云。治法用鈹鋒割。明不可緩故也。　玉案云。丹毒火症也。小兒出胎後。多有此症。近則五六日或十日。或半月。遠則踰月後。或兩三月。其病形不同。　一貫云。丹毒發於陰股。上至臍及心下者難治。發面部。下至腹及脚者易治。　按病源云。留火丹之狀。發一日一夜。便成瘡。如棗大。正赤色。又丹發兩臂。赤起如李子。謂之鬼火丹也。由是觀之。丹毒突出而腫者。希有焉。　千金有丹毒塗藥。赤小豆末。以雞子白調塗丹上。乾即易。　按丹毒宜春冬鍼之。夏秋施蜞針。而後塗此藥。　東郭翁曰。丹毒無陰症。凡患丹毒人。十中七八腹石硬也。丹毒自上來者。鍼俗曰腕力瘤處。出血最效。

方輿有犀角消毒飲。連堯湯。

夜啼客忤

甘麥大棗湯　驚啼加鐵粉。

甘連大黃湯　紫丸　停乳者。用此湯。兼紫丸。

柴胡龍骨牡蠣湯　驚啼或用此湯。

小建中湯　小柴胡湯　大柴胡湯　此三方因腹狀用之。

小言云。夜啼用紫丸等。無效者。灸不容天樞。二三日數十壯甚驗。　聖濟云。嬰兒氣弱。府藏有寒。每至昏夜。陰寒與正氣相擊。神情不得安靜。腹中切痛。故令啼呼於夜。名曰夜啼。按病源。及千金之論。鑿而不足取也。　時珍曰。小兒夜啼。多是停乳腹痛。余每以蠟匱巴豆藥一二丸。服之屢效。　經驗良方云。小兒腹痛啼哭。如口角青者。蟲症也。抱起稍止。臥之則大啼。蓋臥則蟲攻上。起則蟲攻下故也。　按初生小兒。有發熱鼻塞不通。不能吮乳。大啼者。用麻黃湯則愈。若不愈者。胎毒在頭也。以家方芫青膏貼百會則必愈。果用果驗。

方輿云。夜啼客忤。一二歲之間病也。　方輿載千金生地黃湯。

馬脾風

麻杏甘石湯　馬脾風初發。用此湯。兼甘遂丸或紫丸。

越脾加半夏湯　此湯麻杏甘石之一等重者也。

瀉心湯　紫圓　姑洗丸　七寶丸　救喘丸家方　化毒丸　小言云。用二分效

醫學綱目云。暴喘。俗傳爲馬脾風也。大小便哽。宜急下之。用牛黃奪命散。後用白虎湯平之。馬脾風在百日內者不理。　按奪命散。黑白牽牛、大黃、檳榔。四味散藥也。三歲兒每服二錢。冷漿水下。涎多加膩粉少許。又同書有辰砂、輕粉、甘遂。三味無價散。曰治馬脾風悶亂。入門馬脾風。用麝香丸。聖濟喘急門。有砒石、瓜蒂。　小言云。馬脾風惡病也。重於驚風。可十治一二。　按馬脾風。小兒之喘息也。故病源千金及翼外臺聖濟。無馬脾風病名。往古長幼共謂之喘也。馬脾風後世之俗稱也。　方輿載參連湯。

急慢驚

葛根湯　金匱曰。太陽病。無汗而小便反少。氣上衝胸。口噤不得語。欲作剛痙。

按驚風壯熱者。宜用此發汗。

還魂湯（方見卒死）此湯。卽傷寒論。麻黃湯。加麻黃一兩者也。無汗表實。卒然昏冒者。用之。與便閉裏實。用備急等者不同。宜詳診察焉。

小柴胡加大黃湯　袖珍小兒方云。療急驚風有熱者。

柴胡龍骨牡蠣湯　驚惕不安。動氣盛者。

石膏黃連甘草加鐵砂湯　治急驚有熱。痰涎劇者。　本方加鐵砂一錢煎服。或入蜜服。　按滋德堂方。有救急驚神方。石膏十兩。辰砂五錢。研末用生蜜調下。是亦類方也。和久田氏。和田氏。此症用風引湯。

大承氣湯　痙爲病。胸滿口噤。臥不著席。脚攣急必齘齒。

瓜蒂散　子和曰。小兒三五歲或七八歲至十餘歲。發驚涎潮搐搦如拽鋸。不省人事。目瞪喘急將死者。（中略）輕者爲驚風天吊。重者爲癇病風搐。可用吐涎及吐之藥。　按子和風搐反張往往用吐劑。（詳于事親）

紫圓　走馬湯　急驚。腹滿口噤。便秘者。宜用此下之。屢驗。千金云。凡灸癇。當先下、兒使虛。乃承虛灸。

姑洗丸　急驚。痰涎壅盛者。或兼用之。

理中加附子湯　眞武湯　慢驚風下利者。

通脈四逆加猪膽汁湯　白通加猪膽汁湯　慢驚。慢脾風。下利者。與通脈四逆。多灸神闕。尚不愈者。可與白通加猪膽汁湯。如無猪膽。則以熊膽代之。亦可。白通人尿也。男兒三歲爲佳。醫方集解。用五歲尿。

灸慢驚風　神闕。氣海。天樞。章門。

鍼　方輿云。小兒稱驚風者。詳診之。若有青紫筋者。乃爲痧病。可放而已。

本莊氏云。小兒有可刺絡之證。如急慢驚直視咬牙之類是也。

附後療驚癎瘲掣　幼幼新書　右取熊膽一兩豆大。和乳汁及竹瀝汁服。去心中涎效驗。

七寶丸　急驚發汗後。或用此丸。有奇效。本草水銀條云。治小兒驚熱涎潮。附方云。小兒癎疾。急驚墜涎。本草小兒驚癎門云。水銀輕粉。並主驚癎風痰熱痰。聖濟急驚門。有水銀劑二十餘方。

有持云慢驚。爪章門。有知覺者。宜施治。還魂湯。急驚妙藥。手足掣抽宜龍膽湯。　病因考驚癎門云。治方熊膽。灸　按方輿載桂枝加桂湯。風引湯。龍膽湯。參連湯。衝心者。用參連。其劇者。加熊膽二分。名熊參湯。又載烏蝎散。通關散。雄黃解毒丸　聶久吾云。慢脾風者。即慢驚失治而甚者耳。其實難大分別。亦不必別立治法。　寇氏驚風論曰。倣傷寒陰陽二證之治而可也。　小言云。驚風者。胎毒成塊。不時奔騰者也。瀉心大小柴胡。參連白虎。熊參湯。紫丸等。可撰用。又云小兒夢驚。夢成魘覺者。灸章門效。　千金驚癎條云。未下有實而灸者。氣逼前後不通殺人。又云。大動手足。掣瘲者。

盡灸手足十指端。又云。病發身軟。時醒者。謂之癇也。身強直。反張如弓。不時醒者。謂之痓也。又云。兒有熱不欲哺乳。臥不安。又數驚。此癇之初也。服紫丸便愈。不愈復與之。聖濟云。小兒急驚之狀。身體壯熱。痰涎壅滯。四肢拘急。筋脈牽掣。項背強直。目睛上視。牙關緊急。古人謂之陽癇。又云。小兒慢驚者。癇病發於陰也。其發則手足瘈瘲。頭目搖動。牙關噤緊。神情如醉。休作有時。潮搐不定者。謂之陰癇。薛氏曰。眠見睛者。虛也。眠不見睛者。實也。和田氏曰。慢驚口噤。爲笑狀者凶。入門諸驚門云。重者。牙關緊急。搖頭竄視。張口出舌。角弓反張。身體掣顫。手足搐搦。四肢蹉攣。局方謂之八候。

候癇法（千金）　弄舌搖頭。身熱小便難。意氣下而妄怒。臥夢笑。手足動搖。臥惕惕驚。手足振搖。身熱目時直視。身熱頭常汗出。鼻口青時小驚。小兒髮逆上。啼笑面暗色不變。眼不明上視喜陽。鼻口乾燥。大小便不利。（此十一條。候癇法之拔萃也。千金有此一條。則爲癇之初也。全文見本書。）按三因方云。小兒發癇。俗云驚風。由是觀之癇雅語。驚風俗稱也。至宋醫俗共謂之驚風也。外臺引肘後療卒得癇方。　鈎藤甘草各等分煎服。本草驚癇條云。此方主小兒寒熱十二驚癇胎風。　預防驚風灸方。幷論驚風不治之症。皆詳于本書。

疳癖

茯苓飲加澤瀉黃連湯　治小兒疳疾。小便渾濁。如米泔。食易飢。肚大青筋。瘦弱者。或枳實代甘草。或兼鷓鴣菜丸或消黃丸每日宜餌食鰻鱺山蛤蟾蜍雞子之類。

小柴胡湯　柴胡姜桂湯　大柴胡湯　此三方疳疾有熱者用之。或因腹狀用之。

小建中湯　腹痛者。

理中加茯苓湯　下利不渴者。

猪苓湯　下利有渴者。

紅礬丸（方見黃胖）　疳疾好食生米土炭紙茶土器等者。三四歲兒。則每日服此丸五六分。七日而有效。不用煎湯而可也。

鷓鴣菜湯　紫圓　疳疾有蟲者。用此湯。兼用紫丸。

七寶丸　疳眼遮睛者。有用此丸症。每日用五六粒。

灸章門　有持云。疳疾形氣未衰者。宜灸章門。其效勝於藥石。播州有治疳名醫。十之八九灸章門。

病因考。疳疾門云。治方灸自九至十四。痞根章門。用熊膽。餌食山蛤鰻鱺。

治小兒疳積腹脹如鼓。（濟世）　蝦蟆　去頭足皮腸。止用本身四腿。以白水入鹽酒葱椒。煮熟與吃。以愈爲度。

治疳勞秘方　大觜烏霜　鰻鱺霜（各等分）　右二味爲糊丸。隨兒長少斟酌與之。

牛山曰。疳疾。多生脾胃實熱。不宜補藥。可用殺蟲劑。白瞙遮眼者。鰭魚肉灸食效。　本莊氏疳眼生昏翳者。用兔屎丸。　按本草兔屎主治云。目中浮翳。勞瘵。五疳。疳瘡。痔瘻。殺蟲解毒。附方引普濟方云。痘瘡入目生翳。用兔屎。日乾爲末。每服一錢茶下。即安。　和田氏曰。疳疾疳勞。烏鴉霜。爲末白湯下。大效。又小兒腹有塊。所謂癖疾者。後世家用浄府湯無效。濕漆丸有效。　按癖疾者。小兒之積聚也。錢氏云。癖塊者。僻於兩脇。聖濟云。僻在左右者癖也。因此考之。吾門所用柴胡消黃等也。又素靈千金。無疳疾。病源稱傷飽。哺露。大腹丁奚者。今之疳疾也。至宋盛稱之。錢氏曰。凡小兒疳在內。目腫腹脹。瀉痢青白。體漸瘦弱。疳在外。鼻下赤爛。頻揉鼻耳。或肢體生瘡。玉案疳疾門云。其症體常熱。黃瘦。小便如泔水。惡心腹脹。毛髮粘。面色痿黃。生白點。肚有青筋。頭上生瘡瘍。大便瀉下之類也。　方輿輗千金八神湯及錢氏白朮散、鋶嬰丸。　紀聞云。行遲語遲。不因毒者。六味丸有奇效。　胎黃之症。兒生下遍體黃色如金。醫通用茵蔯劑。醫林云。或衣被太暖所致也。宜漸漸減綿厚衣被。云云　予夏時嘗診赤子衣被太煖而發黃色。予叱之令減衣被。黃色漸漸去。

痘瘡

葛根湯　桂枝加葛根湯　麻黃湯　大青龍湯　初熱至出齊撰用此四方。

桂枝加黃芪反鼻湯

伯州散　順痘。起脹至灌膿。用此湯。若起脹不十分者。兼用伯州。令餌食鹿肉等。

黄連解毒湯　痘色過赤。無艷有熱者。用前方。兼用此湯。熱去痘潤澤。則止此湯用前方。又發斑者。亦兼用此湯。或用此湯兼用犀角。

黄芪當歸生姜人參湯山脇　療痘無險惡症而難貫膿者。　黄芪　當歸各二錢　人參一錢　生姜七分　右四味。以水二合。煮取一合。分溫二服。或加附子。又加鹿茸反鼻類。

犀角　錢氏曰。痘瘡稠密。不拘大人小兒。生犀于澀器中。新汲水磨濃汁。冷飲服之。又犀角主治。時珍曰。痘瘡稠密。內熱黑陷。或不結痂。又頌曰。角尖又勝生犀。　按痘瘡稠密。三四歲者。起脹至灌膿。每日用犀角一錢。十二三歲者。日用二錢神驗。

大柴胡合調胃承氣湯　治熱毒熾盛。不能起脹。惡熱心煩。舌胎口乾。不大便。或渴或煩躁。外則乾枯焦紫者。　按玉機微義。如此症用涼膈散。主治云。痘瘡已出。發熱作渴。脈實悶亂。便實者。

白虎湯　主痘純紅。臉赤而眼紅。口氣熱。唇口腫痛。煩躁悶亂。循衣摸牀。小便赤。大便秘。身如火。發斑譫語實熱等症。並治口氣臭。

和田氏曰。煩躁無渴者。用黄連解毒湯。此因毒攻心也。

桃核承氣湯　治痘毒深劇。醫所不能療。　南涯翁痘瘡熱毒熾盛。乾枯焦紫。將爲黑陷者。用此湯。

按痘瘡至用白虎承氣。多難治也。

猪苓湯　灌膿時，下利者。
禹餘糧丸家方　下利不止者。
熊膽　治毒氣欲衝心者。
眞武湯　灰陷白陷下利者。
茯苓四逆湯　煩躁者。
麥門冬湯　竹葉石膏湯　此二方治收靨時，發渴者。
桂枝茯苓丸加大黃紅花湯　治收靨時，腹痛者，是熱毒凝滯，瘀血作痛也。
柴胡去半夏加括蔞連翹湯　治結痂後，發熱或渴者，若身熱壯盛，大便秘結，小便赤澁者，兼用承氣丸，或每日用犀角五分，有效。
承氣丸　紫圓　初發熱，出齊之間，用之。
麻黃附子細辛湯　治痘隱隱在皮裏不透表，無熱惡寒，或痘一出而內陷如蚊迹，或大便溏，全陰狀者。　蓋此症百人中，有一人耳。
鍼　委中，尺澤。　艮山翁曰，熱毒熾盛，將痘色爲紫者。
灌浴方　米泔八升，入酒八合，以病人坐盤中，灌浴周身，急被浴衣，不須拭乾，臥覆取微似汗，毒邪從汗外發，没者復起，黯者忽赤，紀聞云，此方治痘毒盛，如發班蚊點，難發者。
痘疔以鍼挑破，出毒血，諸痘隨卽灌膿，若挑破不痛，不出血者，難治。紀聞云，痘疔大小不一，痛至甚者也，色赤者輕，紫黑色者重，逆痘有此症。

本間氏曰。痘疔發面部者。尤急可施治。內服宜痘瘡主劑中多加犀角也。

痘癰及丹毒。用水蛭大者五六枚。放腫毒頭上。吮去惡血。可以消丹瘤癰腫。 紀聞云。用鍼尤佳。內服涼膈散。若攻心者。黃連解毒。加消黃。痘疔癰丹毒。多不治者。

正宗。痘癰門云。大如桃李。此多發在收靨之後。身涼不渴者爲吉。

痘瘡傷損者。白蜜七分。絲瓜水三分相和。重湯溫之。筆蘸塗。日六七次。方輿

痘瘡悶者。塗蜜。方輿

痘起脹前後有紫黑惡痘。一二三顆交出者。宜鍼痘上出血。若多出者。針委中尺澤。內服涼膈散。方輿

蕃紅花湯 治痘毒煩悶者。 蕃紅花二分 右一味。以水一合。煮取五勺。溫服。 此方有持之經驗也。又云。發脹之力。反鼻勝乎鹿茸。南陽亦云。

先輩云。痘難收靨者。後必雜症生焉。痘後面黑者爲佳。如無痕跡者。恐生他疾。痘痛而手不可近者。爲吉候。 小言云。或曰。痘瘡灰白。痒搨者。用雞肉煎汁有效。

眼科錦囊云。預防痘瘡入目。上好熊膽。調和淨水。點眼目。日兩次。必無一失。東郭南陽亦云

痘毒迫咽。藥食不得下者。雄黃解毒丸有效。有持 按痘科鍵。痰塞喉中者。礬巴散吹喉中。白礬巴豆也 痘瘡看法。治痘入目法。幷詳于本書。 方輿載外

臺四物解肌湯。順逆湯。錢氏獨聖散。涼膈散。手捻散。連翹去麻黃湯。

麻疹

葛根湯　麻黃湯　大青龍湯　小柴胡湯　治寒熱似瘧者。入門

小承氣湯　治便秘三四日者。入門

白虎湯　黃連解毒湯　壽世云。麻疹已出。譫語煩躁作渴者。白虎湯合解毒湯。

瀉心湯加地　芎歸膠艾湯　此二湯。或加犀角。主諸失血。醫通。犀角地黃加荊芥。

四苓散　猪苓湯　白虎湯　醫通曰。泄瀉爲麻疹之常候。熱邪得以開泄也。發熱時瀉。小水短濇者。四苓散加木通滑石。入門云。煩渴作瀉者。白虎湯兼猪苓湯。

黃芩湯　白頭翁湯　乾姜黃芩黃連人參湯　醫通云。麻之作痢。爲熱邪內陷。在正沒或沒後。而痢下色白者。黃芩湯。下膿血者。白頭翁湯。瀉久而成痢者。乾姜黃芩黃連人參湯。

桃花湯　得效方云。麻後痢。桃花湯有效。赤石脂和産。形如蠟。色粉紅或淡紫。刀痕有光澤。煎汁清澄。無土臭者可用。

越婢加半夏湯　治麻疹後。咳嗽不止者。方輿

柴胡去半夏加括蔞連翹湯　大柴胡湯　或加石膏。

犀角　麻疹後。餘毒有熱者。宜撰用右之方。

入門云。沒後餘熱內攻。循衣摸牀。譫語神昏。喪智者死。　按此症宜黃連解毒犀角白虎承氣等類服之。或十救一二矣。　麻疹者。火熱之病也。春秋之間。患之者至輕矣。盛暑之時。患之者至重矣。麻疹中。或麻疹後。患痢而多死矣。是無他。人身之火熱。與天之火熱相搏故也。麻疹候法。詳于本書。

打撲 金瘡 破傷風

瀉心湯　治打撲損傷。昏眩不醒。及血出不止者。金瘡亦用。重者下九痛丸。

桃核承氣湯　治打撲不傷。瘀血凝滯。腫痛者。

桂枝茯苓丸料加芎歸湯　治打撲輕症。　此湯兼用。

承氣丸　芫菁膏 家方

蜞針　大打腰脊。而瘀血凝滯而痛。不能屈伸者。急用桃核承氣湯。攤芫菁膏於綿片。大三四寸。以貼患處日二次。一二日而其痛如失。能屈伸。累用累驗。後用蜞針或亂刺。去惡血。打撲輕者。直用蜞針亦佳。

武羅牟都煎 華岡　治打撲損傷。　合歡花 無花以木皮代之　續斷　樟腦　右三味等分。以火酒煮。熨患處。

楊柏散 同前　治跌撲損傷方。　楊梅皮　無名異　小麥粉　黃柏 各等分

右四味爲散。和醋或雞子白。以敷患處。

茯苓杏仁甘草湯　治有瘀血者。其人喜忘。不欲聞人聲。胸中氣塞短氣

方。千金傷損門和田氏云。此湯症。打撲後發疑似癇症之症者也。

芎歸膠艾湯　按千金傷損門。大膠艾湯。卽此湯加乾姜一兩。其主治云。治男子傷絕。或從高墜下。傷五藏。微者唾血。及金瘡傷經者。

走馬湯　治打撲劇症。和田氏　東郭先生醫談有治驗。

桂枝加朮附湯　打撲經年月者。此湯或兼梅肉散。武田氏

按千金。打撲氣絕者。與熱小便二升。三因方亦用。入門云。內傷血。入藏府。熱者童便入酒少許服立效。又云人中白末每五分。酒服效。又云血冷則凝。不可飲冷水。引血入心卽死。又危症簡便云。皂莢末。急吹入鼻。如活生姜汁和香油。灌之。又急取百會穴。艾灸三壯立甦。正宗云。用消黃劑。不醒者。用獨參湯。正體類要用參附湯。

和田氏曰。打撲久不愈者。蔓陀羅花。水煎服發狂而愈。　秘錄云。不問金瘡何處。創口發疼痛。脈浮數。惡寒發熱。頭痛大便秘。小便少。或嘔。或渴。或口舌乾燥。或眩暈爲常也。若大脫血者。創口失潤澤。面色萎黃。唇舌白。妄言譫語。面赤如狂。脈沉微。四肢微冷。或喘。或嘔吐不止。或呃逆。或寒戰。或自汗出者。皆凶候也。又云金瘡內服。輕重俱宜人參調榮湯。大脫血虛候多者。宜獨參湯。人參湯。疼痛不止。寒熱久不止者。宜逍遙散。眩暈頭痛心下痞。便秘者宜與苓桂朮甘湯瀉心湯合方也。　按人參調榮湯。華岡氏所作方也。八物湯加蓬萍根牛皮消者也。人參湯卽理中湯也。又正宗金瘡門載獨參湯。八珍湯二方外。止血摻藥等也。　千金金瘡條云。血出

便以石灰厚傅裹之。既止痛。又速愈。無石灰。灰亦可用。聖濟云。五倍子、龍骨、血竭、皆單行止血。正宗飛血不止者。傅金刀散。松香、枯礬、生礬也。　病源云。凡金瘡卒無汁者。中風也。腕折中風痓候云。若風入瘡內。犯經絡所致痓。痓者。脊背強直。口噤不能言也。聖濟云。金瘡中風水者。以封裹不密所致也。三因方痓敍論云。傷寒汗下過多。與夫病瘡人及產後致斯病。又本草痓風條云。金瘡折傷癰疽產後俱有破傷風濕發痓之症。　按痓與破傷風爲同病。見前文可知。破傷風之名。始于千金傷損門。紫湯卽大豆紫湯。主治云。破傷風入四體。角弓反張。口噤不能言。云云　秘錄云。凡金創傷于利刀而發痓者至少。打撲損傷或竹木刺類多發此症。

大豆紫湯千金　方見中風門。醫說云。以此酒用荆芥末二錢。能治痓。　紀聞云。破傷風痓。葛根承氣亦不應者也。此方有效。

治因金瘡中風反強者。雞屎白豆淋酒方。聖濟　雞屎白一合　大豆六合　右二味炒。令大豆焦黑。次入雞屎白。同炒。乘熱瀉於三升酒中。密蓋良久。濾去滓。每服五合。如人行五里。更一服。汗出佳。未差。卽更作服之。以汗出爲度。服後。宜喫熱生姜稀粥。　聖濟又有治痓方。雞屎白一味。浸酒吞。

治金瘡中風必效酒方。聖濟　蒜肆破去心頂一升　右一味。以無灰酒四升。煮蒜。令極爛。幷滓。每服取五合。頓服之。

治傷折不能避愼。令人中風發痓口噤。若已覺中風。頸項強直。身中拘急者。急先服此湯竹瀝飲方。聖濟　竹瀝三升　右一味。溫之。分作五六服。發口灌之。

武田氏秘錄云。痙破傷風。桃核承氣湯。兼用紫圓。凡痙病破傷風之類。急刺合谷一寸五分。後髮際四分。商隱白各三四分。三里五分。出血。凡產後之痙病。急先開子宮口。灸百會膻中。　瘍科瑣言云。創口乾涸。則破傷風之徵也。脈微欲絕。舌強不語。或有少振慄之狀。攻心自汗出者。必死之症也。葛根加朮附湯。兼用紫丸。或續命湯。或番紅花以童便服。或如聖散水煎服。屢效。凡此症。藥宜多服。脈沉遲者。多作痙也。宜用心。　按破傷風痙。尤難治也。不可附子者。宜以雞屎白豆淋酒。多服回生散。若不應者。可用紫圓一錢。　方輿載獨參湯。回生湯。雞鳴散。接骨木湯。

蟲獸傷

元生丸 家方　風犬傷急可用此丸一分。或二分。酒下。或砂糖湯下。不知加至三分五分。服後小便淋瀝。或出血。或下利。是毒從二便去也。見咬之初。先餌以赤小豆、蕎麥、麻油、川鱗、海魚、鳥獸及酒。一切膏粱之類。

元生膏　見咬之初。急以此膏貼傷口。日二次。經十三四日。日一次。凡貼此膏。二十日。或三十日。令口不合甚妙。

黃連解毒湯　用元生丸一次。或二次。後用此湯二三日。以解其毒。後用葛根加大黃湯。或解毒劑等。

蝦蟆膽。肘後 蟾蜍膽。小品 治狗咬傷。　瘍科瑣言云。風犬傷者。蟾蜍生肉浸醋食以多爲妙。

紫圓　狗咬傷毒甚者。用之。南陽曰。傷口報痊。數十日。惡風口渴。辛丸內弔。二便閉結。呼吸及迫者。將發痓。宜急理之。與紫圓。而取下。又云。刺尺沃委中。

小品方云。若重發者。生食蟾蜍膾絕良。又云煩亂嗽已作犬聲者。天靈蓋末水服方寸匕。

赤水玄珠云。經久宿毒。復發者。多難救。雄香散主之。

雄香散方　雄黃五錢　麝香二錢　右二味爲末。作二服。酒下。

家翁治犬咬傷。葛根加大黃湯加馬錢子。傷口貼元聖。　鼠咬傷。葛根加大黃湯。多加鼠尾草。煎服。兼用雄香散。傷口貼元生膏。如風犬傷法。食狸肉或貓肉妙。若發斑。刺去惡血。本草云。雄黃主一切蟲獸傷。若無鼠尾草。以雄黃代之。若無麝香。以青黛代之亦可。古今錄驗。有青黛雄黃等分。水服方。曰治諸毒蟲傷。　和田氏云。鼠毒甚於犬毒。犬毒至死者少。鼠毒至死者多矣。有成腫者。有成勞狀者。南陽亦云。又云。鼠毒。馬錢子無效。　有持云。一人鼠毒。寒熱如瘧。羸瘦如勞。遍身洪腫。垂死。百治無效。一醫用雄香散。日日利水。洪腫速愈。予治諸蟲獸傷。屢效。實無比神方也。雄黃稱古渡者。赤色明徹。臭氣少者。眞雞冠雄黃也。　秘錄云。蝮蛇咬傷毒至甚。見咬則腫。見咬手則其毒乍至肩背。足之毒乍及腰腹。治法以細帶緊紮腫不至處。鍼傷口。五六次。大出血。其毒如油。交血出。血盡則但毒出。尤不限傷口。腫處皆鍼之。六出血。後雄黃末和中黃膏。貼之。用越婢加朮附湯。腫消後宜五物解毒湯。腫不消散者，每日宜刺而出血，若其毒至深，腐敗者，宜參考癰疽及脫疽治法施治。　蜂螫重症治法與蝮蛇咬傷同。　按醫學綱目，療蛇咬，用雄黃麝香白芷。聖惠方蛇咬心頭熱躁，眼前暗黑。白礬甘草末等分，水服一錢，即止。山脇氏，原氏，本間氏，狗咬，用白玉湯，杏仁三錢，桃根白皮二錢，水煎服。和田氏甘草解毒湯加馬錢子雄黃，煎成，內鐵醬少許，溫服，俱詳于本書。　方輿載甘草解毒湯，通聖散，雄香散。

湯火傷 灸瘡。漆瘡。

桂枝去芍藥加蜀漆龍骨　牡蠣湯　惡寒甚者，用此，

柴胡龍骨牡蠣湯　大熱者用此，又灸後發熱者。

一滴膏 家方　治金瘡出血，及湯火傷，諸疼痛者。　乳香　椰子油 各一兩　小麥 二合　麻油 二合　右四味，先以小麥內麻油中，煮之二時許，小麥變黑色，以浮游爲度，漉過去麥，內二味烊解，以綿絮撮切者數片，內膏中儲之。

三味蒸劑 家方　三黃丸

按華岡氏，謂湯火傷不可傅燥劑者，確言也。傅之，火毒內攻也。凡湯潑之及滿面者，急去腐皮，攤一滴膏於綿片，貼之，日二次。若惡寒者，與救逆湯，至翌日，有腐皮殘者，則以蒸劑或湯蒸之，去腐皮而貼膏。若壯熱者，與柴胡龍骨牡蠣湯。凡湯火傷有腐皮殘者，則後成瘢痕，取盡腐皮則愈後面部復，故無一點之痕，屢試屢效。若湯火傷，經二三日腐皮急

難去者。日蒸而去腐皮。後貼膏。如此三四日。以能取腐皮盡。爲妙。若患人四五歲。則宜不愈之間。傍人看護。不令搔面而可也。又湯火燒手指者之治法。詳于本書。　千金方云。凡火燒損。愼勿以冷水洗之。火瘡得冷。熱氣更深轉入骨。壞人筋骨難瘥。又云。治火燒悶絕不識人。以新尿冷飲之。　瘍醫大全云。火傷宜用羌活一兩煎服。俾火毒得汗外泄。庶免內攻。　武田氏秘錄云。湯火傷內攻者。石膏黃連甘草湯。又火毒甚者。用紫圓下之。又遍身燒灼者。急萊菔汁。或童便隨使用之。後以好酒盛甕中。令病人浸入其內。則雖重不至死。此法出于廣筆記。及本草彙言。　龔氏曰。一人夜間回祿。烟薰致死者。以蘿蔔搗汁灌之卽甦。　按灸瘡不早愈最效。何則。毒從此去故也。若久爛而不愈者。中黃膏加紅礬少許。貼之卽愈。凡不問何瘡。久爛不愈者。貼之屢效。又紅礬一味末傅嵌甲瘡妙也。以鹽湯洗而後傅也。治漆瘡蟹黃塗方。聖濟　生螃蟹　右一味取黃塗傅瘡上。日三五度。　按漆瘡輕者。以生柳葉煎湯洗之。又芒硝浸湯洗之有效。重者無如生蟹者。不限黃擂碎全身塗之。旦食之。則無內攻之患。

漆瘡作癢。譚氏方。用蜀椒煎湯洗之。　相感志云。凡至漆所。嚼川椒塗鼻上。不生漆瘡。本草蜀椒附方

諸骨哽竹木刺

療魚骨鯁在喉中。衆法不能去。外臺　取飴糖丸如雞子黃大吞之。不去。又

吞。又方。小爵薤白令柔。以繩繫中央。持繩一端。吞薤到哽處。引哽當隨出。又方。作竹篾刮令滑。綿纏內咽中。令至哽處。可進退引之。哽卽出。

療食諸魚骨鯁久不出方 本事 右以皂角末少許吹鼻中。得鯁出。多秘此方。

治誤吞針方 聖濟 磁石一彈丸大 右一味口含之。卽出。

誤吞針刺哽咽疼痛者。用亂麻筋一團搓龍眼大。以線穿繫。留線頭在外。湯濕急吞下咽。頃刻扯出。其針頭必刺入麻中同出。如不中節。再吞再扯。以出爲度。

瓷鋒噎咽。逡巡至死。本朝經驗 釅醋灌鼻孔中。立噴出。

竹木刺硬深難出者。用螻蛄搗爛塗刺上。一時許。其刺自然吐出。取去之則愈矣。華岡翁亦云。按翁又云。針折入肉者。磁石末和膏貼之。卽效。

凡竹木刺硬深者。可託專門。

瘍科秘錄云。骨哽先完嚥米飯一塊。則自脫者也。若不脫者。用吐方爲良策。吐則骨哽等亦從而出。宜撰用雙礬水。吐酒石雙礬水方。礬石、丹礬、各五分。水一合。右三味混和頓服。

黴瘡

葛根湯　大黃牡丹皮湯　六物解毒湯　七寶丸　紫圓　黃連解毒加石膏湯　朱硼散 方見口舌門　解毒劑 香川　梅肉散　蜞針　伯州散

加味六物解毒湯方見淋疾門　元生膏

丹霞條山脇　治上部結毒。頭痛。癭瘻。及咽喉腐爛。方鉛一錢八分　水銀二錢　朱砂一錢　沉香二錢　人參五分　右五味。盛鉛土盞上火鎔化。內水銀。柳著拌令相得。傾注于紙上。研至如泥。入朱砂沉香人參末三味。和調二十四分。塡貯紙管。火燃吸煙。晝夜二次。

化毒丸山脇　療黴毒沉深。兼理偏枯。及一切痼毒腹痛等。薰陸一錢　大黃　雞冠雄黃　亂髮霜各三錢　生生乳一錢　右五味糊丸。辰砂爲衣。每服一分。日二夜一。病重者。日用至五六分。

下疳初起與葛根湯。四五日後用六物解毒湯。六七日熱解而用七寶丸。凡六日至七日服紫圓。瘡愈口中腐爛者。用黃連解毒加石膏湯。石榴皮煎汁加枯礬少許。含漱日七八次。朱硼散水解塗舌上。腐爛愈後。與解毒劑二十日許而止。若陰莖皮腫者。宜以鍼或蜞針日去惡血。若痛劇。臭氣甚者。毒盛也。可用梅肉散。大抵七寶紫圓。丸散方之分量。半減而用之有效。

尿道內發下疳瘡。香川氏謂之竅內下疳。華岡氏謂之內疳瘡。世所謂自黴毒來膿淋也。難急治。宜緩治之。用加味六物解毒湯兼七寶丸。日一分。若陰莖腫者。用蜞鍼或鍼去惡血。又有用大黃牡丹湯。秘錄豬苓加大黃湯兼粉丸　便毒消散則爲結毒。故難成膿者。亦令強成膿爲上策也。宜與葛根湯。兼用伯州散。或負重任。日強力足勞脚則起脹。若尚不起脹者。白芥子末。酒和塗瘡上。或貼元生膏。則必成膿也。膿潰則宜從腫瘍之治法。後六物解毒湯。兼用七寶丸。曰一分或二分。若秘結者。或用牡丹湯。　楊梅瘡初用葛根湯發之。後用六物解毒湯。熱解後用七寶丸。痛劇者。用梅肉散下之。本間氏云。有瘡口膿汁凝固作蓋漸成堆者。是不貼膏故也。又曰。難愈者。宜化毒丸丹霞條。　一貫云。下疳下劑有效。梅肉丸良。疳瘡痛甚者。可早用梅肉也。梅毒初有時時寒熱盜汗等症。宜先發表而後下之。經日數。則無若症。脈見沉細者也。方此時宜用五寶輕粉化毒等。又有用輕粉而下血者多死者。一家傳云。梅毒久不愈。頭有腫。按之爲凹而膿出。面色青黃。或頸項有瘰癧者。餌食雞肉有效。又爲痿躄狀者。入反鼻酒劑等良。梅毒一切諸藥無效者。鼴鼠霜酒服妙也。又瘡毒推藥方。胡桃七箇爲末。傅鼻柱。卽鼻骨之毒。忽移他。予傳之於或俗家也。試之妙。凡服輕粉後。覺胸中如有飲。或嘔者。石膏有效。　武田氏秘錄云。結毒實狀而重者。生生乳劑。虛狀者。餌食雞肉。實狀而諸藥無效者。宜薰藥。凡毒結眼者。非薰藥無效。凡女子之結毒。多兼瘀血。見勞狀者也。宜兼用濕漆丸。五寶丹。治上部結毒。食不進者。有大小柴胡症。　按吾門梅毒骨痛。烏頭湯兼七寶丸。元生膏貼結毒有效。一男子咽喉結毒。絕食五日。以膏攤於綿片。徑四寸。以貼結喉上。一夜而發水泡。翌日食糜粥。貼之六七日。而能飲食。數日而愈。其他結毒於頭項手足等者。貼之。治數人屢效。　秘錄云。結毒治法。宜先與桂枝加朮附湯而動毒。後用輕粉化毒薰藥等。身體疲勞者。令餌食雞肉鰻鱺類。　按本間氏咽喉結毒。用薰藥涼膈加石。重者五寶丹。手足結毒。用解毒湯。化毒丸。頭顱結毒。用薰藥防風通聖散。梅瘡。用解毒湯。翹玄湯。薰藥。陰囊結毒專斷截也。凡結毒專外治者。可託專門。

按凡病人每病患附子劑之症者。希有焉。其人患下疳等。則宜與葛根加朮附湯等。後與桂枝加朮附湯。不用他藥而愈。此症用輕粉丸則多死矣。　五郎兵衛街。近江屋某。三十五歲。嘗患傷風。或頭痛。或腰痛。或泄瀉等症。每病非附子劑。則不愈。爾後患下疳。予與葛根加朮附湯。家人疑予非專門。託外科治之。與輕粉丸下利數行。變症蜂起。不日而死。　一男子二十歲。患蠟燭瘡。素陰莖長四寸。腐蝕而爲二寸半。先考與桂枝加朮附湯。二十日。不用他藥而腐蝕止。生龜頭而復故。只陰莖短於平素一寸半。

方輿載四物解毒湯。及萎蕤湯。桔梗解毒湯。葳靈仙湯。芪歸湯。再造散。五寶散。紫金丹。凌冬飲。連翹湯。敗毒湯。通聖散。四順清涼飲。逐毒散。

癰疽

葛根湯　癰疽初發。惡寒發熱。頭項強痛者。宜發表之。

發背初起未成。及諸熱腫。以濕紙搨上。先乾處是頭。著艾灸之。不論壯數。痛者灸至不痛。不痛者灸至痛乃止。其毒即散。不散亦免內攻。神方也。李絳 兵部手集

若不堪熱痛者。宜隔蒜灸。先以濕紙覆上。立候紙先乾處。爲瘡頭。記定。然後用獨蒜。去兩頭切中間三分厚。安瘡頭上。用艾炷於蒜上灸之。每五炷。換蒜再灸。如瘡大有十數頭作一處生者。以蒜搗爛攤患處。鋪艾蒜餅再

換。

桂枝加黃芪當歸湯　伯州散　將成膿則宜與此湯兼此散或合排膿湯。

大柴胡湯　黃連解毒湯　調胃承氣湯　大黃牡丹湯　至十四五日大便秘結。口舌乾燥。或生黑胎。或嗜冷水及瓜菓。腹滿譫語者。宜撰用此四方。

當歸芍藥散去澤瀉加參芪湯　黃耆當歸生姜人參湯（方見疽門）　耆歸建中湯　排膿湯　割截之後。與芪歸桂枝合排膿湯。兼用伯州散。若膿稀薄。則與歸芍散去澤瀉加參芪湯兼伯州。餌食雞卵。或芪歸姜參湯加鹿茸。若腐肉難去。只稀膿出。穢氣薰蒸。漸漸腐敗而深陷。脈微弱。身體羸瘦。微惡寒者。右加減歸芍散料加附子。若腐肉已去。膿將盡盜汗出者。芪歸建中或加龍骨。若消渴者。麥門冬湯加五味子括蔞根。若四肢彎急者。芍藥甘草附子湯等。皆津液枯竭故也。

要訣云。癰疽未潰之際。增寒壯熱。狂言妄語。如見鬼神。膿去已多而大熱不休者。似爲難治。蓋毒之得膿。猶傷寒表症之得汗。汗已而反大熱。則爲壞傷寒矣。又云。出膿過多而羸瘦者。芎歸湯。　方輿淩冬飲。諸腫毒服之。未成者內消。已成者卽潰。其方忍冬黃芪各一錢五分。當歸三分。甘草一分。右四味。以水二合。煮取一合。加酒更煎數沸。溫服有奇效云。予未試。

華岡氏曰。癰愈後。半年或一年之間。不可食蕎麥麻油。　方輿載敗毒散。

及連翹湯。涼膈散。凌冬飲。梓葉湯。櫻皮湯。

疔瘡

葛根湯　越婢湯　大青龍湯　面疔初發。急用水蛭三四十枚。令吮血後。宜撰用右之三方。翌日亦施蜞針。如前日大出血。四五日則大勢已解者也。

黃連解毒湯加連翹犀角　三黃湯加石膏　表熱已去。裏熱者撰用之。

大承氣湯　裏熱甚。舌上黑胎。便秘腹滿。煩悶將死者。

大小柴胡湯　患處化膿後。荏苒寒熱往來者。

加減當歸芎藥散料　膿多出。腐肉盡去。熱漸退。痛減者。宜此湯。

本草引附後方云。疔腫垂死。菊花一握。搗汁一升。入口即活。此神驗方也。冬月采根。　按試此方。有神驗。菊花實治疔聖藥也。

秘錄云。有紅絲疔者。發於合谷及掌背。指縫。指節及跗上。指縫指節。初生一點之小瘡。尖圓而如疥癬。四畔微焮腫。紅絲自瘡上起。立走注也。發于掌背者。上攻至肱。發于跗上者。至膝。惡寒發熱也。　治法。針刺紅絲盡處。出血則不上攻而自消也。疔心亦針刺而出血。此症無至死者。　紀聞云。疔發于手足腹背者可治。發于面者危矣。發于人中及口吻者。多死也。痘疔。針刺而貼破敵人袪。內服柴胡去半夏加括蔞。連翹大黃湯。或黃連解毒湯加犀角。秘錄　按千金云。凡療疔腫。皆刺中心至痛。又刺四邊十餘下令血出。又本間氏曰。疔瘡不施針刺刀截之法。則多難救也。實確言也。

青洲翁云。患疔者。可嚴禁沐浴。　素問曰膏粱之變。足生大疔。　按癰疽癤毒亦然。宜淡薄飲食而免此患。

瘰癧

翹玄湯 山脇家方 治蛇盤瘰癧。頸筋凝硬。　連翹一錢　玄參　木通各七分　升麻　羌活　山梔各三分　薰陸　甘草各二分　右八味煎服。

夏枯草煎 華岡 治瘰癧神方。　夏枯草新鮮者百二十錢　鯽魚八十錢去腸胃及穢物　貝母八錢以塡鯽腹紅線縫合　右三味。先以醇酒二升。漬夏枯草一日一夜。煮取五合。絞去滓入鯽魚。更煮半日許。如膏下火。又去貝母。但食鯽與汁。三日而盡之。若吐血則止服。

瘍科瑣言云。眞瘰癧。未變色者。用夏枯草煎二三劑。則消散也。應者能食。不應者嘔吐。又云不可用斑蝥礜石等。瞑眩甚。且有黐花之憂。又云瘰癧與乳岩同物也。　秘錄云。眞瘰癧。九死一生。難治。未成膿者。翹玄湯兼用夏枯草煎。此方尤有奇驗。用二三劑。則能消散也。間亦有殘核至小而不全消者。不治亦不爲害。用此二方而不消散者。宜令成膿。葛根朮附湯兼用伯州散。　馬刀癧生于頸。核大橢圓而如馬刀。宜柴胡加石湯。夏枯草煎。不消散者。與葛根加反鼻湯。此症易成膿。不爲難治。　黴癧。化膿者。易治。不化膿者。翹玄湯兼用丹霞條。摩擦神水膏。尙不消散者。斷截如施便毒難化膿者之術。斷截後。貼破敵。　結核於頸及頷下。似瘰癧者。頗多眼病。或咽喉病。或服輕粉。口中腐爛者。或中免毒者。或痘瘡。麻疹。頭瘡。久咳等。

皆成結核。柴胡加石膏湯。有神驗。凉膈加石膏湯亦效。凡瘰癧結核。餌食海藻昆布裙帶菜芊栖菜崐崘菜等。則有消散之效。　一男子下疳愈後。左耳下生結核。大如桃。家君與葛根加大黃湯。三十日而半消散。六十日而全愈。

葛根加朮附湯　伯州散　葛根加反鼻湯　柴胡加石膏湯　葛根加大黃湯

千金方云。一切瘰癧。以獨蒜截兩頭留心。大作艾炷。稱蒜大小貼癧子灸之。勿令上破肉。但取熱而已。七壯一易蒜。日日灸之。取消止。　方輿輗云。灸瘰癧上良。瘰癧一因氣。一因毒。因氣者及其潰。只黃汁出。因毒者。稠膿出。大凡稠膿出者可治。黃汁出者不治。本草云。夏枯草治瘰癧之聖藥。然非大劑多服。則不能奏效。又云。瘰癧潰爛。土茯苓尤效。　治瘰癧潰爛方。陸氏　冷飯團切片或為末。水煎服。或入粥內食之。須多食為妙。江西所出色白者良。忌鐵器發物。　按景岳全書。土萆薢湯。土茯苓一味也。其主治云。治楊梅瘡。及瘰癧。咽喉惡瘡。癰漏潰爛。筋骨拘攣。疼痛皆妙。

治瘰癧方千金　右用白殭蠶。治下篩。水服五分匕。日三服。十日瘥。聖濟作一錢七日再服

又方千金　狸頭一枚。炙擣篩。飲服方寸匕。日二。

治瘰癧腫結內消方聖濟　海藻一斤　右一味。用酒五升。浸數日。食後少少飲酒。

又方聖濟　蝸牛殼不拘多少　右一味。擣為散。每服二錢匕。空心米飲調下。日再。

至四十九日自消。按聖濟有蝸牛丸。蝸牛半椀。雞蘇半斤也。

治五種瘰癧牡蠣散方聖濟　牡蠣煅研　連翹瓦上炒擣各一兩　右二味爲散。每服一錢匕。臨臥酒調下。

治瘰癧內消方聖濟　小麥淘淨　右一味。煮三五升。頻喫卽愈。按本草瘿瘤門云。消瘿。小麥醋浸。同海藻末酒服。

治瘰癧結聚不散鞕如石聖濟　大蒜三錢擣爛　麝香研半錢匕　右二味。和勻傅於帛上貼之。一日二易。旋擣最好。

治鼠瘻方聖濟　蜣蜋燒存性細研　用醋調如糊。先以鹽湯洗瘡。塗傅。日再易。

南星膏醫林　治皮膚頭面生瘤。或軟或硬不痛。　生南星大者一枚研如膏無生者乾者爲末　右醋調如膏。先將小針刺令氣透。以膏攤紙上。如瘤大小貼。覺痒則頻易貼。

本草云。鯽魚生擣。塗惡核腫毒。不散及瘺瘡。

肘后云。芥子末和醋。塗瘰癧。

青膏　五爪龍細剉。以麻油一升煮之。令黑色。布濾去渣。內蜜蠟八十錢。再煮。以盛陶器。安水中少時。乃成膏。如不成則更加蜜蠟。適宜再煮之可也。一切瘰癧。貼之速消散也。又貼乳腫痛妙也。松岡玄達翁之試效也云。

妙靈散朱氏集驗　治瘰癧。　滑石　右爲細末。每服二錢。

單方同　治瘰癧破與未破。及膿血淋漓。其效如神。　牡蠣煅八兩　甘草二兩右二味勻拌。每服二錢。

病因考云。獨顆者爲結核。續連者爲瘰癧。此症宜餌食肉物和氣血。能成稠膿而愈。不然則不成膿。只黃汁出難治。浴溫泉。且多灸肩井膏肓身柱曲池等。　說約瘰癧門。家方順氣劑。擇加果苓薏貝桔。或排毒劑。解毒劑。食療果贏餅灸溫泉。　漫遊雜記瘰癧。服瀉心湯。兼服再造散。又絲瓜黑燒酒服一錢。日三。（灸法與病因考同）　方輿云。眞瘰癧。自氣鬱滯生。又云瘰癧。自胎毒來者。土萆薢湯。兼用玄龜丹。又兼服再造散。初起未甚者。用忍冬花。蒲公英。各四五錢。以水二椀煎。朝夕代茶飲之。（多飲有效）　和田氏云。瘰癧。雞肉多食良。灸法與病因考同。外有肩顒肘髎膝眼。　按後世之方書。瘰癧門。載十六味流氣飲。予弱冠時。一女子患瘰癧。用流氣飲百餘日。無寸效。遂疲勞而死。華岡氏云。眞瘰癧。與乳巖同物也。予意初與夏枯草煎。若不應。則宜翹玄湯。兼服七寶丸。日一二分許。然非久服之。則無效。三因方瘰癧門。必勝丸方中。有輕粉鯽魚。白花蛇散方內有膩粉。又蘭書以水銀爲解凝劑。瘰癧用之。若病人壯實。則薰藥亦定有效可試也。

治疣方　川穀　甘草（少）　右水煎。多服而妙也。

方輿載夏枯草湯。瞿麥湯。小柴胡湯。逍遙散。土萆薢湯。桔梗解毒湯。再造散。逐毒散。伯州散。

疥癬臁瘡

葛根加反鼻湯。或加大黃　桂枝加黃芪反鼻湯　濕疥重者。發表後。用

此

六物解毒湯　疥瘡出膿久不已者。土茯苓上品多用有效。有持

蓖麻子散　元聖膏　蜞針　按疥瘡初發。香川氏用排毒劑。和田氏用浮萍散。本間氏用五物解毒湯。卽四物解毒加荊芥湯也。病因考疥癬門云。治方土茯苓劑。食雞肉及鼠肉。則能發早愈。禁外傅藥。

和田氏云。疥瘡初發用發表之藥。七八日後用解毒劑。　瘍科瑣言云。疥瘡初發。宜發表。多食鼠肉狐肉。卽能發也。　行餘醫言疥瘡門云。若用外敷藥愈之。或浴冷泉取速效者。甚則直成暴水脹而死。　證治要訣云。瘡癬疥。此雖皮膚小疾。不足爲害。然瘡有惡瘡。癬有頑癬。疥有癆嘈膚。尤爲煩擾。甚至經年累月。不能脫洒。凡病此者。不當專用外傅藥。須內宣其毒可也。　按濕疥重者。初起與葛根加反鼻湯。半月或一月許。時時食雞肉鹿肉等。十分發而後。與桂枝加黃芪反鼻湯。二三月或四五月。膿盡欲愈時。以蓖麻子散擦遍身。只當避頭面及頸腋下肘膝手掌足心陰處肛門邊。凡七日。休息一二日。而入浴桶與六物解毒湯半月許而止。是治濕疥之正法也。如此。則非止愈疥瘡。從來之宿疾脫然而去。香川氏謂外瘡之發出者。最是喜事。亦宜哉。正宗云。夫疥者。微芒之疾也。發之令人搔手不閑。實煩擾之病也。思早愈之。而勿用七寶梅肉等。內攻而爲暴水腫多至死者。愼哉愼哉。疥瘡初起。有可附子者。宜葛根加朮附湯。凡濕疥出膿時盜汗出。故用桂枝加黃芪反鼻湯。又乾疥雖輕者。遠浴。五六月而後。可擦

蓖麻子散，決無內攻之患。或與葛根加荊芥湯。又疥瘡漸瘥，手足處處結聚而出膿者，宜貼元聖膏於瘡上，或施蜞針，妙也。　頑癬初起，未蔓延時，貼元聖膏於瘡上，後施蜞針，或亂刺去惡血，內服葛根加大黃湯。　膿瘡者，施蜞針，又貼元聖膏，或亂刺而出血，內服葛根加大黃湯。　按香川氏謂疥癬膿瘡及腎囊風，禁外敷速愈藥，幷溫泉者，確言也。予往往見犯此禁而死者，可愼。　方輿載浮萍散及苦參一味湯、四順湯、再造散治膿瘡楊梅皮湯。

堀留　和泉屋清助妻，年五十，頭上惡生小瘡，膿汁凝固，成痂不得梳者一年。醫二三輩療之不愈，請予。予與葛根加大黃湯，以剪刀除去百會穴處膿汁凝固成痂者，徑三寸，貼元生膏，日取毒水六七日，糜爛處施蜞針十餘枚，去惡血，復施元生蜞針，如前三次，則膿汁盡落，痂一月而全愈。此症元生之功大。

痔　脫肛

當歸芎藭散加人參地黃湯　芎歸膠艾加三七湯　瀉心湯　斷截痔漏腸痔，則宜用加味歸芎散料。若出血過多，則用膠艾加三七湯。三七廣東人參也。

桂枝茯苓丸料合瀉心湯　桂茯丸料合黃連解毒湯　腸痔、脫肛痔，與桂茯瀉心合方，又內痔不宜大黃劑者，與桂茯解毒合方。脫肛痔陽症，大腫而疼痛者，用桂茯瀉心合方，腫上施蜞針而出血，屢試屢效。本事方續集論

脫肛痔

桃花湯傷寒論　脫肛痔陰症，無疼痛焮腫之患，平生只有便信，屢如廁，裏急後重，而大便不通，唯脫肛，脫肛則便信暫止，歸則復如廁，一日數行，漸漸脫肛長大，後每度下血，面色萎黃，宜此湯，或云柴胡去半夏加芪歸升麻赤石脂湯，神驗。

芎歸膠艾湯　黃連解毒湯　紅礬丸家方　脈痔者無痛，下血一次一二合，或三四合，俗稱疲志利痔，宜撰用此二湯，虛里動高者，兼用紅礬丸，又有世俗稱切痔及裂痔者，此亦大便交點血者也，酒客多此症，大便則痛甚，肛門破裂也，不宜大黃劑，宜桂茯解毒合方，或歸芎散解毒合方，且灸長強，每日一百壯。

大黃牡丹皮湯　內痔，無腸內破裂，但痛甚者，催痔漏之兆也，宜與此湯。

雄黃薰金匱　苦參湯金匱　患痔人，肛門生蟲，謂之蟲痔，宜撰用此二方，苦參湯金匱不載方，金鑑載之，苦參一升，以水一斗，煎取七升，去滓，燻洗，日三。

六物解毒湯　七寶丸　黴痔用此二方。看法詳于本書

蜞針　脫肛痔及牡痔，施之有效，予素有牡痔，發則以水蛭八九枚，令咂患處，不愈則次日亦施之，卽愈。

辰砂膏家方　治一切痔痛。　椰子油　辰砂　右二味，冬時直合和攤於綿片，貼之，夏時加黃蠟適宜，內痔入此膏於肛門內。

治痔方千金　以蒲黃水服方寸七。日三。外臺云治痔疾每大便常有血者

治五痔小香連丸方聖濟　黃連剉炒焦黃色　右一味爲末。以雞子清和。丸梧子大。每服十五丸。溫酒下十服取效。

治血痔地榆散聖濟　地榆剉　右一味。擣羅爲散。每服二錢七。飯飲調下。日三服。

和田氏云。一切痔疾。除脫肛皆金鈴散有效。兼用於解毒劑等可也。金鈴散牽牛子一味也

病因考云。今之下血者。多痔也。内痔痛甚者。後爲漏也。又云。脫肛痔中之一症也。痔不下血者。灸腰眼八髎。脫肛者。宜餌食大牢及兎雞卵。

說約。痔漏脫肛門。家方解毒劑馬膏。或熊膽豬脂之類。點之。肛脫者塗之。以綿推入。　食療鼈肉、牛肉雞肉、雞卵。　灸溫泉、兎肉。

治痔方千金　塗熊膽取瘥止。神良。一切方皆不及此。

鮒魚泥　治痔痛　鮒魚去鱗腸爲泥。塗痛處。

治痔痛　蝸牛四五十頭。以麻油煮。以爲膏爲度沼氏蝸牛霜傳之

蟲痔坐藥　胡粉水銀各等分。調和。綿裹。夜臥入穀道中。

肛門痒不可忍。殆似蟲痔者。半夏末和姜汁。先洗肛門。後塗之。即愈。右四方武田氏

秘錄

治痔疾下部發腫。痛不能行者。聖濟　半夏　研令極細。入龍腦少許。同研。用津唾調。攤輭紙上貼之。良久有水出。漸消矣。

久冷五痔便。灸脊中百壯。　五痔便血失屎。灸回氣百壯。穴在脊窮骨上。

千金 南陽云。痔疾下血。及久下血。用人參湯加茯苓。得大效。正宗痔漏下血。用加味四君子湯。醫說腸澼用人參散。取奇效。皆同意也。又云痔灸長強八髎。

治脫肛 一醫祕方 傷寒論桃花湯。赤石脂禹餘糧湯。二方合和。糊丸服。赤石脂醋製。此方小兒最有效。

又方 直指方 慈石半兩。火煆。醋淬七次。爲末。每服一錢。

又方 千金 以鼈頭炙研。米飲服方寸匕。日二服。

治脫肛歷年不愈 千金 鼈頭一枚。燒令烟絕。治作屑。以傅肛門上。進以手按之。有持云。鼈頭。內服外傅皆妙。

又方 千金 蒲黃二兩。以豬脂和。傅肛上。內之。二三度。卽愈。

脫肛藥餌方 雞一頭。去羽腸。以牛黃六分。黑豆三合。入腹內縫。以香酒三升煮之。以攝鑷拔出骨爲度。七日食。

一小兒三歲。痢後脫肛四寸。動則肛觸衣而痛。日夜號泣。里醫療之不愈經半年。予以陳壁土五倍子。煎汁洗之。傅五倍子末。與柴胡去半夏加芪歸升麻赤石脂湯。七日而半收。十五日而全愈。

灸法 千金 病寒冷脫肛出。灸臍中。隨年壯。　脫肛歷年不愈。灸橫骨百壯。

又灸龜尾百壯。龜尾卽後竅骨是也。

方輿輗四物解毒湯。凌冬飲。排膿散。單牽牛散。再造散。輕粉丸。

卒死

備急圓　走馬湯　還魂湯金匱　救卒死。客忤死。　麻黃四兩　桂枝二兩　甘草一兩　杏仁七十個　右四味。以水八升。煮取三升。去滓。分令咽之。通治諸感忤。千金方云。主卒忤。鬼擊飛尸。諸奄忽氣絕。無復覺。或已無脈。口禁不開。去齒下湯。湯入口不下者。分病人髮左右足踏肩。引之藥下。復增取一升。須臾立甦。

按還魂湯千金方及翼外臺有桂枝二兩。肘後千金翼皆用麻黃四兩。今從之。金鑑云。便閉裏實者。用備急丸。無汗表實者。用還魂湯。予意麻黃分量多。而加桂枝者。徹表有力。故用之。或曰。然則稱麻黃湯可也。予答曰。麻黃湯麻黃三兩。此湯麻黃四兩。所以有還魂之名也。

救卒死方金匱　吹皂莢末鼻中。

又方金匱　灸心下一寸。臍上三寸。臍下四寸。各一百壯差。

又方肘後　灸臍中百壯。　又方令人痛。爪其人之人中取醒。

千金翼卒死門。治卒忤方。　灸人中三十壯。又灸肩井百壯

療卒死而口噤不開者。外臺　縛兩手大拇指。灸兩白肉中二十壯。

驚怖卒死本草　溫酒灌之卽醒。

入浴暈倒本朝經驗　以冷水噀面。及澆周身。苦酒一升。灌口鼻中。

療入井塚悶冒方本朝經驗　急解患人衣。偃臥濕地上。以醋噀其面。蓋以草薦半時許。卽甦。　沼氏云。生姜一兩。酒煎頓服。

按偶欲入舊井及土室土窖。則當試下燈火於其中。其火乍滅。則勿急入焉。入則忽中惡氣而死。縱不死必病矣。宜灌醋二三升於其中。飲食

酒飯。而後徐徐入焉。

療五絶方千金　夫五絶者。一曰自縊。二曰墻壁壓迮。三曰溺水。四曰魘寐。五曰產乳絶。皆取半夏一兩。細下篩。吹一大豆許內鼻中。卽活。心下溫者。一日亦可活。案本草綱目以縊死溺死壓死凍死驚死爲五絶。亦主此方。

救自縊死法。在金匱略之。

又方千金　皂莢細辛末吹兩鼻中。

又方千金　凡救自縊死者。極須按定其心勿截繩。手抱起。徐徐解之。心下尚溫者。以氍毹覆口鼻。兩人吹其兩耳。

又方千金　強臥以物塞兩耳竹筒內口中。使兩人痛吹之。塞口傍無令氣得出。半日死人卽噫噫。卽勿吹也。

又方千金　藍靑汁灌之。

願體集施金匱之法。灸湧泉。瘍醫大全云。必須心口尚溫。大便未下。舌未伸出者。救治。

沼氏云。肛門出糞者難治。或云縊死。人中溫而肉柔軟者。施拳家之活法。則甦。若人中肉堅硬者不治。

救壓死法三因　以死人安著。將手袖掩其口鼻眼上。一食頃活。眼開與熱小便。若初覺氣絶而不能言。可急劈口開以熱小便灌之。打撲者亦用此。

按奇效單方云。心頭溫者。急扶起將手提其髮。用半夏末吹入鼻內。少甦。以姜汁同香油打勻灌之。

救溺死法千金　屈兩脚著生人兩肩上。死人背向生人背。卽負持走行。吐出水便活。

又方千金　解死人衣。灸臍中。凡落水經一宿猶可活。

或云甦後。灸臍中二三百壯。水死人忌烈火。寒氣內攻而至死。

方輿云。或曰溺死。肛門未翻者。以釅醋灌之。吐水而愈。

一貫云。溺死令服酢。五六合至一升。又云溺死。腹著背者。肛門翻者。足小指不動者。不治。

按千金落水死條云。酢灌鼻。又本朝經驗。用熱醋一椀奇效。願體集云。水溺之人。夏月可救。冬天難救。冬天醒後。宜少飲溫酒。夏天甦醒後。宜少飲粥湯。又五絕療法云。溺死若五孔有血者。不活。　有持云。溺死宜按揉其腹。令吐水。

救魘死法肘後　臥忽不寤。勿以火照之。殺人。但痛齧其脚踵及足拇指甲際。而多唾其面則覺也。

又皂莢末吹兩鼻。

又以蘆管吹兩耳。

又方千金翼　灸兩足大指聚毛中二十一壯。

救凍死法本草　冬月凍死。略有氣者。炒灶灰包熨心上。冷卽換。待氣回少與酒粥。不可近火。卽死　灸神闕。氣海。關元十五壯。

肘後方云。凡卒死。中惡。及尸蹷。皆天地及人身。自然陰陽之氣。忽有乖離否隔。上下不通偏竭所致。故雖涉死境。猶可治而生。緣氣未都竭也。　甲乙經曰。尸蹷者。死不知人。脈動如故。

癩

大承氣湯　大黃牡丹皮湯　七寶丸　瓜蒂散　紫圓　蜞鍼　元生膏　鍼

神秘丸（龜井氏）　治天刑病。　大楓子（五十錢）　荆芥　大黃　蘗皮　櫻皮（燒存性各三錢）　苦辛　爐甘石（各五錢）　壺盧（燒存性一錢五分）　右八味。細末糊丸。梧子大。每服一錢。白湯送下。日三。服之十日。其夜臨臥。酒服芎黃散一錢。至十一日早天。服紫圓。強人五分。羸者二分。白湯送下。輕者一劑。劇者二三劑得愈。禁酒生冷魚鳥房事。

松香散　松葉散

千金方惡疾門云。有諸處不異好人。而四肢腹背有頑處。又云。有直置頑鈍。不知痛癢者。　按後世所謂死肌也。此病口眼喎斜者。疑似於中風。發惡瘡者。疑似於黴瘡脫疽等。雖然餘病者。無死肌。此病必有死肌。試刺鍼五分或一寸。更不覺痛也。癩病初發難決者。宜先試刺鍼有死肌否。而決嫌疑也。　張會卿曰。癘瘍砭刺之法。子和張先生。謂一汗抵千鍼。蓋以砭血不如發汗之周徧也。然發汗卽出血。出血卽發汗。二者一律。又曰若惡血凝滯在肌表經絡者。宜刺宜汗。若惡毒蘊結於臟腑。非蕩滌其內則不能痊。若毒在外。非砭刺遍身患所。及兩臂腿腕。兩手足指縫出血。其毒必不能散。全書廿四　本草綱目水萍條發明頌曰。治惡疾癘瘡遍身者。濃煮汁浴半日多效。此方甚奇古也。　方輿輗云。此方癘疾陽症者。試之三五日而有奇效。入浮萍一斤於尋常浴桶中。濃煮而浴之。日三四度。則不溫覆而汗自出。內服浮萍散。又云在陽者。禁酒肉斷房事。盡其治則可全愈。但陰症合谷肉脫者。決不治也。　秘錄云。素問并諸方書。論癘之病因而云。受不正之風而發。予意不然。不慎飲食。縱食禽獸諸肉及赦鮪鯝鯉魚鰛等。自然生敗血。作諸瘡瘍之病因也。其中敗血凝滯劇者。遂作癘風也。雖自發者起於此因。然傳父母之血脈而患者尤多。　千金方云。余以貞觀年中。將一病士。入山教服松脂。欲至百日。鬚眉皆生。由此觀之。惟須求之於己。不可一仰醫藥者也。又云一遇斯疾。卽須斷鹽。常進松脂。一切公私物務。釋然皆棄。猶如脫屣。凡百口味。特須斷除。漸漸斷穀。不交俗事。絕乎慶弔。幽隱巖谷。周年乃瘥。瘥後終身慎房事。犯之還發。又云神仙傳有數十人。皆因惡疾而致仙道。何者。皆由割棄塵累。懷穎陽之風。所以非止瘥病。乃因禍而取福也。

治惡疾方千金　煉松脂投冷水中。二十遍。蜜丸服二丸。遇飢卽服之。日三。鼻柱斷離者。二百日服之。瘥。斷鹽及雜食房室。

仙人治癩病神驗方千金翼　取松葉不問多少。煮三五遍。令苦味盡。暴乾擣末。如麪。先食服二方寸匕。日三。漸增之。或可至四兩。隨人多少至一斤。

飢卽服之。能愈萬病。又益壽延年。殺三蟲食人五藏。動發若病難忍。四肢重不仁。婦人產後餘疾。月水往來不得續。男女少者。藥悉主之。　本草有服食辟穀方。其文云。千金方。用松脂十斤。以桑薪灰汁一石煮五七沸。漉出冷水中。旋復煮之。凡十遍乃白。細研爲散。每服一二錢。粥飲調下。日三服。服至十兩以上不饑。饑再服之。一年以後。夜視目明。久服延年益壽。

按凡治癩。四月至八月。爲佳時。輕者用神秘及芎黃紫圓如法。施蜞針或鈹針於赤斑及瘀血處。取血三日一次。如此二月許而愈。後久服松葉散等。益佳。尤禁酒肉房事。全愈後。亦三年禁之。是治陽症輕者之法也。稍重者。多不得全愈者。縱偶得全愈。非終身禁酒肉房事。則病必再發。而不得爲久完人。須決意爲木食也。爲木食則病必不再發矣。　我邦自古儒佛之道。並行修行。而做浮屠氏之徒。則世人信仰之如鬼神。孫氏所謂因禍而取福者也。　方輿輗浮萍加大黃湯。通聖湯。再造散。逍遙湯。

附錄

家方

養正丹和劑　水銀　硫黃細研　硃砂細研　黑錫去滓淨與水銀結砂子各一兩　右用黑盞一隻。火上鎔黑錫成汁。次下水銀。以柳枝子攪勻。次下硃砂。攪令不見星子。放下。少時方入硫黃末。急攪成汁。和勻如餕。以醋洒之。候冷取出研細。糯米粉煮糊丸。如菉豆大。每服二十丸。加至三十丸。食前鹽湯棗湯任下。

靈砂丹同 水銀一斤 琉黄四兩 右二味。新銚内炒成砂子。入水火鼎煆煉爲末。糯米糊圓。如麻子大。每服三圓。空心棗湯米飲井花水人參湯任下。量病輕重。增至五七圓。忌猪羊血菉豆粉冷滑之物。

治嘔吐轉紅丸方聖濟 丹砂研 砒霜各研半錢 胭脂一錢 巴豆七粒取霜 右四味研細。鎔蠟少許。入油三兩。滴和藥爲劑。以油單裹之。大人旋丸如菉豆大。小兒如芥子。濃煎槐花甘草湯。放溫。下一丸。勿熱食半時久。

通經丸本事方 治經閉。 桂枝 青皮 大黄 山椒 莪朮 乾姜 川烏頭 當歸 乾漆 桃仁各等分 右十味爲末。老米糊和醋丸。梧子大。每服二十丸。空心溫酒服。

解毒劑 療黴瘡。便毒下疳。結毒發漏。筋骨疼痛。諸壞症。及癬。臁瘡。諸惡瘡。膿淋。 茯 通草 忍冬大 芎 大黄中 甘草少 右水二合。煮取一合。内土茯五錢。則水四合。煮取二合。加減法。土茯、樸樕、萍蓬根、牽牛子、升麻、枳實。隨症出入。弱人。或泄瀉家。方中將代枳。大便秘結。或骨痛甚者。須用將。咽喉痛加桔。膿淋或有水氣者。加茉苡。有水銀輕粉毒用土茯苓最可也。

敗毒劑 治痛痺風毒。瘟疫類。一切眼疾。咽喉痛。瘡腫。疥癬。 茯 獨活大 桔 芎中 枳 柴小或代升 甘小 生姜五分 右水二合煮取一合。加減法。痛痺防風、通草、忍冬、桂、附子。隨症出入。足痛加牛膝。骨節痛甚加將。咽喉痛。桔爲主。眼疾血多加梔蘖菊類。痛甚加將羔。風眼加倍升結。

毒眼加將。

狗咬寬中丸　青黛　百草霜各三錢　檳榔　木鼈　番木鼈　黑牽牛

杏仁　芩　連　大黃　雄黃　鐵粉各一錢　巴豆四十粒　右爲末糊丸。

大人三十丸。小兒十丸。白湯下。合十三味

元生丸家方　主治經閉。天刑。淋疾。水腫。風犬傷。瘰癧。馬刀。不問新久。或已潰成漏。深久不瘥。或癰疔便毒。一切頑瘡。風濕流注。脚膝引痛。頭面發塊。或生瘡。或中風。手足不仁。婦人帶下赤白。或陰處糜爛等症。芫菁

桂　茯　芎　桃仁　牡丹　大黃各五分　甘草二分　右八味糊丸。每服一分。砂糖湯送下。

救喘丸同　治喘咳倚息不得臥者。　淡豆豉十錢蒸搗如泥　枯白礬三錢　礜石一錢

右三味丸綠豆大。冷水。或沙糖湯。送下七丸。甚者加至十餘丸。忌食熱物等。若服後腹滿者。用瀉心大柴胡之類下之。或礜石代砒霜。砒霜則夜間露七夜。收研細。

苓消丸同　消石十錢　茯苓四錢　右爲末糊丸。梧子大。每服三五十丸。以木防己去石膏加茯苓煎湯下。患水腫病人。嫌消石之苦烈者。用之佳。近來此丸代單覇王鹽丸。有神驗。名桓文丸。

元生膏同　馬知利膏十錢　芫菁末新者二錢

製鐵粉法

鐵粉一升　鹽八勺　以鐵粉入器中合鹽攪。日曝乾。以七攪日五六次。三四

日而入土器。以炭火熬之一二時餘。以變紫色爲度。製鐵鏽亦佳。

方輿所載後世方

六物敗毒散一閑齋　羌　桔　芎　甘　升麻　大黄　右以水一二合。煮取一合。方輿煮法如此。下皆倣之。

連翹湯　治傷寒熱毒。變作赤色。癰疽。丹疹。腫毒。及眼赤痛。生障翳。悉主之。自小品漏蘆連翹湯來　翹　芩　芎　甘　麻黄　升麻各四分　枳實　大黄各六分

右八味。熱盛者加芒消。

牛蒡芩連湯見方彙　香薷飲同　生脈散同

消暑湯　治中暑嘔而煩渴者。即小半夏加茯苓。加石膏甘草。

良姜吳茱萸湯　治大吐大瀉後。轉筋甚者。吳茱、木瓜、食鹽。三味等分。同炒焦煎服。

柴胡鱉甲湯方見瘧瘕　附後療諸瘧方　鱉甲三兩炙　右一味擣末。酒服方寸匕。至發時令服三服。兼用灸無不斷者。

一方談埜翁試驗方　常山　檳榔　甘各三錢　黑豆百粒　右四味。水煎服。

河間芎藥湯方彙本方芎藥湯也　參連湯丹溪　嘔吐全不食者。謂之噤口。胃火甚也。用此方。濃煎。終日細細呷之。如吐再服。但一呷。咽即開。

蘗皮湯外臺　療熱病久下利。膿血方　黄蘗三兩　梔子二十枚　黄連四兩　阿膠二兩　右四味。

千金駐車圓　治大冷洞利腸滑。下赤白如魚腦。日夜無節度。腹痛不可

堪忍者。

如神丸　木香　黃連　阿片各二錢　乳香　沒藥各一錢　沉香五分　右六味爲末。糊丸。綠豆大。辰砂爲衣。每服一丸。冷水送下。日三。

無憂散子和　黃耆　木通　桑白皮各一錢　胡椒　朮　木香各半錢　牽牛頭末四錢　右八味爲末。每服一錢。以生姜自然汁。調下治疝及留飲帶下。紀聞

當歸湯外臺　療三十年下利。　止諸痛方　當歸一兩　生姜八兩　大棗二十枚　右三味。以水四升。煮取一升半。分作三服。不差。後作之。

錢氏白朮散見方彙　紫散　下利後重。不下膿血者。　檳榔　厚朴各三十錢　桔梗　水莎　葛根各二十錢　枳實　桂　蓬朮各十錢　右八味末。用煎服亦得。

楊起簡便方云。肚腹微微作痛。罷。即瀉。瀉亦不多。日夜數行者。用蕎麥麪。一味作飯。連食三四次。卽愈。　疝瀉久不止者效。

泄瀉經驗方景岳　糯米一升。洗。乾炒末。入山藥一兩。每日用半盞。入砂糖二匙。川椒末少許。以極滾湯調食。　久泄食不進者效。

調中湯局方　治產後久泄。紀聞　甘　歸　桂　芎　芍　附子　良姜　右七味。

枳實大黃湯卽小承氣湯加檳榔甘草　平胃散見方彙　桂枝藿香湯　桂　藿　木香　宿砂　吳茱　莪朮　甘　七味

養脾湯　理中湯加茯苓宿砂麥芽姜棗。平生虛弱之人飲食易傷用之。紀聞

千金吳茱萸湯　傷寒論吳茱萸湯加半夏桂枝甘草。

安廩湯　一帆青　茯苓各二錢　右二味。水煎溫服四五日。下利爲知。

療胃反大驗方　前胡　生姜各四兩　阿膠一兩　大麻子仁　吳茱各五合　桂三寸　甘五寸　棗十枚　右八味以酒二升。水三升。煮取一升七合。分再服。

破棺湯　治膈噎。　桃仁　杏仁　桑白　右三味。水煎溫服。

一方　治嘔吐。　水莎　艮姜　木香　烏梅　乾姜　丁香　六味。

獨參湯　治反胃嘔吐喘促。粥湯入胃即吐。張介賓

單香薷湯附後　治心腹滿。大小便不通。氣急喘息者。脚氣腫滿。發此證亦效。　郁李仁　杏仁　橘皮　茯　檳　桑白。　六味

紫蘇子湯　面腫氣急者。見脚氣

濟生腎氣圓八味丸加車前子牛膝

麻子湯　治徧身流腫千金方　麻子五升　赤小豆三升　商陸一升　防風三兩　附子一兩　右五味。先擣麻子令熟。以水三斗。煮麻子。取一斗三升。去滓。內藥及豆。煮取四升。去滓。食豆飲汁。

麻子小豆湯　服桃花已渴者。　大麻子一合熬令黃香擣研以水攪取汁一合　赤小豆一合以水二合煮取一合　右二汁相和。上火三五沸服之。此千金療水氣遍身洪腫。百藥不愈。待死者方。

連翹湯方見瘟　治瘡疥內攻腫。

赤小豆湯（山脇）　赤豆（五錢）　商陸　生姜（各一錢）　麻黃（七分）　連翹（五分）　桂（二分）　大黃（三分）　右七味。以水三合。先煮小豆減一合。內諸藥。煮取一合。日二劑。或三劑。加犀角。或反鼻亦佳。

防己散　治姙孕腫滿。喘促小便不利。　防己（一錢）　桑白　茯　紫蘇（各二錢）　木香（五錢）　姜　煎服。

琥珀湯　治產後水腫。　琥珀　朮　茯　桂　猪　澤　反鼻　右七味。以水一合。冬瓜汁一合。合煮取一合。

瓜子仁湯（方見腸癰）　實脾飲（見方彙）　赤小豆藥（本草）　赤小豆（五合一錢）　大蒜（一顆七分）　生姜（五錢一錢五分）　商陸根（一條一錢五分）　右並碎破。同水煮爛去藥。空心食豆。旋旋啜汁令盡。腫立消。

二神丸　治水腫鼓脹及腳氣。　甘遂（擇新近者）　大黃（各等分）　右二味。爲末糊丸。桐子大。每服五分或一錢。溫水送下。

瓜子仁湯（主治見鼓脹）　分消湯（見方彙）　壯原湯（同）　半夏湯（外臺）　主腹內左肋痃癖。硬急氣滿不能食。胸背痛者。　夏　桔　枳實　前胡　吳茱　鱉甲（各三分）　檳榔（二錢五分）　生薑（四分）　人參（一分）　九味。

牡蠣奔豚湯（小品）　療奔豚氣從少腹起。撞胸。手足逆冷。　李根（一錢六分）　桂（八分）　牡蠣　甘（各三分）　右四味。

瀉脾湯（千金）　主脾藏病氣實。胸中滿。不能食。　茯　朴（各七分半）　夏　桂　生薑（各九分）　芩　甘（各四分）　人參（三分）　八味常用。加龍骨牡蠣。或加石膏。

療腹中痃氣。連心以來相引痛。緊急方。臺外 朮 枳實各三兩 柴胡四兩 鱉甲二兩 右四味。

寬中湯 芎一錢二分 桂 生薑各六分 朴 甘 棗 枳實各四分 七味。

當歸大黃湯臺外 歸 芎 桂 乾薑 茱萸 參 甘 大黃 右八味。疝痛從脇骨邊。至背及肩者效。

桂心湯集驗 療寒疝氣來往。衝心腹痛。 桂四兩 生薑三兩 吳茱二兩 右三味切。以酒一大升煎至三合。去滓。分溫三服。

蜀椒湯小品 主寒疝氣。心痛如刺。繞臍腹中盡痛。自汗出欲絕。 蜀椒二百枚 附子一枚炮 粳米半升 乾薑半兩 半夏十二枚 大棗二十枚 甘草一兩 右七味。以水七升。煮取三升。澄清。熱服一升。

烏梅丸奧村 治蚘厥 烏梅三十箇 椒四錢 乾薑十錢 黃連十六錢 附子三錢 右五味爲末。蜜丸。

檳榔鶴虱散 療諸蟲心腹痛臺外 歸 芎 桔 橘 桂 參 檳榔 鶴虱 右八味。

椒梅湯 諸蟲作痛。口中清涎流出。湯飲不進。危在旦夕者。 烏梅 蜀椒 生薑 煎服。

將軍湯 治精神不守。言語錯亂。妄見妄言。少臥少饑。狂走不常者。 大黃一味。水煎無時服之。

參連湯 治諸氣疾。衝心直視煩悶。或吐血不止者。

參　連各五分或一錢　右二味水煎。加熊膽汁。名熊參湯。

風引湯　除熱癱癇。　大黃　乾薑　龍骨各四兩　桂三兩　甘　牡蠣各二兩　寒水石　滑石　赤石脂　白石脂　紫石英　石膏各六兩　右十二味。杵麤篩。以韋囊盛之。取三指撮。井花水三升。煮三沸。溫服一升。治大人風引。少小驚癇。瘛瘲日數十發。醫所不療除熱方。巢氏云。脚氣宜風引湯。

防己地黃湯　治病如狂狀。妄行獨語不休。無寒熱。其脈浮。　防己一錢　桂枝　防風各三錢　甘草二錢　右四味。以酒一盃。浸之一宿。絞取汁。生地黃二斤。㕮咀蒸之。如斗米飯久。以銅器盛其汁。更絞地黃汁。和分再服。

酸棗湯千金　治虛勞煩擾。奔氣在胸中。不得眠。　酸棗五升　參　桂　生薑各二兩　石膏四兩　茯　知母各三兩　甘一兩半

歸脾湯　治健忘怔忡驚悸不寐者。見方彙

流水丸見勞病　久病不寐者效。

單苦參丸　發狂用將軍瀉心類大勢解而後用此。

調中湯古今錄驗　療虛勞補益氣力方。　麥門　茯　甘　桂　歸　芎各五分　棗一錢　七味。

柴苓枳朮湯外臺　療痃癖氣壯熱兼咳。久爲骨蒸驗方。　柴八分　茯　朮　枳實炙各六分　積熱不歇。即加芒硝取利。

逍遙散見方彙

五蒸湯古今錄驗　石膏一錢　竹葉八分　茯　地　葛根各六分　參　芩　知母各四分　粳米二分半　甘二分　右十味。

竹葉飲　療骨蒸。唇乾口燥。欲得飲水。止渴方。　竹葉一握　麥門　夏各一升
大棗二十枚　甘　生薑各三兩　粳米五合　七味。
流水湯小品　主虛煩不得眠方。　夏二分　米一錢二分　茯四分　或加生姜四分
地黃煎丸方見後　虛勞羸瘦。腹滿。不能飲食。內有乾血。肌膚甲錯。兩目黯黑者。
甲子丸　治勞嗽方。　五味　地骨皮各二兩　鱉甲三兩　右三味爲末。煉蜜圓。如桐子大。空心溫酒。或鹽湯。任意服三五十丸。
大武丸　治證同前　下利者尤佳　乾牛肉朝鮮產　薯蕷　蓮肉　茯苓　小茴香各十五錢　右五味爲末。棗肉搗膏。入好酒和丸。梧子大。晒乾。空心酒下。
獺肝丸　治勞瘵方　獺肝炙干爲末。糊丸桐子大。白湯送下。
四順散陳實功　治肺癰吐膿。五心煩熱。壅悶咳嗽。氣急不能安。　貝母
紫苑　桔各八分　甘　杏仁各四分　爲湯或爲末服。
桔梗湯古今錄驗　療肺癰經時不差方。　桔　朮　歸　地　甘　敗醬
薏苡　桑白　右八味。以水四合。煮大豆半合。取二合汁。去豆。內清酒半合餘。合諸藥煮之。
黃昏湯千金　療欬有微熱。煩滿。胸心甲錯。是爲肺癰方。　黃昏手掌大一枚　右一味煎服。
一方壽世保元　治婦人腹痛如錐剜。每痛至死。不敢著手。此腸癰毒也。　山甲　白芷　貝母　殭蠶　大黃　右煎服。打下膿血。自小便中出。即

愈。

犀角地黃湯　治傷寒。及溫病。應發汗而不汗之。內畜血者。及鼻衄吐血不盡。內餘瘀血。大便黑。面黃消瘀血方　犀角一兩　地黃八兩　芍三兩　牡丹二兩

右以水九升。煮取三升。分三服。喜忘如狂者。加大黃二兩。黃芩三兩。其人脈大來遲。腹不滿自言滿者。爲無熱。但依方不須有所增加。千金

獨參湯　吐衄甚。欲絕。脈沈。手足逆冷者。

射干麻黃湯　欬而上氣。喉中如水雞聲。　夏　五味各六分　麻　生薑各四分　射干　細辛　紫菀　款冬花各三分　棗一分半

厚朴麻黃湯　欬而大逆上氣。胸滿。喉中不利。如水雞聲。脈浮者。　朴五兩　麻四兩　石膏如雞子大　乾薑　細辛各二兩　夏　五味子　杏仁各半升　小麥一升

右九味。以水一斗二升。先煮小麥熟。去滓。內諸藥。煮取三升。溫服一升。日三服。

澤漆湯　上氣脈沈者　夏半升　澤漆三斤以東流水五斗煮取一斗五升　紫菀　生薑　白前各五兩　甘　芩　參　桂各三兩　右九味㕮咀。內澤漆汁中。煮取五升。溫服五合。至夜盡。

清肺湯　咳嗽用小青龍加石膏不已。將成勞嗽者。紀聞

百合知母湯　疫邪解後。咳嗽喝喝。巨里動悸者。　百合　知母　右二味。

獨聖散子和　夫富貴之人。一切涎嗽。是飮食厚味。熱痰之致然也。先用獨

聖散。吐之。

三拗湯見方彙　四君子湯見方彙　千緡湯見方彙　治喘者。

倒換散宣明論　治癃閉。大小便不通。小腹急痛。肛門腫痛。　大黃小便不通減半

荆芥大便不通減半　右爲末。每服二錢。溫酒調下。

三黃湯千金　治下焦熱結。不得大便。　大黃三兩　芩二兩　梔二十枚　甘一兩　若

大閉加芒消二兩。

八正散見方彙　通草湯　治膿淋小便赤澀。莖中痛者。　即六物解毒湯

加阿膠滑石。

生津湯　麥門　者　括蔞　甘　參　連　地　牡蠣　知母　右九

味。或加石膏。

鉛丹散見方消渴　通關散　諸卒暴厥。牙關緊急者。先用此得嚏而進藥。

細辛　牙皂各等分　右爲末。少許吹入鼻內。有嚏可治。

滌痰湯見方彙　反鼻酒　痱。偏枯。痛痺。瘀血。結毒等。灸藥湯泉。不治。則有

反鼻酒之可復療焉。行氣活血。散滯解痼。其功屢著。　反鼻生捕剝皮去腹頭尾取連骨淨

肉浸酒火焙乾五錢　交趾桂枝三錢　芍藥　牛膝各二錢　花椒五分　右五味剉細。布

袋盛。浸好酒一升。別入砂糖十五錢。磁瓶密封。勿令泄氣。冬七夏三春

秋五日。去渣取清。煖細飲之。常令酒氣相接。勿令大醉。若不好酒之人。

各藥研末。不用砂糖。直白湯下。

蘇恭紫蘇湯　蘇莖四分　甘　橘各六分　生姜一錢二分　檳榔二錢

小檳榔湯外臺 療脚氣心煩悶。氣急不安。 夏 生姜 桂 檳榔 右四味。

大檳榔湯方見脚氣 木茱湯千金 治脚氣入腹困悶欲死。腹脹。 吳茱 木瓜各等分

廣濟療脚氣氣急。上衝心悶。欲死者。 檳榔三顆細末 生姜汁三分 童便二升新者不須煖 三味攪頓服。

犀角湯外臺 脚氣冷氣悶。心下堅。背膊痛。上氣欲死者。 吳茱 檳榔 青木香 犀角 半夏 生姜 右六味。

黑豆湯同 療脚氣滿。小便少者。 檳榔 桑白 右二味。以後方煎汁二合。煮取一合。溫服。日三劑。或加吳茱生姜。 黑豆一合半。洗淨以水一升二合。煮取六合。去滓更煮前藥。

附子湯千金 治濕痺緩風。身體疼痛。如欲折。肉如錐刺刀割。 附九分 芎 桂 甘 茯 參各三分 朮四分 右七味。

紫蘇子湯千金 治脚弱上氣。 昔宋湘東王。在南州。患脚氣。困篤。服此湯大得力方。 蘇子 夏各一升 前胡 朴 甘 歸各一兩 橘三兩 棗二十枚 生姜一斤 桂四分 右十味。以水一斗三升。煮取三升半。分爲五服。日三夜一。

常山甘草湯 寒熱。日再三發者。 常山一錢五分 甘草七分半

虎骨酒方見脚氣 杉節湯 杉節四兩 檳榔七枚 大腹皮口兩 青橘葉四十九片 作

一服。水煎。分三服。一日飲盡。如大便通利。黃水未愈。過數日。再進一服。病根去爲度。外用杉節橘葉煎湯洗之。神效。

檳蘇湯　大黃二分　木香　甘各一分　生姜五分　橘　枳實　桂　紫蘇各三分　檳榔六分　九味。

大防風湯　治一切麻痺痿軟風濕挾虛者。　歸　芎　地　耆　防風　杜仲各一錢　芎　附各七分　參　羌　牛膝　甘各五分　朮一錢半　姜　棗

犀角湯　治毒流入四肢歷節腫痛。千金　犀角三分　羚羊角一分半　前胡　芩　射干　梔各五分半　大黃　升麻各六分　豆豉一升　右九味。

赤龍皮湯　赤龍皮　防己　牛膝　忍冬　木通　羌活　大黃　防風　甘　右九味。

一方　羌活　防風各等分　右二味。

金鈴散　治癘風及肛痔。　牽牛子炒末　右一味。每服一二錢。溫酒若白湯下。或加茴香。即是子和禹攻散。疝或用之。

柴胡加石膏湯介賓　治少陽陽明。頭痛口乾。身熱惡寒拘急。　柴二錢　石三錢　甘一錢　姜

山牛湯醫通　治黴瘡頭痛不止。　土茯苓四十錢　忍冬三錢　防風　天麻　黑參各一錢　辛荑仁　芎各六分　黑豆四十五粒　芽茶一撮　右水煎溫服。

先生曰。頭痛經久不差者。兼施十痊丸或針出血。

提肩散　槲皮一錢五分　槲葉七分　千屈菜七分　右三味。

治腎氣上攻項背。不能轉側。　椒附散本事方　大附子一枚六錢以上者炮去皮臍末之　右每末二大錢。好川椒二十粒。用白麪填滿。水一盞半。生姜七片同煮至七分。去椒入鹽。通口空心服。

陷胸湯　治胸中心下結積。飲食不消。千金　栝蔞實　大黃　黃連各八分　甘四分　右四味。

附子丸　治九種心痛。即九痛丸去狼牙者　附子三兩　巴豆去皮心熬研如脂　參　乾姜　吳茱各一兩　右五味末之。煉蜜丸。如梧子大。酒下。強人初服三丸。日三服。弱者二丸。兼治卒中惡。腹脹痛。口不能言。又治連年積冷。流注。心胸痛。並冷衝上氣。落馬墜車。血疾等。皆主之。

枳縮二陳湯見彙方　治腰痛經心錄　杜仲　桂各三分　朮　茯各四分　牛膝　澤瀉　乾姜　甘各二分　服後飲酒爲妙。

文仲葛氏療卒腰痛不得俛仰方　附子二分　桂八分　牡丹四分　右三味。治下篩。酒服一刀圭。日再。此主脇肋氣痛如打者。

小品療腰痛及積年痛者方　地十分　桂八分　朮　甘　乾漆各五分　五味擣末。以酒服方寸匕。日三。

當歸湯　當歸三斤　酒五合

洗眼方　白礬　連　甘　黃栢　紅花　右五味。

芣苡散　芣苡二錢　芩　連　茯　甘　細辛　大黃各二分

謝道人大黃湯　療兩眼痛方。　芎五分　大黃　細辛　甘各四分　芩二分

通聖散　因風鼻塞者。戴人使服通聖散。入生姜葱根豆豉。同煎三兩服。大發汗。鼻立通矣。

辛荑湯（方見鼻）　甘露飲（局方）　治牙疳去血。口臭齒齦腫痛。腐爛。（方見彙）

六味丸　口臭牙齦赤爛。腿膝痿軟。或口鹹。

松葉煎　青松葉　花椒　丁香　桂　五倍子　水煎頻頻含之。

涼膈散（見方彙）　當道飲　治口舌腐爛。而痛者。　車前子　夏枯草（各二錢）

右二味。以水二合。煮取一合。去渣。內蜜四錢。烊消溫服。

清熱補氣湯（見方彙）　方後云。不差者。與附子湯。

先生曰。產後口舌痛者。服消黃朱石類。未嘗得治。一老醫傳此方後屢試之。功力大出意表。

羅不女牟土方　蘆薈末　沒藥（各三錢）　明礬末（八錢）　蜜（四錢）　右四味。入燒酒一合。調。頻頻含之。

碧雪　治口瘡咽喉腫痛。　靛花　蓬砂　焰消　蒲黃　甘（各等分）　右五味爲末。每用少許。摻舌上。細細嚥下。喉痛者。吹入之。

升麻湯（古今錄驗）　升麻　石膏　牡丹皮　甘（各等分）　右四味。

雄黃解毒丸　治急喉痺方。　雄黃　鬱金（各一兩）　巴豆（十四粒）　右爲末。醋糊丸。綠豆大。熱茶清下七丸。吐出頑涎。即甦。未吐再服。如口噤。以物斡開灌之。下咽無不活者。又小兒驚風。痰涎壅塞。及馬脾風。或痘毒攻咽。藥食不下者。冷水服五七丸。神驗。

加味四物湯　治虛火上升喉痛。幷生喉瘡喉痺熱毒能降火甚效。（回春）
歸　芎　芍　地　桔　甘　黃栢　知母　花粉（入竹瀝服）
馬牙硝散　治喉癰及傷寒熱後咽痛閉塞不通毒氣上衝馬牙硝細研。
每服一錢。綿裹含嚥津。以通爲度。
當歸散　婦人妊娠宜常服。　歸　芩　芍　芎（各一斤）　朮（半斤）　右五味。杵
爲散。酒服方寸匕。日再服。妊娠常服卽易產。胎無苦疾。　先生曰。此方
有整胎之功。
芎歸湯（見方）　難產大加雲母。
獨聖散　難產及胎衣不下者。一吐之卽出。
通關散　胞衣不出者用此吹鼻中。得嚏卽出。血暈亦效。
治動胎及產難子死腹中。幷妊娠兩兒。一死一生服之令死者出。生者安。
神驗方（千金）　蟹爪（一升）　甘（二尺）　阿膠（三兩）　右三味。以水一斗。先煮蟹爪甘
草得三升。去滓。次內膠令烊。頓服之。不能分再服。若人困拗口內藥。藥
入卽活。
葵子阿膠湯（千金）　治胎死腹中乾燥著背方　葵子（一升）　阿膠（五兩）　右二味。
以水五升。煮取二升。頓服之。未出再煮服。　先生曰。水血下多。子道乾
澁難出者。此湯必效。若無藥物。以熱湯一盞。內鹿角菜令消頓服之。或
塗油牝戶。亦是濟急之良法也。
回生湯　歸　芎　芍　地　朮　茯　連　甘　桂　芩　參　丁香

木香　莪蓬　大黄　右十五味。水煎。或擺用。此方雖不古。屢用屢效。
交加散良方　治瘈瘲。或顫振。或産後不省人事。口吐痰涎。　歸　荊芥各等分
右爲末。每服三錢。水一盞。酒少許。煎至七分。唯下咽。卽有生理。
大豆紫湯方見産後　新製女下瘀血丸一閑齋方　服枳實芍藥散。不愈者。此爲腹中
有乾血著臍下。此方主之。亦主經水不利。　大黄三錢　桃仁　芎各四錢五分
䗪蟲一錢五分　右四味末之。煉蜜和。爲三四丸。以酒一合。煎一丸。取半合。
蜀漆湯千金　治産後虛熱往來。心胸煩滿。骨節疼痛。及頭痛壯熱。晡時輒
甚。又如微瘧方。　地三錢六分　耆一錢　知母　芎各四分　蜀漆葉　桂　甘
芩各二分　右八味。
栝蔞湯　治産後渴不止方。　栝蔞根八分　參　麥門各六分　甘　地各四分
棗十二枚　土瓜根一錢崔氏用蘆根　右七味。
二味參蘇飮　治産後。瘀血入肺。欬嗽喘急。　參一兩　蘇木二兩　右作一
劑。水煎服。若口鼻黑氣起。宜急用此藥。加附子五錢。亦有傳生者。
奪命丹　治瘀血入胞。脹滿難下。急服此藥。血卽消。衣自下。　附子半兩炮
乾漆一錢炒烟盡　牡丹一兩　大黄末一兩　右爲末好醋一升。大黄末一兩。同熬
成膏。和前藥。丸梧子大。溫酒呑五七丸。
通仙丸　花麥大黄等分丸藥。
牛膝散良方　治月水不利。臍腹作痛。或少腹引腰。氣攻胸膈。　牛膝　桂
芎　桃仁　延胡索　歸　牡丹各一兩　木香二錢　右爲末。每服一錢。溫

酒調下。或每服三五錢。水煎。

紅藍花酒　先生曰。胞衣不出。及產後。遍身痛者。亦佳。

地黃煎丸　治月經不通。臍下堅結。大如杯盤。發熱往來。下利羸瘦。此為血瘕。千金　生地黃三十斤取汁　乾漆一斤為末　右二味。以漆末內地黃汁中。微火煎令可丸。每服酒下。如梧子大三丸。不知加之。常以食後服。紀聞云此方乾血勞用之

羽澤散　治帶下方。　白礬　杏仁　甘各二分　丁子　冰片各一分　右五味為末。薄絹袋盛。以納陰中。坐臥任意。但禁奔走。三日一換之。以愈為度。

獨參湯　治血崩。及諸失血。危急者。　人參二錢　右以水一合。煮取五勺。溫服不知。服至數劑。蓋暴崩危急之際。非少少藥汁之所可得而救活矣。庸醫不辨。僅用人參五分或一錢。以望其生。宜哉其不得功。

栝蔞根湯　栝蔞根　瓜蔞仁　百合　知母　薏苡　柴　芩　甘
右八味。

烏茜丸　烏賊魚骨四兩　茜根一兩　右二味為末。雀卵清丸小豆大。每五丸。或十丸。白湯送下。　亡血勞病用之。

蒲公英湯民間方　蒲公英莖葉花并用一錢六分　薯蕷七分　歸酒製一錢　水莎五分　牡丹二分
右五味。以水三合。煮取二合。其滓再以水三合。煮取一合。一日服盡。試令男子服之。亦覺乳房起脹矣。

治乳腫痛方　紫花地丁擣絞汁。塗乳上。

五物紅花湯　甘　連　大黃　蔚金　紅花　右五味。

五香湯（外科精義）　毒氣入腹，托裏若有異症，加減之。　沉香　木香　丁香

乳香　麝香　右五味。　先生曰。寒症者，宜用此方。

山蘭湯　山蘭　紅花　蔚金　右三味，或擇加三稜莪朮木香檳榔大黃甘草丁子類。

有不乳小便難者。用乳汁四合。葱白一寸。煎三沸灌之。

金花散　自梅花無盡藏來。　連錢草　紅花　大黃　連翹　藿香

升麻（各二錢）　沉香　檳榔　鬱金　乳香　木香（各一錢）　右十一味爲末。

和膠飴多用效。治小兒頭瘡。世稱胄瘡者。大效。又治胎毒一身發瘡疥。

茱萸連湯　治吐乳　吳茱　黃連　生姜等分也。

炒米煎　犀角消毒飲　治丹毒壯熱狂躁。睡臥不安。　荊　防（各一錢）

犀角　甘（各五分）　牛蒡（四錢微炒）　如無犀角。代升麻。或加芩連石膏。

生地黃湯（千金）　治小兒寒熱進退。啼呼腹痛方。　生地　桂心　右二味。

龍膽湯　治嬰孩寒熱。四肢掣搦。吐哯客忤諸驚癇方。　龍膽　鈎藤

芎　柴　甘　大黃　右六味。

烏蠍散　既爲慢驚。外無八候。但吐瀉不止者。　參　朮　茯　甘　川

烏頭　全蠍　南星（各一分）　姜　棗　水煎。

八神湯（千金）　治心腹痞滿。萎黃瘦瘠。四肢痿躄。繚戾。服之可令克悅方。

芎　柴（各三分）　大黃　參（各一分半）　乾姜　甘（各一分）　鼈甲　茯（各二分半）　右八

味。外臺有黃耆無大黃

毓嬰丸　治疳方　大觜烏去觜爪燒黑四錢　鰻魚膽黑燒一錢　黃蘗五錢　薰陸二錢

右四味糊丸。

芎藥四物解肌湯外臺　升麻　葛根　芎　芩　右四味。

順逆湯　歸　芎　芩　連　甘　桔　連翹　黃耆　生姜　九味。

錢氏獨聖散　治痘瘡倒靨陷伏。用川山甲取前足觜上者燒存性爲末。每服四五分。以米湯入少酒服之。或紫草湯亦可。

手捻散　治當靨時。腹痛不靨。其痛著在中脘。乃熱毒凝滯。瘀血作痛也。

牛蒡　芎　桃仁　大黃各五分　紅花四分　桂二分半　右六味。

先生曰。諸瘡毒。腹痛者。屢驗。

連翹去麻黃湯　治結痂後。毒猶盛者。

獨參湯　治跌撲傷損。或金瘡。出血過多。昏沉不醒者。

雞鳴散　治墜壓傷損。瘀血凝積。痛不可忍。　大黃　杏仁各二錢二分　右二味。臨臥溫服。飲酒醉爲度。

接骨木湯龜井　接骨木　歸　芎　芍　地　澤瀉　沉香　大黃　右八味。

治打撲折傷方　活鯽魚小者佳　右研如膏。內白砂糖和勻。傅患所。汁出而愈。骨損者。尤效。

葱熨法　治跌撲傷損　用葱白細切。杵爛炒熱。敷患處。如冷易之。腫痛即止。神效。

甘草解毒湯　甘草　忍冬　白礬　右三味。以水二合。煮取一合。猘犬咬傷。加馬錢子雞冠石。煎成內鐵醬水少許。溫服。兼灸之。數十日。甚者。併用寬中丸。頻頻下之。嘗治數十人。莫一誤者。其他諸蟲獸毒。皆能解之。此方越前奧村翁所立。而適所翁傳之。

狗咬傷　杏仁甘草口嚼搭傷處。又宜銀杏塗傷處。

四順清涼飲 正宗　治湯潑火燒。熱極逼毒入裏。或外被涼水。火毒內攻。致生煩躁。內熱口乾。大便秘實者。　翹　芎　羌　歸　甘　防風　梔各一錢　大黃二錢　燈心。水煎。

三白散　以香油調敷。

六物解毒湯　土茯　忍冬　通草各一錢　芎五分　大黃三分　甘一分

四物解毒湯　銀花一錢　蕺菜　芎各五分　大黃三分

土萆薢湯 景岳　治楊梅瘡。及瘰癧。咽喉惡瘡。癰漏潰爛。筋骨拘攣。疼痛。皆妙。

用土萆薢。卽土茯苓二三兩。以水三鍾。煎二鍾。不拘時。徐徐服之。若患久或服攻擊之劑。致傷脾胃氣血等症。以此一味爲主。加對證之藥。無不神效。

萎蕤湯　萎蕤二錢　歸　芎　連　通草各一錢五分　甘五分　仙遺糧二十五錢　右七味。以水一升四合。煮取七合。一日服盡。若病重者。用土茯苓五十錢。水率亦準之。骨痛或有上逆候。耳鳴目生赤脈等證用之。

桔梗解毒湯　療結毒咽喉。口舌唇鼻破壞。聲啞或成瘰癧者方。仙遺糧八錢或十錢二十錢至五十錢　桔梗一錢　甘　芎　芍各三分　耆　大黃各二分　右七味。以水五合。煮取三合。渣以五合。再煮取二合半。一日服盡。禁茶酒肉麪青菜。一切結毒諸症。無名腫毒腐敗。經年不瘥者。皆效。

葳靈仙湯　歸　芎　芍　梔　朮　甘　大黃　牛膝　杜仲　龍膽　防風　葳靈仙各五分　赤龍皮一錢五分　右十三味。浸酒一夜。以土茯苓一斤。分爲十二。以其一合。前藥。以水二碗。煮取一碗。渣再以水三碗。煮取一碗。一日服盡。

芎黃湯　芎　大黃　荊芥　防風　右四味。

薰洗方　治下疳瘡。黴瘡祕錄方。今呼銀花煎。　苦辛　川椒　金銀花各兩許　右三味。用水三四盌。煎數沸。先薰後洗瘡口。拭乾。用三白散摻之。

三白散　海牡蠣煅　葛粉　果蠃　右三味末傅。

耆歸湯黴瘡祕錄　便毒疳瘡。或髮際生瘡。梳下。薄靨如麩。或手足肌膚。紅點如斑。隱隱肉。當服此方。使正氣足而邪自除也。　參　耆　芎　甘各一錢　歸二錢　忍冬花　防己各一錢五分　升麻　防風　川山甲各八分　生姜　右十一味。

玄龜丹　治遠年近日。楊梅結毒。筋骨疼痛。日久腐爛。臭敗不堪聞。或咽喉唇鼻破壞。諸藥不效者。妙也。　龜板放炭火上炙焦用新安酒漿濃筆蘸漿塗上反復炙塗三次以焦黃爲末二兩石決明用九孔大者煅紅童便內濃之一次　砵砂明亮者各末二錢　共再碾極細。爛米飯爲丸。麻子大。每服一錢。量病上下食前後筋骨疼痛酒下。腐爛者。土茯苓湯下。至重者四十日而愈。一本作砵砂六錢

十全丸　芎　芩　大黄　蘗皮各五分　輕粉一錢半　砵砂一錢　連翹　苦辛　烏蛇　地骨皮各三錢　右十味。爲末糊丸。梧子大。每服十五丸。白湯送下。日二夜一。

先生可用粉丸症。皆用此方。但下疳痛劇者。用梅肉丸。紀聞

四順湯原名四順清涼飲　治血熱蘊結。壅滯不通。或一身盡熱。或日晡肌熱。或夜發熱。皆血熱也。　歸　芍　甘　大黄各等分　右四味。

治疳瘡痛甚。血不已者方。　杏仁　雞子黄　右合研塗患處

羅不女年士方　下疳漸漸侵蝕。不可遏止者。當以此洗。若不愈者。宜石堊湯。

石堊湯　石堊三十錢以滾湯一升攪勻去渣不用　焰硝四錢　膽礬三分　右二味。投石堊汁中。溫洗數次。若爲水泡者。去膽礬加礬石一錢。

十味敗毒湯　治瘡瘍焮痛。寒熱脈緊有力。　羌　桔　芎　枳實　柴　荆芥　防風　連翹　銀花　甘　生姜

涼膈散　治癰瘍。熱毒熾盛。大便祕結。

破棺丹會卿　治瘡瘍熱極。汗多大渴。便祕譫語。發狂等。即調胃承氣湯。爲丸者也。

凌冬飲　諸腫毒服之。未成者內消。已成者卽潰。　忍冬　耆各一錢五分　歸三分　甘一分　右四味水煎。加酒更煎數沸溫服。消渴後服此藥。預防發癰。

梓葉湯　治癰疽及一切腫毒方。　梓葉二錢　忍冬一錢　甘草五分　右三味。一無忍冬。有通草。或加皂角刺。

櫻皮湯　治癰腫。瘰疽。諸腫毒方。　櫻皮五錢　桃仁二錢　赤龍皮五錢　右三味。以水一升。煮取七合。頓服。

鍼灸法　凡暴死者。多是疔毒。急用燈照遍身。若有小瘡。卽是其毒。宜急施鍼灸。

夏枯草湯　治瘰癧已潰未潰方。　夏枯草二錢　甘草二分　右二味。或加翹芎大黃。又明眼目。

瞿麥湯張璐古　治項邊馬刀方。　翹　瞿麥　大黃　甘　右四味。食後熱服。十餘日後。灸臨泣穴二七日。六十日決效。

浮萍散　治諸風癬疥癩瘡。　浮萍　歸　芎　芍　甘　荊芥　麻黃各等分　七味。溫服出汗。

苦參湯　遍身痒痛。諸藥不效。久而如痂癘者。　苦參三錢　右一味。按葛洪破棺散方。以此物酒煮服。

四順湯　乾疥瘙痒。皮枯屑起。便祕者。

浴湯方　忍冬　防風　枳實各十六錢　荊芥　湯花各二十五錢　淡竹葉三百枚

鹽一升 右七味。煮盛袋煎浴。凡七八日得愈。

楊梅皮湯 治黴瘡方 楊梅皮一錢 桔梗 茯 甘各五分 右四味。初日以水一合一勺。煮取一合。二日以一合二勺。煮取一合。三日以一合三勺。煮取一合。四日以一合四勺。煮取一合。五日以一合五勺。煮取一合。以此爲一劑。大凡三劑得愈。如毒深者。服至五六劑。

萍湯 治惡疾遍身生瘡。浴浸半日。大效。本草

通天散 大黃 皂角刺各十錢 牽牛子 反鼻各六錢 鬱金五錢 右五味。爲末。每服五分。或一錢。酒下。日二夜三。梅毒似癩眉毛脫者。又久淋因毒者。用之。

辨附子瞑眩與中毒

門人稻艮節問附子之用法於余。答曰。夫烏附之爲性也。猛烈也。用之有瞑眩而愈者。有不瞑眩而愈者。有徒中毒者。烏頭桂枝湯條云。其知者如醉狀。得吐者。爲中病也。又桂枝附子去桂加朮湯條云。如冒狀者。此瞑眩而愈者也。又用之。其病頓愈。氣字快然者。是無瞑眩而愈也。又用之。其病須臾增劇。發頭痛眩暈。或身體不仁。或發熱上逆。嘔吐等症者。中其毒也。速止附子。復問瞑眩而吐者。與中毒而吐者。何以辨之。答曰。瞑眩而吐者。其病愈而後吐也。中毒而吐者。其病增劇而吐。是其別也。凡病用附子。卽愈心氣爽快者。爲方證相對也。外科療結毒與爲動其痼毒。自有徑庭。然則附子之症候如何。答曰。仲景云。無熱惡寒者。又眞武湯證曰。腹痛下利。附子湯證曰。口中和。由是考之。無熱惡寒。大便滑或溏。口中和者。可以爲

附子準的矣。凡大便秘結者，不中用之，只冷秘之症，用附子而大便快通，是冬節薄衣之人。或婦人月事之時，一身冰冷。少腹痛者，多有此症。然百人中一人耳。又痛風一症，用附子不數日則無功者。若大便難者，宜兼用大黄劑。又有久服附子而患眼疾者，速止附子。不然恐後有致失明者矣。愼諸愼諸。

中川成章誌

跋

漢張仲景氏之書。具悉治病之方法矣。然學而不精。泥而不通。則誤治者亦不少也。麓山中川先生。家世軒岐。嘗博撮古今之良方。有合于仲景氏之旨意者。躬親經驗者多年。久之編一書成。名曰證治摘要。以授之子弟。雖然醫者意也。舍得其意。不膠于法。舍通其變。而不誤于治。則先生之所深望於子弟也夫。元治甲子歲冬十二月。門人肥後支藩大村守約識

陳存仁編校

皇漢醫學叢書

皇國名醫傳

淺田惟常著

皇國名醫傳

提要

日人崇好漢醫。由來已久。故研究漢醫及有關漢醫之著述者。代不乏人。本書編纂列代名醫事蹟。頗稱詳覈。其體略似劉臨川之世說。剔繁摘精。事類粲然。直使讀者有羹牆之感。凡景仰先哲遺蹤者。皆當人手一編。後附杏林雜話。尤見精湛。

皇國名醫傳前編序

皇國名醫丹波雅忠事花山天王。此時高麗王。患其后之篤疾。且欵華韓諸名醫不能治矣。教使獻書伏天朝乞迎雅忠。乃裁答書云。雙魚難達鳳池之波。扁鵲豈入鶏林之雲。雅忠不往。古今以爲美談。如余友淺田識此則不然。佛蘭西陸軍戰將列翁魯。抱大患不愈已久矣。各國諸名醫弗能療焉。佛將不得已。來皇國館于横濱。遣使乞一名醫于德川昭德大將軍。大將軍特擢識此命之。佛將積年之病。識此一朝療而愈之。佛將之歸國也。各國名醫皆聞而駭曰。日本醫士淺田宗伯者。治之何其神也。嘖嘖傳稱之。識此名惟常。宗伯其通稱。識此卽字。余謂雅忠恥其屈致而不療者也。識此憐彼來乞而懇治者也。至揚皇國之美於海外則一也。識此研鍊醫術。旁用力詩文之業炳如。是故有許多著作。余嚮序其著書溫疫論刊誤而盡矣。吁。識此已既震名於海外。然其著作未布於海外焉。余常以爲恨。今茲明治四年辛未之秋。米利堅學校將纂藏萬國醫籍。因需皇國醫籍。於是大學東校。擇兩三部將贈之。識此所著之皇國名醫傳及前編二部爲第一矣。蓋皇國未曾有之盛舉也。東校大丞。奉命促之。識此臨贈徵余序前編。卷首揭舊幕府醫官多紀元佶。水戸藩儒職青山延光二序。余何添蛇足續狗尾之爲。雖然不可辭者有之。夫余與識此俱淸和苗裔。其系遠出鎮守府將軍八幡公。識此信州人。屬信濃源氏。余乃八幡公二十四世之孫也。系譜猶存。以同其祖宗。同其學業。雖有東西千里之隔。而方術相磨。詩文互贈。書牘往復如織。交誼親於兄弟。識此當幕府隆盛之時。職升尚藥。位進法眼焉。在今日猶奉天璋大夫人之湯藥。在其邸中。頃拜診主上生母二位君及近衛正二位公等。皆奏其藥驗矣。識此則精于學之醫也。巧于治術之醫也。信用于時世之醫也。兼此三者。天下除識此而誰。今又贈著書于海外矣。眞可謂不辱祖宗也。如余則一旦奉命爲大阪府醫職。賜褒典凡二矣。然以漢學醫。且蒲柳之質。夙辭其職。今也閑雲浮碧落。野鶴脫樊籠。因下講帷于市陌。生徒來門。文墨自娛。余亦有數部著書。瘟疫論集覽十卷。上梓因循。對祖宗殆失面目。雖然爲兄者。家勢之盛如此。則爲弟者若己有之。亦無所恨也。余不可不序於前編。蓋以是故也。余大感識此著書將有吐一奇言曰。唐甘氏著名醫傳其書來皇國焉。識此著皇國名醫傳。其書今日布于海外焉。甘氏名伯宗。識此卽宗伯。余果知識此乃甘氏之再生也。不然其名稱著述兩相似也。然皇國宗伯勝于唐伯宗固萬萬。抑此編布海外。則人人皆指此書曰是日本醫療佛將之人。而淺田栗園先生之所著也。栗園識此之號也。海外基礎此書。亦有著西洋名醫傳者。則實由識此之賜也。今日皇國政務一新。海外各國結盟約。英之倫敦。佛之巴理斯。魯之伯德米之華盛頓。火輪船之往來如比鄰。故海外有大患迎識此。識此乃裁妙文辭之如高麗王。來拜識此乞療。則悉治之如佛國將。嘻。皇國之兩美。唯在識此一人矣。眞可謂前無古人後無來者也。是故此舉也。余語米利堅學校人人曰。如識此即是皇國名醫傳中之人也。

日本明治四年辛未大嘗會後一日大阪華城學人田中內記。

皇國名醫傳前編序

余讀淺田識此所著名醫傳。然後知述作之果不可廢也。蓋自允恭帝訖後光明帝千有餘年。其間名醫哲匠不爲不多。而其傳之愈遠而愈不衰者。唯述作之家爲然焉。嘗竊考之。天朝名醫之傳。率存之於口授面命。不以撰述爲屑。是故非得其人。則亦不敢輕傳焉。是自古人謹厚之風。非後人所思識也。迨其後世風澆漓。其所謂口授面命者。僅附之影響。而古人傳將日就沈沒焉。於是豪傑之士起。始有撰述之傳。如延曆中有和氣氏。大同中有菅原安部氏。貞觀元慶之際有物部氏小野氏。各以撰述著。而其書亡佚不完。逮永觀中時。則有我曩祖丹波氏出。最稱翹楚。所著醫心方醫略抄。全然存于今日。爲醫家鴻寶。繼此有僧性全有隣者。而性全之頓醫抄萬安方有隣之福田方。悲田方諸書。亦能巋然幷存。他如阪氏吉田氏祐乘坊竹田久志本諸家。皆學殖優贍。肆力撰述。於是乎子孫有所奉以世其職。後世有所準以仰其法。中世已降。語名醫者必以此數家爲圭臬。何其盛也。余因有所感焉。天下之以名家世其秩祿者何限。使其各有數十卷書傳於後。得如識此其人者表而傳之。不亦可嘉尚乎。退而自顧淺學菲材。幸承祖業。奉其遺方。守其世職。稍稍有所著述。未以足問于世。則後來之傳不傳。亦未可必。而識此則以一介醫生。能好學而文。其著書裒然成帙。此外仍有數部。則後世之傳。非識此而誰歟。於是乎復忍爾以自愧焉。遂援筆書其端。
萬延元年歲次酉橫𢇲灘孟冬之吉江戶侍醫督醫學事兼醫學教諭法眼丹波元佶識。

皇國名醫傳前編序

海內之有醫方。以大巳貴少彥名二神爲鼻祖。二神之有功於生民也大矣。厥後允恭帝有篤疾。求良醫於新羅。蓋當時醫學未闡而乏其人耳。及後世通使隋唐。多選才藝之士從之。如菅原梶成實以善醫膺其選。於是乎方技日精。而專門名家稱絕技者何限。至白河帝時。高麗求良醫於我。是可以見當時醫學之盛夐軼異域也。第記載闕略。不能詳其事實耳。信濃淺田識此嘗輯近世名醫事蹟爲之傳。既已梓行。又綴集古之名醫爲前編。問序於余。余謂天下伎藝日精一日。大抵皆然。非特醫學而已。然古人樸實敦厚。過絕今人。故至其苦學精思。則非今人之所能髣髴。即其所得。亦必有犇軼絕塵。不可企及者矣。而其術或不傳。嗚呼。彼耗一生之精力以爲主之。至乃涉萬里之波濤。以求之海外。遂能使二神之澤。被於後世。天下之至勤也。而其術則不傳。姓名僅見載籍。天下之至不幸也。今乃輯而傳之。此亦仁之術矣。誰爲事實闕略不足傳乎。是爲序。

安政丁巳五月水府青山延光撰。

皇國名醫傳前編序例

惟常初編名醫傳。從上代至近時。通爲一貫。然醫流源委。方術精粗。慶元後始爲班班可考。討索易易成力。前此則零言瑣語。僅載姓名。雖隨獲隨錄。勞多功少。既不自慊。因弗敢問人。所以先斷慶元而還爲本篇也。爾來五六年所搜羅。復且數十百條。惟常雖寡陋。凡史乘關於醫事者。涉獵已盡矣。思此平昔心力。不忍付諸蠹魚。頃訂舊稿。合得三卷。因題名曰名醫傳前編。

原稿倣常藩皇史例。引用書目三百十餘部。盡注於本條之下。以明出據。既而夷考之載籍不一。文質異辭。流傳已久。訛謬互在。依而襲之。難免陋雜。訂而辨之。不堪煩碎。且攈摭事實。務徵於古。裁制體例。宜歸于一。要之一家之言。非通共之書。因揭引用書目於卷首。而每條出據今皆刪除。然至其無舛誤。惟常亦不自保。讀者宜自擇其是而可也。

歷世醫人事蹟不傳。獨其著書及書目存者。皆無由紀載。姑附於引用書目之後。

續日本紀有賈受君胸形朝臣赤麻呂三代實錄。有神人氏岳日下部廣君。其他諸書佚姓氏徒存名者。履歷未能詳。姑倣本編而闕如焉。

醫家詩歌。著稱于藝苑者。不乏其人。然非此編之所要。故略焉。惟常別有杏林風月之撰。請就覽焉。

惟常曩遊京師。創草此編。在天保三年壬辰。醫官奧基實慫慂之。爲就縉紳世家討求古籍。使借覽成緒。丙申夏來于江戶。聞饍所渡邊昶幕府醫官杉本良嚮各有醫傳之撰。而其人其書俱不可得覩。深以爲憾。後與幕府醫官奈須恒德京師山科元幹相識。二氏皆精于歷朝醫蹟。並有成著。受益頗多。往年尾府侍醫中島恕寄示同僚賀島近信所著皇朝醫史。間有異同。資以校訂。及安政三年丙辰。稿始成。惟常風塵鬻伎。事與心睽。凡經二十五年。夙志始達矣。而奧奈須山科三氏。既已淪謝。獨賀島氏猶存。而道途遼遠。末由從質。將伯之助既多。要女之懷何已。聊敘其由。庶幾不負良友於存歿也。

安政三年歲次丙辰暮春淺田惟常識。

皇國名醫傳前編附存醫書目錄

醫心方略十卷不著撰人名氏
藥帳秘傳集一卷同上
傳尸病二十五方
大巳貴大神醫綱本紀八
耳命正傳一卷菅家校正
奇疾草子二卷不著撰人名氏
秘傳藥種論一卷
續添要穴二卷和氣氏
救療抄一卷和氣氏
當療記三卷同上
遐年要抄二卷丹波氏
臟府拾類抄同上
衛生秘要抄同上
療養方一卷不著撰人名氏
醫譯抄同上
傳尸病治方十卷同上
養生抄大江惟時

古今奇驗連珠方一卷活民子
金瘡療治抄一卷不著撰人名氏
保氣論二卷同上
草全日用奇妙集一卷同上
闇目口傳抄一卷同上
玉林抄一卷同上
和玉抄一卷同上
精英本草同上
節用本草八卷同上
周監方半井氏
新方半井氏
晞范句解一卷同上
香要抄二卷清原氏
藥種抄二卷同上
穀類抄一卷同上
秘傳藥方聞書一卷今川右馬介
秘方一卷同上

雜藥方一卷同上
森藥方一卷同上
藥方秘中鈔一卷同上
遊擊將軍藥方一卷同上
簡易小方六卷同上
和氣家傳秘方五卷不著撰人名氏
和氣家傳秘書三書同上
醫方分類一卷同上
五臟次第圖同上
秘傳秘藥諸病治方一卷細川勝元
靈蘭集同上
家珍方不著撰人名氏

養生秘抄一卷同上
十全要方同上
文龜傳寫古藥方同上
西忍流正傳同上
樗雜集二十五卷梵益
陰虛本病一卷不著撰人名氏
魯府方同上
愛洲方一卷永壽軒

以上依本朝醫考。豹斑錄。醫家古籍考。聿修堂皇朝醫書目錄。塙氏著錄羣書一覽輯錄。

皇國名醫傳前編引用書目

古事記
日本書記
續日本紀
日本後紀
續日本後紀
文德實錄
三代實錄
類聚國史
日本紀略
扶桑略記
歷代皇紀
本朝世紀
一代要紀
帝王編年紀
令義解
延喜式
類聚三代格
交替式
類聚符宣抄
傳宣草

宣旨類
百練抄
增鏡
東鑑
東鑑脫漏
新儀式
西宮記
政事要略
法曹類林
類聚雜例
倭名類聚抄
萬葉和歌集
玉葉和歌集
新千載和歌集
現存和歌六帖
續現葉和歌集
藤葉和歌集
枕草紙
源氏物語河海抄
今昔物語集

榮花物語
宇治拾遺物語
十訓抄
江談抄
古事談
續古事談
古今著聞集
寶物集
徒然草
壒囊抄
薫集
薫聚類抄
𩣡驢嘶餘
東路苞苴
現在書目錄
仁和寺書目
外記日記
競埒記
前太平記
北條九代記

老談一言記
天上記
舩上記
伯耆卷
宇佐神記
太平記
應仁記
櫻雲錄
穴太記
甲陽軍鑑
貞信公記
吏部王記
九記
天延二年記
系東記
平記
都記
高野山御參詣記
法性寺殿御記
法性寺日記

大府記
後二條關白記
有光記
小右記
權記
御堂關白記
左經記
水左記
春記
康平記
帥記
江記
中右記
長秋記
大記
永昌記
台記
台記別記
人車記
平兵記
吉記
山槐記

顯廣王記
玉海
玉葉
定長卿記
愚昧記
仲資王記
明月記
平戶記
三長記
自曆記
岡屋殿御記
玉蕋
家光卿記
吉續記
吉槐記
勘仲記
仁部記
竹林院左府記
經俊卿記
吉黃記
葉黃記
弘安九年記

經長朝臣記
後野宮內府記
顯朝卿記
管見記
官記
公敏卿記
賴定卿記
書寫山行幸記
祈雨法日記
繼塵記
實躬卿記
業顯王記
萬一記
園太曆
薩戒記
花園院宸記
後深心院關白記
後愚昧記
建內記
青蓮寺氏昭記
迎陽記
大外記師兼朝臣記

大外記師茂記
康富記
宣胤記
玄慧記
季瓊日錄
和長卿記
菅別記
二水記
天聽集
吉繼卿記
理性院記
御產部類記
普廣院產所日記
禁秘御抄
大問成文抄
長德二年大問
保元四年大問
正應四年大問
除目抄
除目大成抄
妙光寺內府除目部類
敍位入眼抄

官職秘抄
魚魯愚抄
魚魯別録
内局柱礎抄
公卿補任
歴名土代
皇胤紹運録
齊宮記
新撰姓氏録
尊卑分脈
諸氏出姓卷
歴代皇紀系圖
藤氏系圖
久我家系圖
日野一流大系圖
大中臣系圖
津守系圖
菅原系圖
紀氏系圖
安倍系圖
和氣系圖
丹波系圖

惟宗系圖
上池院系圖
盛方院系圖
竹田系圖
半井系圖
小森系圖
今大路系圖
祐乘坊系圖
施藥院系圖
安藝系圖
安藝家古記
京都將軍譜
秀吉家譜
釋虎關年譜
寛永諸家系圖傳
敕撰作者部類
續作者部類
武智麻呂傳
鑒真東征傳
續往生傳
元亨釋書
懷風藻

經國集
凌雲集
都氏文集
田氏家集
續文粹
朝野羣載
默雲龍澤杏林亭詩序
法隆寺二天像足背記
醫家千字文
京華集
蕉菴遺稿
幻雲稿
半陶稿
胡盧集
南浦文集
羅山文集
鳳岡文集
倭名本草
本草倭名傳抄
五體身分集
醫心方
醫略抄

衛生秘要抄
臓腑拾類抄
醫談抄
覆載萬安方
頓醫抄
四花灸法
長生療養方
本草色葉抄
真本千金方
丹波氏明堂經
金澤本齊民要術
香要抄
香藥抄
香字抄
福田方
悲田方
琉璃壺
延壽類抄
月海語録
遇仙方
捧心方
續添鴻寶秘要抄

管蠡備急方
典藥故書
鑑効秘要方
精撰秘要方
慈濟軒方書
當流和極集
捷術大成印可集
諸病禁好集
老師雜話記抄
西忍記
西忍流正傳
家傳小兒方
換骨秘錄
數明集
外科細槧
外科新明集
難經俗解
啓迪集

延壽和方彙函
家珍方
家秘小雙紙
天平二年大倭國大稅帳
天平七年內藥司解
天平十七年典藥寮解
天平二十年皇后宮職牒
貞觀十五年越中國正稅帳
延喜十年越中國官舍納穀交替帳
延喜十七年丹波國船井郡田券
仁安元年施藥院解
仁安二年典藥寮解
仁安二年施藥院解
永萬元年施藥院解
保元四年大問書

正應四年大問書
文永三年結番文
明兪璉與金持重弘書
僧瑞超半閑軒慶祐壽像讚
二中曆
禮儀類典
本朝遯史
本朝語園
日本古今人物史
異稱日本傳
寶石類書
集古十種
羣書類從
鄰交徵書
本朝醫考
雍州府志
本朝醫談

續本朝醫談
豹斑錄
報恩抄
元寬日記
寬明事跡錄
明良洪範
逸史
醫官進退
諸家秘笈
皇朝醫史
醫官制度考
醫家古籍考
聿脩堂皇朝醫書目錄
羣書一覽
歷世尙藥傳
尙古圖錄

皇國名醫傳前編目錄

上卷

和藥使主……一
藥師惠日 難波連奈良……一
奈良藥師……二
後部藥使主……二
蜂田藥師 深根輔仁……三
倭漢直福因……三
桑原訶都……三
益田直金鍾……三
物部韓國廣足……三
御立連吳明……四
秦忌寸朝元……四
大羊甲許母……四
答本陽春 独賦……四
張福子……五
高義通……五
余仁軍……五
蓋高麻呂……五
甘味神寶……五
倭武助……五
馬史夷麻呂……五
忌部宿禰烏麻呂……五
栗田朝臣道麻呂……五
淨岡連廣島……六
掃守王……六
田部宿禰男足……六
文室眞人水通……六
木使主望足……六
羽栗翼……六
雀部直兄子……七
冰上眞人河繼……七
布施朝臣大海……七
平羣朝臣清麻呂……七
朝野宿禰魚養……七

小倉王……七
中臣朝臣道成……七
吉水連神德……八
若江家繼……八
息長丹生眞人文繼……八
小野朝臣諸野……八
蘰連家繼……八
大伴宿禰乎知人……八
益野王……八
朝原宿禰岡野……八
物部首廣泉……九
蕨野勝眞吉……九
大神朝臣虎主……九
當麻眞人鴨繼……九
清岑朝臣門繼……九
海直淡路……一〇
竹田千繼……一〇
海部男種麻呂……一〇
家原善宗……一〇
與道宿禰名繼……一〇
下毛野殿永 御安……一一
島田朝臣忠臣……一一
民首方宗……一一
和邇部臣宅貞……一一
其日連公冬雄……一一
狛人野宮成……一一
藏史貞野……一二
五百木部全成……一二
下道門繼……一二
大伴村主家人……一二
葛城宿禰高宗……一二
常澄宗吉……一二
阿比古氏雄……一二
阿保朝臣常世……一二
孔生部富世……一二
秦公廣範……一二
時原朝臣與宗……一三
宮勝宿禰忠來……一三

伴宿禰有道……一三
淡海常那……一三
櫻井宿禰季富……一三
三島貞祥……一三
河内博遠……一三
穴太豐理……一四
行田朝臣文信……一四
大中臣致忠……一四
長谷部宿禰永盛……一四
足羽忠俊……一四
宗盛員……一四
長宿禰義信……一四
神奴連貞述……一四
調吉近……一五
大春日遠晴長德……一五
土師宿禰正忠……一五
刑部武並……一五
大江安賴……一五
珍縣主石松……一五
大和諸行……一五
藤井宿禰爲重……一五
三條左近將監……一五
菅野朝臣棟友……一六
藤原氏……一六
源氏……一八
金武……一九
王有稜陀……一九
僧勸勤……一九
毛治……一九
鉢日比子……一九
僧法藏……二〇
僧鑒眞……二〇
僧長秀……二〇
小手尼……二〇
僧惠清……二一
王鞬南……二一
陳宗敬……二一
許儀明……二一

中卷
和氣氏……二三
丹波氏……三一
惟宗氏……四一
清原氏……四四
中原氏……四五
小槻氏……四七
菅原氏……四七
安倍氏……四九
紀氏……四九
下卷
法蓮……五三
法榮……五三
入道侍從……五三
石屋……五四
理滿……五四
佛嚴……五四
賢禪……五四
大善……五四
重原……五四
蓮基……五五
智玄……五五
心寂……五五
如來尼……五五
要上……五五
葉上……五五
行蓮……五五
金蓮……五五
與心……五六
空體……五六
性全……五六
生西……五六
小松……五六
有隣……五六
壽阿彌……五六
允能……五七
良心……五七
久阿彌……五七

瑞篤……五七
一立……五七
景贇……五七
澄一……五七
源貞……五八
不孤……五八
祐公……五八
高定……五八
雪岑……五八
三喜 月湖……五八
阪上池院……五九
阪盛方院……六〇
吉田氏……六〇
竹田氏……六一
久志本氏……六二
安藝氏……六三
板阪氏……六三
祐乘坊……六四
藤原永全……六四
中臣成宗……六五
成田小三郎……六五
八阪崇譽……六五
松井正濟 福富氏……六五
高橋英全……六五
山科景紹……六六
南條宗鑑……六六
田村長元……六六
金持重弘……六六
片岡晴親……六六
曾谷慶祐 子壽仙……六六
奈須家之……六七
阿佐井宗瑞……六七
佐佐木善住……六七
土岐宗璉……六七
河野治傳……六八
岡家重……六八
津輕以三……六八
笠原重次……六八
三折全友……六九
近藤桂安……六九
附錄
杏林雜話……七三

皇國名醫傳前編卷上

信濃　淺田惟常著

厥初生民。醫藥隨與。神皇產及靈尊大己貴命少彥名命邈矣。其事不可得而稽焉。及允恭帝三年。新羅國奉敕貢醫金武。雄略帝朝百濟國貢高麗醫德來。欽明帝十五年。百濟國又貢醫王有稜陀採藥師潘量豐等。爾後歸化醫名。相繼于籍。推古帝時。百濟僧勸勒獻曆天文地理及方術遁甲等之書於此山背日並立。首就學方術、繼而西土醫書傳播日廣。良工輩出。當時皆以醫師冠名。以為稱呼。史總稱之謂藥部云

和藥使主

善那使主父知聰。吳主照淵孫。欽明帝時從我將軍大伴佐上古來化。獻儒釋醫書明堂圖及佛像樂器等。善那受父醫方。孝德帝時始製牛酪以進。帝善之。賜號和藥使主。改名福常。子孫世居難波。其裔有弟雄安主黑麻呂等。貞觀六年。賜姓宿禰。弟雄歷右近衛將監丹波介安主黑麻呂並從八位上。（皇朝古昔重種姓。故有賜姓之典。然以今考之。宿禰連朝臣真人等其實亦品爵之類耳。不可與西土一例看。）

藥師惠日　難波連奈良

藥師惠日五世祖曰德來。雄略帝時。徵醫於百濟。德來應徵而來。子孫世居難波。因稱難波藥師。惠日與倭漢直福因及僧惠齊惠光赴唐學醫。推

古帝時歸朝奏曰。邦人留學于彼者。業皆習熟。宜召還。又曰。文物制度。備具于彼。聘使不絕。則於國家有洪益矣。白雉五年。奉命與遣唐押使大錦上高向玄理等俱聘于唐館。伴郭文舉問我神聖之名及地理。惠日應答如流。文舉感服。寶字二年。其孫內藥司佑兼出雲員外掾奈良等十一人賜姓難波連。延曆中有難波連廣名及廣成。廣名爲侍醫典藥頭兼因幡權掾。進丹波掾。廣成內藥正。（法隆寺二天像足背記有藥師德保。蓋亦同族。）

奈良藥師

吉田宜初姓吉。爲鹽垂津彥命後。鹽垂津彥命往戍任那三巴汶地。子孫留居焉。八世曰吉大尙。與弟少尙等相率來歸。世傳醫術。居奈良田村。因稱奈良藥師。宜其裔也。初爲僧。名惠俊。文武帝嘉其才藝。敕還俗。賜名宜。授爵務廣肆。宜好學。最精醫方。養老中試醫術科。賜絁絲布鍬。神龜初與同宗智首俱賜姓吉田連。取諸里名田村云。天平初。始命陰陽醫藥天文曆數諸道廣敎授生徒。宜首率子弟講習。尋任圖書頭。十年。遷典藥頭兼相摸介。卒年七十。子古麻呂。延曆中爲內藥正。侍醫。兼歷豐前常陸介。吉田兄人。天平二十年。任侍醫。兼河內大目。勝寶中進彈正少忠。吉田斐太麻呂。寶龜中爲內藥正。傳侍醫。兼歷出雲伯耆伊勢相摸介。吉田書主。任佐京亮。從五位上。（兄人斐太麻呂書主蓋宜之族。故附焉。）

後部藥使主

後部藥使主億仁。百濟人。其先出自高麗。大兄億德。天武帝時來化。爲侍醫。朱鳥元年。病將死。特敕授爵直大壹。封一百戶。

蜂田藥師　深根輔仁

蜂田藥師文主。和泉人。其先與和藥使主同世。以醫仕于朝。承和元年。賜姓深根宿禰。六年。爲遣唐知乘船事。子孫有宗繼者。貞觀仁和間。歷官鍼博士內藥正侍醫醫博士兼加賀介。宇多帝患陰痿。宗繼用露蜂房製劑治之。輔仁卽其孫也。少從典藥頭菅原行貞而學。擢左衛門醫師。累遷權醫博士侍醫。延喜中。奉敕撰掌中要方及和名本草。又著養生抄。(三代實錄有蜂田岑範。爲典藥大屬。蓋亦其族。)

倭漢直福因

倭漢直福因。推古帝十六年。從聘使小野妹子往唐學醫。三十一年。從新羅使智洗爾而還。

桑原訶都　續紀訶作加。訶加聲通。

桑原訶都。天武帝侍醫。朱鳥元年。授爵直廣肆。賜姓連。(天平中有桑原村主安万呂。蓋亦其族。)

益田直金鍾

益田直金鍾。以醫聞。天武帝弗豫。敕金鍾及僧法藏赴美濃國製白朮煎以進焉。因効賜絁綿。

物部韓國廣足

物部韓國廣足。從役小角學咒法。又就僧鑒眞問本草。天平四年。擢典藥頭。

御立連吳明

御立連吳明。初稱吳肅胡明。以良醫聞。養老五年。詔曰。文人武士。國家之所貴重也。醫卜方術。國家之所崇信也。精其業藝者。豈可不褒賞哉。因敍從五位上。賜以絹絲布鍬。神龜元年。賜姓御立連。（按史有御立清道者。恐係胡明改名。）

秦忌寸朝元

秦忌寸朝元。父辨正。大寶中赴唐。以圍棋得唐主幸。生二子。朝慶朝元。辨正朝慶死于彼。朝元獨反。通于醫方。養老五年。敍從六位下。賜絹絲布鍬。累遷圖書頭。主計頭。以其善唐語。命兼譯官。

大羊甲許母

懷風藻作許率母。續紀作脚巨茂。皆同。

大羊甲許母。敍從六位下。養老五年。賜絹絲布鍬。以賞其醫功。神龜元年。賜姓城上連。孫城上眞立。亦以醫彰。天平中擢侍醫。兼大和大椽。尋敍從五位下。

答本陽春

猶賦

答本陽春。善醫。敍正六位上。神龜元年。賜姓麻田連。陽春又善詞藻。大伴皇子常延爲客。相與唱和。其族忠節。勝寶中敍從五位下。後坐事廢。猶賦忠節孫也。爲佐大史。延曆四年。遷典藥頭。奏曰。蘇敬所注新脩本草。較之陶隱居集注本草。增一百餘種。今所用藥材。正與敬書合。請自今廢集注而專用新修本草。詔從之。八年轉山城守。（天智紀有答炑春初。亦同族。）
張福子
張福子。善醫。與吉田宜。御立胡明城。上眞立等同時齊名。
高義通
高義通與福子同時。亦以醫聞。
余仁軍
余仁軍能咒禁。養老七年。敍五位下。
蓋高麻呂
蓋高麻呂。天平中爲侍醫。
甘味神寶
甘味神寶。天平勝寶間爲侍醫。
倭武助
倭武助。天平中爲典藥頭。其孫廣成。延曆中爲侍醫。兼遠江掾。
馬史夷麻呂
馬史夷麻呂。寶字三年。自甲斐守轉典藥頭。累遷南海道使。
忌部宿禰烏麻呂
忌部宿禰烏麻呂。勝寶六年。自神祇少副轉典藥頭。累遷信濃守木工助治部少輔。
粟田朝臣道麻呂

栗田朝臣道麻呂。爲內藥佑。寶字三年。賜姓朝臣。累遷參議近衞員外中將。兼勅旨員外大輔式部大輔。因幡守。神護元年。坐和氣王事免官。亡幾除飛驒員外介。守。與道麻呂有宿怨。誣以罪。拘而幽之。遂憂憤而死。（高野山御參詣記有典藥允粟田憲重。疑其族也。）

淨岡連廣島

淨岡連廣島。光仁帝侍醫。寶龜五年。兼丹後介。明年進典藥頭。

掃守王

掃守王。寶龜中爲典藥頭。累進大炊頭大藏大輔。宮內大輔。攝津大夫。

田部宿禰男足

田部宿禰男足。寶龜二年。爲典藥員外助。

文室眞人水通

文室眞人水通。寶龜三年。任典藥頭。進大藏少輔。

木使主望足

木使主望足。爲呪禁師神護。景雲元年。敍外從五位下。

羽栗翼

羽栗翼。父古麻呂。山城乙訓人。靈龜二年。從阿部仲麻呂赴唐。生翼及翔。比反。翼年十六。以慧敏稱。後爲僧。朝廷惜其才。命還俗。寶龜初。授大外記。六年爲遣唐使錄事。遷判官。賜姓臣。與小野石根等赴唐。歸而獻寶應五紀曆經。天應元年。奉勅住難波。煎鍊朴硝。延曆元年。任丹波介。五年。擢內藥正兼侍醫。六年兼左京亮。遷内藏助内藥正侍醫並如故。帝憫其衰老。特許駕小車出入殿門。十七年卒。歲八十四。

雀部直兄子

雀部直兄子。稱德帝時爲内藥佑神護景雲二年。兼參河員外介。三年進内藥正。（三代實錄雀部茂世敍從七位上任下野國前權少掾。以醫從東征之役。蓋亦兄子之孫）

冰上眞人河繼

冰上眞人河繼。鹽燒王子。賜姓眞人。延曆元年。爲因幡守。坐事流于伊豆。後遇赦歸。大同二年。擢典藥頭。轉伊豆守。

布勢朝臣大海

布勢朝臣大海。延曆中爲典藥頭。尋轉主殿頭。後爲美作介。

平羣朝臣清麻呂

平羣朝臣清麻呂。延曆四年。任典藥頭。轉大膳亮。後爲信濃介。

朝野宿禰魚養

忍海原連魚養。延曆七年。任播磨大掾。尋兼典藥頭。十年。請改姓朝野宿禰。宿禰乃其祖先之稱。朝野則其所居之地。

小倉王

小倉王。延曆中歷官少納言阿波守。典藥頭。内膳正。請稱族清原。

中臣朝臣道成

中臣朝臣道成。石根子。延曆二十二年。任典藥頭。尋補尾張守。

吉水連神德

吉水連神德。延曆中爲侍醫。二十三年。帝弗豫。神德侍藥有功。孫清平。天曆中爲典藥少屬。

若江家繼

若江家繼。延曆二十五年。任典藥允。尋擢内藥正侍醫。弘仁元年。兼尾張權介。

息長丹生眞人文繼

息長丹生眞人文繼。大同四年。任上總介。尋兼内藥正。累遷右京亮右中辨。

小野朝臣諸野

小野朝臣諸野。弘仁中爲典藥頭。尋補大膳亮。其孫藏根著太素經集注三十卷。

蕯連家繼

蕯連家繼。弘仁元年。任大膳亮。轉典藥助。兼越中權介。

大伴宿禰乎知人

大伴宿禰乎知人。弘仁五年。自左京亮補典藥助。

益野王

益野王。承和十三年。爲尙藥。

朝原宿禰岡野

朝原宿禰岡野。山城葛野人。承和三年。任遣唐醫師。

物部首廣泉

物部首廣泉。伊豫風早人。少學醫術。博閲方書。爲醫博士。兼典藥允。遷侍醫。兼歷伊豫讚岐掾。仁壽齊衡間。爲次侍從。改賜姓朝臣。貞觀初。轉參河權守內藥正侍醫並如故。卒年七十六。廣泉醫術。獨步當時。又善攝養。年老皮膚悅澤。體氣強壯。著攝養要訣二十卷。其孫內嗣。元慶中爲典藥助。

蕨野勝貞吉

蕨野勝貞吉。壹岐人。承和十二年。任本國醫師。

大神朝臣虎主

大神虎主。右京人。大三輪大田田根子之後也。初稱神直。後賜姓大神朝臣。幼而俊辯。極精藥石。承和中爲左近衛醫師。擢侍醫。兼歷參河備後掾。貞觀二年。補內藥正。物部廣泉死後。醫名卒歸虎主。虎主素好諧語。嘗製地黃煎。自省中出。途遇其友。問何之。虎主遽應曰。奉天皇命。向地黃處。其滑稽如此。（貞觀十六年。遣伊豫權掾大神宿禰己井豐後介多治真人安江等於唐市藥。己井恐係虎主之孫。）

當麻眞人鴨繼

當麻眞人鴨繼。爲侍醫。嘉祥貞觀間。兼歷越後筑前介。典藥主殿頭。阿波介。讚岐權介。伊豫權守。年老請致仕。不許。卒于官。

清岑朝臣門繼

清岑朝臣門繼。左京人。嵯峨帝擢爲左衛門少尉。累遷上野介右馬助。承和中。歷長門守典藥頭。備後守縫殿頭等。致仕居于難波。

海直淡路

海直淡路。天長初敍外從五位下。仁明帝爲太子時。患胸痛。痛不可忍。嵯峨上皇聞之。召侍臣喩之曰。朕亦會病此。諸藥不治。及終服金液丹與白石英而得效矣。但石藥峻猛。庸醫多怯。宜詢之良工。乃召淡路。淡路之見適符於上皇。遂進其方。刺痛立除。

竹田千繼

竹田千繼。山城愛宕人。少爲典藥寮醫生。嘗讀本草至枸杞却老。欲試其効。乃多植之。春夏服葉。秋冬食根。又以莖根浸酒而飲之。沐浴亦必用其煮汁。及老不懈。年踰七十。而耳目聰明。顏鬢如壯時。文德帝弗豫。已愈而體羸。侍臣有奏千繼却老之狀者。帝卽召見。擢爲典藥允。使培養枸杞時進之。千繼又有吏幹。帝知之。補左馬允直藏人所。卒年百有一。

海部男種麻呂

海部男種麻呂。長門醫師。貞觀元年。任採銅師。

家原善宗

家原善宗。右近衞醫師。貞觀中爲侍醫。後與族鄕好等賜姓朝臣。

與道宿禰名繼

與道宿禰名繼。始稱門部連。齊衡三年賜今姓。擢侍醫兼歷駿河介醫博士。遷典藥正。兼能登介。次侍從。進典藥頭。

下毛野殿永　御安

下毛野殿永。貞觀中爲施藥院使。孫御安爲下野權醫師。元慶二年。出羽蝦夷叛。守藤原與世討之。戰屢失利。詔遣御安與雀部茂世援之。三年賊平而歸。

島田朝臣忠臣

島田朝臣忠臣。字達音。自脩稱田達音。有才學。元慶寛平間。以醫聞。兼名于詩。貞觀元年。奉詔接伴渤海聘使與其副周元伯唱和。歷官越前權少掾少外記因幡權介。

民首方宗

民首方宗。右京人。爲太宰醫師。貞觀五年。與族廣宅賜姓眞野臣廣宅。時爲木工醫師。

和邇部臣宅貞

和邇部臣宅貞。播磨飾磨人。爲本國權醫師。貞觀六年。賜姓邇宗宿禰。

其日連公冬雄　一作甚目

其日連公冬雄。尾張海部人。火明命之後也。爲本國醫師。貞觀六年。與族十六人賜姓高尾張宿禰。

狛人野宮成　眞信記作狛野

狛人野宮成。爲醫得業生。貞觀中擢侍醫。其孫包坐。延長九年。補施藥院醫師。

藏史貞野

藏史貞野。貞觀中爲侍醫。尋兼美作權介。後賜姓坂上宿禰。

五百木部全成

五百木部全成。爲侍醫。元慶二年。兼尾張權介。

下道門繼

下道門繼。貞觀中爲權鍼博士。

大伴村主家人

大伴村主家人。貞觀中爲施藥院使。

葛城宿禰高宗

葛城宿禰高宗。陽成帝時爲侍醫。兼鍼博士長門權介。

常澄宗吉

常澄宗吉。河內高安人。爲安藝醫師。元慶三年賜姓高安宿禰。

阿比古氏雄

阿比古氏雄。仁和中爲侍醫。兼鍼博士。

阿保朝臣常世

阿保朝臣常世。昌泰中爲典藥頭。（小槻氏原姓阿保。蓋常世同族。）

孔生部富世

孔生部富世。延喜三年。任太宰府醫師。

秦公廣範

秦公廣範。延喜中爲越中醫師。

時原朝臣與宗

時原朝臣與宗。延喜五年。任左近衞醫師。試博士。延長中。累遷侍醫博士。兼備後權介。其孫維材忠信維材從宮勝忠來學醫。天曆中爲權醫博士。兼尾張權介。忠信擢侍醫。天延三年。與清原滋秀治藤原忠義疾有殊効。事聞進爵一等。

宮勝宿禰忠來　一作宮。或云本姓勝。

宮勝宿禰忠來。受業於時原與宗。延長中爲權鍼博士。進醫博士。兼備後介。子春來。爲左近衞醫師。尋試博士。子利名典藥頭。

件宿禰有道

件宿禰有道。學宮勝忠來術。天曆中累遷典藥頭鍼博士。兼能登權介。其孫盛俊。爲典藥生。康和四年。補醫師。

淡海常那

淡海常那。承和中爲典藥允。

櫻井宿禰季富

櫻井宿禰季富。天曆中爲侍醫。

三島貞祥

三島貞祥。爲右近衞醫師。累遷將曹右近將監。

河內博遠

河内博遠。爲左近衛醫師。康保三年。試鍼博士。及醫博士。子信通。寬仁元年。任權鍼博士。孫延通。長和中爲侍醫。（官職秘抄載河内正序以醫仕後爲大膳進。蓋同族也。）

穴太豐理

穴太豐理。正歷中爲典藥屬。

行田朝臣文信

行田朝臣文信。左京人。從清原爲時學醫。通本草明堂小品等。補典藥寮醫生。

大中臣致忠

大中臣致忠。與行田文信同時爲醫。得業生。子親賴爲右兵衛醫師。

長谷部宿禰永盛

長谷部宿禰永盛。長元元年。任典藥少屬。

足羽忠俊

足羽係諏訪借字。邦音同此。恐出於大巳貴之裔。

足羽忠俊。永延中爲左近衛右馬醫師。子千平。治安中爲典藥屬。

宗盛員

宗盛員。寬喜中爲右衛門醫師。族宗繼爲左兵衛醫師。

長宿禰義信

長宿禰義信。長德中爲侍醫。

神奴連貞述

神奴連貞逑。長保中爲典藥寮醫師。
調吉近
調吉近。長保中爲左馬醫師。
大春日遠晴長德
大春日遠晴長德。爲飛彈醫師。長保中進典藥允。
土師宿禰正忠
土師宿禰正忠。寬弘四年。任典藥寮醫師。
刑部武並
刑部武並。長元六年。任施藥院主典。
大江安賴
大江安賴。永承中爲典藥寮醫師。
珍縣主石松
珍縣主石松。爲典藥寮醫師。
大和諸行
大和諸行。長保中爲施藥院史生。
藤井宿禰爲重
藤井宿禰爲重。爲左兵衞醫師。敍正六位上。康和四年。轉典藥大屬。
三條左近將監
三條左近將監。建久中爲鎌瘡醫師。

菅野朝臣棟友

菅野朝臣棟友。元永二年。爲典藥少允。子安致。康治二年。叙從五位下。孫盛憲安言。盛憲安元元年。任典藥少屬。安言典藥少允。

藤原氏

藤原氏族最繁衍。其歷醫官者亦衆矣。中古典藥寮內藥司施藥院等醫職。諸士雜任。不專於當道。至寬平中罷內藥司。併諸典藥寮。其頭特以醫爲之。仁平久壽之間。助亦任自醫。而允屬以下。猶仍舊習。治曆中始咸歸於當道。施藥院使自丹波雅忠爲之。以後亦繼爲醫士之任。於是職掌始稱矣。如今所舉藤原氏源氏諸人。雖未能知其皆能醫與否。然既歷醫官。則不得不係于醫。疑以傳疑。謹斯彙載焉。

藤原大繼。歷少納言伊豫介。大判事宮內少輔備前介。左京大夫大藏大輔。大同元年爲伊勢守兼典藥頭。

藤原淨岡。大同中自典藥頭遷筑後守。

藤原道雄。小黑麻呂子。有詞才。弘仁九年。爲典藥頭。累進參議。

藤原城主。下野守楓麻呂子。延曆中爲典藥頭。累進中納言。

藤原福當麻呂。內麻呂子。弘仁中歷右少辨典藥頭。兼常陸介。

藤原信賴。寬德中爲典藥助。

藤原氏範。承和中爲典藥頭。遷遠江守。

藤原時風。師範子。爲施藥院使。

藤原師資。正曆元年。任典藥助。
藤原泰憲。寛仁三年。任典藥助。長元中歷左近將監中納言。
藤原俊經。保延三年。舉秀才。五年任典藥助。嘉應二年。遷右大辨。
藤原理中。長和元年。任典藥少允。
藤原章祐。治安三年。任典藥助。
藤原朝輔。爲藏人。寛治元年。補典藥助。
藤原知信。知綱子。寛治四年。任典藥助。遷中宮少進藏人助。
藤原盛安。永治二年。任典藥允。
藤原定憲。爲典藥助。永治二年。補大學權助。
藤原信重。實義子。爲文章得業生。康治元年。授典藥助。歷式部少丞大內記大舍人頭。
藤原爲宜。爲典藥助。寛治中累遷藏人式部少丞。
藤原資隆。爲宜子。康治二年。任典藥助。
藤原爲兼。爲典藥寮醫生。康和四年。轉醫師。
藤原爲範。爲藏人。大治四年。任典藥助。
藤原能廣。久壽三年。任典藥助。
藤原維保。仁安二年。任典藥助。
藤原賴時。仁安三年。任典藥助。
藤原行兼。治承四年。任典藥助。

藤原雅成。建仁四年。任醫道。
藤原信經。建保元年。任醫道。
藤原範兼。康治元年。任典藥助。
藤原吉時。康永三年。任右衞門醫師。
藤原國匡。貞和四年。任左兵衞醫師。
藤原達國。貞和四年。任右兵衞醫師。
藤原貞繼(號意足軒)文明間以醫聞。
藤原氏直歷藏人修理權亮中務大丞氏直覃思醫方術不讓於顓門。天文四年。後奈良帝麻疹特詔氏直進藥。

源氏

源致親爲淸子。爲典藥允。又有詞藻。著金葉集。長曆二年。坐藤原實成事。流于隱岐。
源信秀。經賴子。爲藏人。長歷二年。補典藥助。遷若狹守。
源家行。寬治中爲典藥助。
源康長。延慶中爲典藥少允。
源雅能。大治初爲典藥助。

蕃醫

粵稽平城以前之醫。多屬歸化。而如智聰之子爲和藥使。主億仁之孫爲後部藥使主。惠日之裔爲難波藥師。答本之爲麻田。蜂田之爲深根。劉之爲丹波。秦之爲惟宗。俱有世業顓門之學。故別立傳。而其特係一世者。彙爲蕃醫傳。

金武

金武波珍早岐。又稱金波鎮漢紀武。（珍鎮早漢聲近。本居宣長云金姓。波鎮新羅爵名。漢岐其王族之號。武名。猶我稱某朝臣某。）新羅人。允恭帝自爲太子時。得疾。艱於行步。即位三年。徵醫於新羅。新羅王遣武爲調貢大使。兼獻方。帝服之而愈。

王有稜陀

王有稜陀。百濟人。欽明帝時。百濟乞師。帝許之。因敕徵醫卜曆學之士。及其書籍藥品。於是百濟貢進醫士王有稜陀採藥師潘量豐丁有陁及卜曆師等。

僧勸勒

僧勸勒。百濟人。遍涉諸伎。推古帝時來歸。獻象緯遁甲方術等書。詔令諸生就學。陽胡玉陳受曆術。大友高聰受天文及遁甲。山背日並立受方術。勸勒後任僧正。

毛治

毛治。高麗人。白雉中爲侍醫。

鉢日比子　鉢書記作炑炑字字書無所考。今從一本。

鉢日比子天智帝時以精方藥聞。同時有贊波羅金須鬼室集信德頂上德自珍等。蓋皆韓人善醫者。德自珍持統帝時爲醫博士。授爵務大參。

僧法藏

僧法藏。百濟人。善醫。天武帝弗豫。法藏與益田金鍾奉敕進白朮煎。且爲招魂究而驗。賞賜絁綿布。

僧鑒眞

僧鑒眞。唐揚州江陽人。姓淳于。少從僧知滿講究佛論。最長戒法。嘗於大明寺說法時。我僧榮叡普照等從聘使丹墀廣成在唐遇之。因勸東遊。鑒金乃率弟子祥彥道與與叡照等。泛海阻風而反者再。遂從我聘使古麻呂來化。寓東大寺。鑒眞又能醫。治療皇太后弗豫有功。任大僧正。賜備前水田一百町。時未能精西土藥品。鑒眞爲辨定之。邦人欲之。醫道益闢。世傳鑒上人秘方。又祀其像。（李肇唐國史補云。天寶末揚州僧鑒真始往倭國。大演釋教。經黑海蛇山。其徒號過海和尚。）

僧長秀

僧長秀。唐人。天曆中歸化。居鎮西。以其良醫術。徵住梵釋寺。督僧務。兼給醫事。長秀一日詣桂宮。觀庭樹曰。此眞桂。心可供藥劑矣。時人始知本邦有桂可用也。長秀撰方書進之於朝。世又傳其香方。

小手尼

小手尼。百濟人。不知姓名。善醫。其手纖如嬰兒。故名。稱德帝前陰腫塞。醫艱乎治之。小尼上言請試其手術。右中辨藤原百川不可而止。

僧惠清

僧惠清。宋人。投化。居鎭西。能醫。長和三年。藤原淸賢爲按察納言。遣惠淸齎砂金千兩赴宋。求治眼方。

王鞬南

王鞬南。元人。投化。居京師。業醫。

陳宗敬

陳宗敬。元人。應安初。元亡。投化。居筑前博多。博學通醫方。人稱曰陳外郎。以其曾仕爲禮部員外郎云。室町幕府聞其名。召之不應。後從僧無方參禪。改名明照。子孫傳其遺方。所謂外郎透頂香也。

許儀明

許儀明。明江右人。投化。居薩摩。爲醫。

按平淸盛時。有宋醫闕其名。北條時宗時有明元房漢章二醫官。恐亦係投化人。而未詳其傳。姑揭名以俟考。

皇國名醫傳前篇卷中

信濃　淺田惟常著

和氣氏

桓武帝時。名醫有和氣廣世。後二百餘年。有丹波康賴二氏。世世職名播外國。可謂官有世功者矣。

和氣廣世。備前藤木人。其先出於垂仁帝。父淸麻呂民部卿。兼造宮大夫美作備前國造。廣世好學。補文章生。延曆四年。坐事禁錮。無幾特旨除少判事。自式部少輔轉典藥頭。又命兼大學頭。以專督生徒課試。廣世乃遷宅於大學寮南。造弘文院。置書數千卷。又自著藥經大素等以誘掖後進。納墾田三十町以助學資。其篤于所職如此。歷官美作守式部少輔。而大學頭如故。廣世無子。弟眞綱生眞典。子時雨。

時雨從宮忠來受方術。夙有聲譽。承平三年。試左兵衞醫師。天慶中爲侍醫。累遷鍼博士醫博士。天曆十年。擢典藥頭。子正業。正世。

正業爲侍醫權鍼博士。進典藥頭。子致賴。相法。致賴爲典藥頭醫博士。兼攝津守。子元倫。歷典藥頭。兼式部少掾。長門守等。

正世歷醫博士典藥頭。療爲章親王癰腫效。賞賜綾帛一條。帝歷稱一時人材。曰醫方則丹波重雅和氣正世。正世生相成。相茂。而以姪相法爲嗣。

相法鍼博士。侍醫。子相賢。章親。相賢右兵衞醫師。章親（一名親平。又曰義親）

典藥允。子相世成貞。相世左兵衞醫師。子成世左近衞醫師。左京亮。子定世（定一作眞）相賴盛宗定世侍醫。兼內藏助阿波介。相賴右近衞醫師。盛宗左近衞醫師。

相成典藥頭。子相秀相任。相秀權侍醫。子相忠延忠。相忠歷左衞門醫師。典藥允侍醫。子秀成權侍醫。兼釆女正。一女子生而前陰無竅。乞治於安倍盛親。盛親惶惑不能下手。秀成以刀劃破。遂得爲常人。子秀忠典藥允鍼博士。

相任右近衞醫師。子信經。子賴政。並從五位下。

延忠從五位下。

相茂歷典藥醫師鍼博士侍醫。或云本惟宗氏。以正世外孫冒其姓。子永保侍醫。子保世。從五位下。

成貞典藥允醫博士。成貞最名。子憲貞貞相。憲貞（號和三）典藥允。子相正相時盛世。相正典藥允。子相重相永二人。從丹波重基而學。相重左兵衞醫師。

盛正左京權亮。

貞相歷左京亮釆女正。子兼相相淸定成。兼相歷內藏助丹波少掾。子兼業。從五位下。藤原兼實曰。貞相兼相爲良醫。然不用於世。可惜矣。

相淸典藥允。

相時左京亮。子相元相保相光。相元歷相摸介左京權亮。承安四年。紀伊守某在任病請治相元往療之子相家子相貞皆從五位下相永歷右兵衞醫師典藥助醫博士無子養中原貞說爲嗣貞說從貞相及丹波重長而學爲人豪放好大言族人目爲狂不肯許其冒姓會宇佐祠官有疾時醫以爲癩律禁惡疾奉祭祀將奪其職懼赴京師請使廷醫論定己疾貞說亦與焉衆醫診畢退而呈案貞說曰吾貧人也家無方書退案何爲即席書狀以爲祠官疾白癜非癩考徵精確衆莫能難祠官賴獲不廢矣二條帝大賞之特賜和氣氏補諸陵頭安元二年後白河上皇患瘡丹波憲基傳鹿角大黃類荏苒不差又將灸之貞說診曰此小瘡何用灸爲臣有小膏貼之愈不出三日矣上皇命獻之果如其言治承二年轉長門介亡幾卒子貞經貞村貞經歷權侍醫醫博士兼采女正內藏助等文曆元年四條帝患脚氣腫及大腹證候甚惡諸醫勸灸貞經獨以爲不可帝卒弗用灸而愈子貞利貞宗貞衡貞基貞幸有貞貞尙貞利右近衞醫師

貞宗建仁三年擢侍醫兼歷采女正駿河權介左兵衞醫師等子貞光貞兼貞光歷主殿介權針博士典藥介貞兼大學權輔

貞基權侍醫典藥助子貞朝典藥助兼大膳權亮

貞幸典藥權助兼內藏助藤原定家年老患中風貞幸治之得全子貞親貞茂兼仲貞親歷圖書頭隼人正大炊助女醫博士鍼博士等

右貞左京亮承久三年後鳥羽上皇隱岐之狩從焉

貞尙子貞並從五位上。

定成歷醫博士侍醫典藥頭。兼織部正。近江權大掾。因幡介丹波介等。仁安二年。鳥羽上皇病瘍。丹波重長療之不差。定成乃詳病狀變遷。及消息之方。奏之。上皇納之。卒有効。承安二年。高倉帝患瘍。定成和麥門冬大黃散貼之有効。安元中。侍大后病於熊野行宮。亦有効。養和元年。奉敕著合藥方。和氣氏中世被藤原氏抑制。衰微不振。雖有良工。遂無聞焉。及至定成。醫名隆起。官爵超父祖。稱爲中興。子定長定良時成正基定康定親。定長歷女醫博士。權侍醫。兼諸陵頭。參阿權介。美作權介。主稅寮等。定良有才學。因平清盛請著醫方抄。養和元年。敕當時名醫五人撰方書。定良與焉。別著療治方。歷諸陵頭。備中介。相摸介。子定雅長成。定雅稱藥院入道。長成歷權侍醫。施藥院使。典藥介。兼丹波大掾等。晩削髮。曰寂信。寬喜二年。東一條大后弗豫。召診。寂信曰。原病雖平。水氣將發。恐難爲矣。既而果然。子忠成師成清成師有。忠成歷典藥允主計頭。修理權亮等。子忠有。

師成。歷侍醫典藥允。兼織部正主計頭等。文永九年。與種成同侍後嵯峨上皇弗豫有功。後與丹波忠茂俱療春宮癉病。子成繼。

清成筑前守。

師有歷典藥權介主稅助等。

定親歷醫博士鍼博士圖書頭隼人正等。

時成歷侍醫典藥頭。兼丹後介織部正等。建久二年。中宮喉痺。時成針之而愈。七條大后弗豫。時成灸之而愈。元久二年。後鳥羽上皇弗豫。時成藥治之而愈。承元二年。大后病脚氣困悶極矣。時成灸之而愈。藤原定家腰痛。熨之增劇。時成診曰。此濕浸腰也。治屬脚氣。非火熨之所宜。乃作湯藥浴之而愈。子基成清成親成知成氏成。基成歷侍醫典藥頭內匠頭等。子能成宗成。能成歷下總權介侍醫主計頭等。貴戚有疾。醫爲處方。中有樟柳根。人不知爲何物。問能成。能成曰。商陸一名樟柳。人服其家學有素。正嘉元年。後深草帝弗豫。御能成藥而愈。子成繼以成。以成侍醫兼能登介。子康成侍醫。

宗成歷玄蕃頭大藏少輔等。子冬成。歷侍醫下總權介縫殿頭采女正等。子理成。歷采女正圖書頭。

正基歷權醫博士侍醫。兼主殿助織部正等。或患脚腫。正基用火針治之。子有成。歷女醫博士典藥介兼玄蕃頭進侍醫。建長七年。奉後鳥羽上皇藥有効。賜良馬及物。子遠成季成泰成。遠成擢侍醫。轉周防守。季成歷鍼博士典藥權助。兼伯耆介等。泰成權醫博士。子達成。亦權醫博士。

定康爲女醫博士。藤原定家病瘍不差。定康以鹿角屑貼之即愈。子光成顯成。光成歷女醫博士典藥頭。兼圖書頭等。顯成典藥權介。子直成。歷典藥權介醫博士。兼縫殿頭等。

淸成歷侍醫典藥頭圖書頭。子尙成賴成。尙成侍醫兼大膳亮。子弘成。歷典藥少允侍醫圖書頭等。子藤成。歷侍醫兼采女正三河權介等。賴成典藥少允兼三河權守。子利成玄成宮成。利成三和權守。子晴成治成。晴成織部正。治成但馬權守。富成歷典藥助大舍人頭。親成典藥權介兼織部正。後削髮曰淨觀。嘗覺寬咽喉腫塞。七八日滴飲不下。煩悶瀕死。淨觀爲刺其喉出膿。升餘立愈。子伊成種成彌成親時員成。伊成歷木工助丹波大掾。子經成歷典藥權助女醫博士大舍人頭織部正等。子篤成歷典藥頭大膳大夫彈正大弼等。特受花園上皇寵。彌成從五位上。

知成歷典藥權助越前介內匠頭縫殿頭等。子爲成蔭成國成夏成常成。爲成歷女醫博士侍醫典藥頭甲斐守等。子仲種明成。仲種典藥權助。蔭成歷權鍼博士典藥助縫殿頭長門權守等。子時名章成仲成。時名鍼博士。子時夏權鍼博士。章成典藥權助。子彌成侍醫兼三河權守。仲成歷醫博士典藥權介施藥院使丹波介長門守宮內卿等。貞和元年。後醍醐上皇弗豫。仲成與丹波知長治之。進階賜良馬及服。

國成典藥少允兼三河權守。子全成。典藥頭兼大膳大夫。正和中。屢奉御藥。

夏成歷權鍼博士權醫博士兼丹波權守施藥院使大膳大夫等。子英成。鍼博士兼修理大夫。正和三年。伏見上皇患痘瘡。英成與丹波長直侍診有効。賜馬及服。子益成致成。益成歷侍醫典藥頭兼宮內卿。子匡成繁成廣成。匡成施藥院使兼彈正大弼。子房成。典藥權介兼左京權大夫。子有成。治部大輔。
繁成典藥頭兼彈正大弼廣成典藥頭施藥院使。
氏成歷典藥允侍醫兼丹波大掾玄蕃頭圖書頭等。文永十年。春宮病黃
癉。氏成與春成調御藥愈。各有賞賚。將軍藤原賴經有疾。請醫於京師。氏
成當選而往。子仲成利成蔭夏。仲成典藥權助兼主殿介。子久成岑成。久
成侍醫。岑成權侍醫。
利成典藥權介。
蔭夏典藥權助。子成綱仲知。成綱典藥權介。子仲尙。歷權侍醫兼左馬頭
典藥大允隼人正等。子繁氏丹波守。仲知鍼博士。兼伯耆權介。
種成歷侍醫醫博士典藥權助兵庫頭等。後嵯峨上皇使種成及惟宗時
俊交宿直。種成尤被寵遇。每御其劑。上皇崩後。剃髮曰佛種。子春成延成
仲景。春成侍醫縫殿頭。文永中。春宮病黃癉。春成與氏成奉藥有効。
延成侍醫。
仲景歷權女醫博士典藥頭大膳大夫隼人正等。晚剃髮曰景覺。子弘景
音成嗣成。弘景歷女醫博士隼人正圖書頭等。晚剃髮曰覺種。會虎關疾。
室町幕府特命覺種治。覺種無子。以嗣成爲嗣。嗣成歷典藥權介施藥院
使兼下總權介典藥頭侍醫等。足利直義夫人體氣異常。詢治於醫。諸醫
或以爲風。或以爲氣。紛紜不決。嗣成診曰。此娠也。非疾也。何以藥爲。諸醫
訴曰。甚矣嗣成之爲諛也。夫人原乏生育。今齡踰四旬。豈復有孕理。既而

果擧男矣。直義大喜。割其邑以報之。子全繼。典藥頭彈正少弼。音成權針博士織部正。

員成侍醫兵庫頭。子時定時通房成。時定權侍醫。時通侍醫玄蕃頭。房成侍醫兼肥前介織部正。子時員。權侍醫大舍人頭。

常成歷權女醫博士侍醫。兼宮內少輔。播磨權守典藥頭。施藥院使大膳大夫兵庫頭等。常成家藏萬卷。嘗患兵燹。請納於秘庫。亡幾秘庫災。累世方書。蕩無遺燼。世深惜之。常成無子。養從子明成爲嗣。歷侍醫典藥頭施藥院使。兼宮內少輔甲斐權守右馬權頭刑部卿等。子茂成。後改明茂。歷侍醫典藥頭兼大監物宮內卿等。晚削髮曰常茂。子尙成。後改時尙。歷權侍醫治部少輔宮。少輔無子。養丹波明重爲嗣。明重伎名甚著。歷施藥院使典藥頭。兼甲斐守。晚削髮曰宗鑑。（號半醒軒）敍從三位。子明孝。歷施藥院使權侍醫典藥頭。兼甲斐守宮內少輔兵庫頭治部卿等。晚削髮曰宗乘。敍正三位。子明名。權侍醫施藥院使。從三位。

致成典藥頭。子邦成良雨。邦成歷典藥頭施藥院使。兼宮內卿等。子保成。施藥院使良雨子茂成。皆典藥權助。利長本明重門人。明重愛其才。以爲義子。任刑部少輔。晚削髮曰道三。子明親。後改貞長。削髮曰證玄。號蘭軒。後勅稱春蘭軒。永正中航海赴明。從熊宗立學醫。子明英。歷兵庫助宮內大輔修理大夫等。以治皇女之功。進從三位。晚削髮曰壽林。（號閑齋軒）壽林家于施藥院之故地。有大井界爲二。一供醫事。一充家用。因號曰半井。而子孫遂以爲氏。子明親明貞明親通稱機庵。任宮內大輔。子瑞策。初名光成。通稱驢庵。又稱通仙軒。任宮內大輔。瑞策醫術越於父祖。正親町帝嘉之。因其自稱。勅賜號通仙院。又以祕庫所藏丹波康賴醫心方賜之。特班諸醫上。織田豐臣二氏皆善待之。信長在京師。常館其家。有近江人某聞其能。試使診己。瑞策曰。子身無所病。而脈見死候。恐有不虞之事。子其愼之。明日果死于軍。世以爲神。時曲直瀨正慶術重于時。而瑞策與之齊譽云。子瑞桂。後改任世。亦稱驢庵。神祖在駿府召而見之。又見台廟于江戶。後水尾帝勅襲父號通仙院。子瑞壽亦稱驢庵。數療猷廟疾。每奏奇効。恩寵無比。加祿至千五百石。時幕府醫官皆削髮敍法印法眼。惟瑞策特請復祖先爵位。故至今子孫仍之。門人淸水瑞室。江藤宗元。山下宗琢。皆任幕府。瑞室尤著聲績。

丹波氏

丹波康賴。丹波矢田人。其先出於漢靈帝。靈帝五世孫曰阿智王。應神帝時避亂。率母子及其黨七人歸化。帝封之於大和國檜隈郡。以爲使主。其子都賀。改賜姓直。有二子。山木志努。志努別賜族阪上。出居丹波國。子駒子。子弓束。子首名。子孝子。子大國。康賴。大國子。學醫。其術特精。賜姓丹波宿禰。歷宮鍼博士左衞門佐。兼丹波介。天元五年。著醫心方三十卷。其書捃摭隋唐方書百餘家。每門發以巢元方病源候論。而主療諸方次之。至于本草藥性。明堂孔穴。養生服石食餌等。靡不具載。稱爲本邦方書之府

卷中　三一

庫、永觀二十一年。書成卷。奏進。又以課試諸生。子孫奉爲家法。二子重雅清雅。（雅一作明）重雅歷典藥頭權鍼博士右近衞醫師。兼丹波守兵庫頭掃部頭主殿頭大舍人頭穀倉院別當等。貞元中源賴光病瘧。重雅診曰。夏傷暑而秋病瘧。自然之勢。而諸瘧多生於風。方宜驅風濕。乃與其劑而愈。寬弘八年。藤原行成患痢。重雅以灸治之。子忠明。歷權鍼博士醫博士典藥頭侍醫兼丹波守等。敕改姓。朝臣長德中安倍晴明謂藤原道長曰。某日府中當有怪異。謹而避之。至期道長杜門謝客。獨延源賴光晴明忠明及僧勸修自守。是日大和國獻瓜。道長意疑。未輙食。晴明爲卜之曰。瓜中有毒。於是觀修唱咒。瓜跳轉不止。忠明鍼之乃止。賴光以刀斷之。內有小蛇。鍼中其目。刀中其頭。道長大喜。厚加贈貽。寵口諸士。使僕於外過神泉苑。會暴雨迅雷霹靂。僕畏而昏絕。其主謀之於忠明。忠明曰。此必見龍而死也。教使埋于熱灰中。有頃而蘇。問之。果如其言。長元元年六月。後一條帝患槌疾。忠明以柳湯淋之而愈。其秋帝又患腰痛。忠明曰。風疾也。宜浴藥湯。且以厚朴磨汁服訶梨勒丸。不日而安。當世重其術。子雅忠。長元七年。試典藥頭補右衞門佐。永承中爲丹波介。任滿而還。時後冷泉帝弗豫。命雅忠上藥有効。遷丹波權守。又療關白藤原某發背頓差。某喜之。爲奏補施藥院使。施藥院專任當道。自雅忠始也。承歷中高麗王妃疾。王贈書於大宰府。以厚幣求良醫。時以雅忠擬選。朝廷以其書辭失禮却之。而使大宰府報牒。內有扁鵲何入鷄林之雲之語。自是世稱雅忠爲日本扁鵲。初朱雀帝患癰。侍醫療以射水和氣。相成曰。病差矣。止射水而可。雅忠時尙弱冠。與診人或問之曰。恐不可爲矣。亡幾帝崩。雅忠嘗竢客在堂時。乞診者踵接門外。雅忠遙望之。指爲其人曰。彼有某疾。彼有某疾。及皆坐詢之。無一或錯。有間。安倍吉平至。雅忠爲置酒。吉平促醑曰。急之地震將起。雅忠以爲戲。須臾震起。時以爲兩奇矣。雅忠嘗夢神謂己曰。汝曾祖康頼懇誠祈我。我爲護方書久矣。今數將災。汝戒之。雅忠驚覺。遽收方書。遂免災云。永保中。雅忠就晉唐方書摘錄救急之方。著醫略抄。二子忠康重康。忠康試醫博士。爲侍醫。治曆中兼近江大掾。歷典藥頭。備前守主稅頭等。子雅康。歷鍼博士醫博士。權侍醫。一時幷兼丹波介。掃部頭。越前權介。兵庫頭。典藥頭五官。鳥羽上皇虛羸善病。雅康灸肩數穴。大驗。賞賜良馬。又屢上藥於女院。及中宮每有効。子實康經康。實康歷女醫博士醫博士侍醫。兼主稅頭但馬權介女宮別當等。實康能審生死。僧寬救病疽。診曰。病難起。不出旬日矣。卒如所度。藤原賴長贈馬賞之。

經康歷鍼博士侍醫。兼大舍人頭主稅助近江掾等。平中法王患發背。經康治之有殊効。分其封丹波野田莊賜之。子雅長。歷侍醫。兼越前權介參河介等。

淸雅權侍醫兼丹波介。子爲茂。歷鍼博士侍醫圖書頭。子爲淸。歷鍼博士侍醫。兼采女正。子忠茂。子爲賴。子秀賴爲資爲秀。秀賴歷右兵衛醫師右衞門佐。子亂秀行秀。亂秀大炊助。子秀正。大膳亮。子淸秀。

爲資右兵衞醫師。子資秀。
爲秀左兵衞醫師。子親秀。右兵衞醫師。子有秀。子雅秀行秀。掃部助。
重康歷施藥院使醫博士侍醫圖書頭兼土佐介丹波介。名亞於父兄。嘉承中堀河帝患頸腫。重康與安倍盛親議上藥奏功。子重賴重基重忠重賴。權醫博士。天永二年。中納言藤原宗忠患癰疽。重賴治之効。子基康。歷權侍醫典藥頭。兼越後權介。女宮別當主水正近江少掾等。久安五年。鳥羽上皇弗豫。基康治之而安。兵部卿信範患瘡。基康刺之而愈。子賴基經基知基康氏基明。賴基歷施藥院使典藥頭女醫博士侍醫。兼越後權介。但馬權守等。安元二年。皇大后病瘡。和氣定成療之將差。賴基診曰毒深恐再發。不若以艾灸潰爛之。盡毒於一所也。定成不可。瘡果復發。藤原基通患髮疽。賴基治之。又治源賴朝齒痛。賴基最明經穴。養和元年。奉勅著藥種功能抄。子長基。典藥頭施藥院使。子賴季賴賢時長忠長季康。
賴季學術冠時。性謙讓。不與人競。散位有年。後歷權醫博士典藥頭施藥院使。子光基季基長幸。光基歷權侍醫典藥頭施藥院使。兼主稅頭穀倉院別當丹波權介等。子篤基。歷典藥頭施藥院使兼兵庫頭治部卿侍從等。觀應三年。從光嚴帝及二上皇於芳野行宮。子長直基幸篤直。長直（初名長高又日長職）歷典藥頭施藥院使權侍醫兼內藏頭主稅頭宮內大輔等。屢治上皇及後醍醐帝弗豫。每有効。以故官特超于同族。子基直直房成長。基直施藥院使典藥頭。子篤忠權侍醫。

季基從四位上。
長幸權侍醫。
基幸權侍醫。兼玄蕃頭。子幸親。
直房典藥頭。子篤房。
成長權侍醫。
重基歷權醫博士權侍醫典藥頭施藥院使。兼丹波權守主税頭女宮別當美作權介等。大治五年。關白忠通病癖。大如柑子。痛徹骨節。不能轉側。重基灸之三十七壯。痛頓減。次日膿潰而愈。又治鳥羽帝及崇德帝弗豫奏效。子知康憲基親基以忠。知康歷權鍼博士兼丹波介。主税頭安藝權介等。承安二年。伊勢齋宮患痢。知康奉詔往治之。知康學術聲名。並超時輩。而官途蹭蹬。終不得任典藥頭。安元初致仕。剃髮曰覺蓮。然宮中有病。則必召診焉。養和元年。奉勅著灸穴取對法。子信康。權醫博士兼因幡權介。文治五年。治後鳥羽帝頭瘡效。賜賞甚厚。子雅繼。士佐權守。子家幸。左近衛醫師大舍人助。
重忠歷鍼博士醫博士施藥院使侍醫典藥頭主税頭等。子重成長重重成歷醫博士典藥頭施藥院使。兼因幡介。丹波介。主税助出雲權介等。子重能。歷醫博士兼但馬介內匠頭。
長重歷醫博士侍醫典藥頭內匠頭主税頭。仁安二年。上皇病瘡。衆欲灸之。重長與和氣定成共難之。遂以大黄貼瘡而愈。賞賜良馬。承安二年。又治高倉帝瘍有効。子重綱康長康光有忠。重綱侍醫。子重俊。
經基歷典藥頭權侍醫女醫博士施藥院使兼右兵衞佐圖書頭等。文治二年。右大將藤原良通患瘧。經基作桂心湯臨發服之。又以附子散傅背而愈。子憲經良基經長雅幸。憲經侍醫圖書頭。子憲俊。從五位下。良基權侍醫施藥院使。經長初名有經。歷權侍醫施藥院使典藥頭兼兵庫頭內匠頭圖書頭等。關白藤原道家患熱腫。經長治之。又與經忠長忠賴季同治上皇瘡。屢効。子長隆尙長季長。季長典藥助。
雅幸權鍼博士。
知基典藥助。子基兼典藥助侍醫。子基定。權女醫博士尾張守。子利康幸基。利康歷女醫博士。兼玄蕃頭出雲權守等。子棟康冬康。棟康權侍醫大膳大夫。子親康。權侍醫修理亮。子英康。越中守。
幸基從五位上。
康氏子雅章忠氏。雅章子賴章忠氏。能登權守。子長氏。典藥助。
基明權女醫博士。子基邦。土佐權守。
憲基歷權鍼博士施藥院使侍醫。兼伯耆介等。承安三年。皇大后患瘡。一時痤腫。衆驚詫。以爲癰疽。憲基後至。曰。灸瘡耳。以藥傅之。不日愈。又治六條帝及大后弗豫。皆驗。右大臣藤原兼實深信憲基術。族人疾病。皆託之治。養和元年。奉勅撰病源抄。子伊基。施藥院使權鍼博士。子尙基。初名高成。權鍼博士雅樂頭。子高基雅尙。高基典藥大允近江守。子顯基。雅尙典藥權助。子尙能。
親基典藥權助。子忠憲。大學助。寬元嘉禎間以醫給事于鎌倉幕府。子賴
憲。子雅憲。
以忠但馬守。子以長成長。以長典藥少允雅樂頭。居鎌倉。子憲長。大膳權
亮。子種長。子英基。並權侍醫。
成長歷雅樂頭。因幡守。子以基。權侍醫河內守。子統基。典藥權助。
康長筑前守。子康隆。典藥大允。子重氏。典藥頭。兼長門權守。子典長。氏俊。
典長歷典藥頭雅樂頭。子長氏。歷典藥助掃部頭。子長世。歷典藥頭彈正
大弼右馬頭。子重世。典藥頭。
氏俊歷典藥助尾張守。
康光雅樂助。子重宗。修理亮。子重有忠英。重有歷日向守內藏助。忠英權
侍醫大監物。
有忠歷鍼博士醫博士典藥頭。兼因幡介大舍人頭等。子長忠忠俊。長忠
歷權醫博士典藥頭圖書頭主計頭等。寬元中坂東有水醫者。以水攻爲
治。長忠與知成作文駁之。又與經長治後嵯峨上皇瘡効。建長元年春。上
皇患下利。秋又病喉痺。長忠皆上藥愈。子忠茂忠賢長有。忠茂歷鍼博士
醫博士施藥院使典藥頭兼圖書頭近江大掾采女正等。寬元四年。上皇
患瘍。忠茂侍藥有功。賜衣及佩刀。文永十年。春宮病黃疸。與和氣氏成療
之有効。忠賢權侍醫主稅助。忠俊典藥權助玄蕃頭。子重秀。與重俊子忠

季。皆典藥權助。賴賢典藥權助兼內匠頭。子賴光長賢長季。賴廣從五位下。長賢大膳亮。子長利。從五位下。長季備後權守。

時長歷典藥頭權侍醫兼織部正兵庫頭等。正治元年。將軍源賴朝女病瘟。使人請時長。時長往鎌倉診之。與朱砂丸。病差食進。賴朝大喜。時長曰。病雖頗減。羸憊已甚。且目上臥蠶起。尤爲凶候。恐難保全。亡幾死。子長世時典康世。長世歷權侍醫兼玄蕃頭典藥權介兼內匠頭施藥院使。建長文永間掌鎌倉醫藥。文應元年。療宗尊親王痢疾有効。奏加階一等。子時世歷施藥院使典藥權助。兼內匠頭等。子貞世貞基。貞世主殿助。子季茂。貞基同兄職。子貞茂。

忠長侍醫織部正。子忠時。掃部助。長光歷施藥院使穀倉院別當隼人正。子長周時躬時香。長周歷施藥院使內藏頭。子長春。權侍醫隼人正。子長秋。

時躬典藥頭大藏少輔。時香權侍醫。

季康典藥權助雅樂頭。子忠賴康家。忠賴典藥權助。子忠景。忠景典藥頭主計頭。子忠行康景。忠行兵庫頭大膳大夫。子賴景。賴景典藥頭左京權大夫。子季景。典藥頭縫殿頭。子季長。子季益。

康家修理亮。子康經。典藥助雅樂頭。

康景從五位下。子賴賢。

長隆後改廣長。歷施藥院使兼內匠頭大監物等。子廣茂廣良。廣茂權侍醫大監物。子藤長薩摩守。子德長大監物。子維忠內藏助。

廣良大膳良。子良忠石見守。修理亮。子賴典權侍醫。

尙長歷典藥頭施藥院使侍醫。兼大監物大膳大夫。出雲權守等。後嵯峨帝弗豫。尙長上藥劾。子行長守長。行長歷典藥頭施藥院使。兼穀倉院別當左京大夫兵庫頭伯耆介等。正應元年。著衞生祕要抄。子尙康尙忠。尙康歷典藥頭施藥院使。兼大膳大夫織部正等。子知長行宗兼行。知長歷典藥頭施藥院使。兼中務大輔加賀介等。貞和元年。上皇弗豫。知長與和氣仲成奉藥愈。各有賞賚。子嗣長。嗣長歷典藥頭施藥院使。兼中務大輔。子定長。歷典藥頭施藥院使。兼右馬頭刑部大輔等。子盛長。歷典藥頭施藥院使。兼兵庫頭刑部卿丹波權守等。子成長。歷施藥院使典藥頭侍醫。兼宮內權少輔大膳大夫等。子利長。刑部少輔。子保長。

守長典藥助。子行定。美濃守。

尙忠歷侍醫隼人正內藏權頭等。

兼行子季長。歷典藥頭施藥院使大膳大夫。

冬康歷典藥頭。兼左京大夫大膳大夫藏人少輔等。冬康長于口科。花園帝病齲齒。冬康請去其齒。衆醫不可。痛益甚。帝遂從其請。齒痛不再。子師康。鍼博士內匠頭。子兼康。歷典藥頭侍醫左京大夫等。亦善口科行于世。晚剃髮曰善恭。子定康賴定。定康典藥頭宮內卿。子有康。典藥頭施藥院使。子治康。施藥院使左京大夫。子親康。

篤直典藥頭。子重直雅冬。重直初名季直。歷典藥頭施藥院使治部卿。子賴宜。後改幸基。典藥頭。子篤忠。正三位。子定基。亦正三位。子季直。典藥頭。子盛直。

雅冬典藥助。

長有歷典藥權助。左京大夫。施藥院使典藥頭等。子長季忠守。長季典藥頭。兼采女正。子長博。權侍醫。兼采女正。子季博。權侍醫。子長平。

忠守歷權侍醫典藥頭施藥院使宮內卿兵庫頭左京等。致仕稱寂阿。子雅守。彈正少弼。

賴定典藥頭施藥院使。子賴豐。同父職。子賴秀。歷典藥頭施藥院使。左京大夫宮內卿等。子賴量。歷施藥院使治部卿左京大夫等。子賴直。典藥頭施藥院使。子賴景。同父職。子賴慶賴元。賴慶典藥頭。子賴重。

時典歷典藥頭玄蕃頭。子長典長朝。長典歷女醫博士大膳大夫雅樂頭兵庫頭等。子親典忠時。親典大藏權少輔。子親時。左近將監。子忠親。

長朝典藥頭兼主計頭。

忠時歷施藥院使宮內大輔。子忠世。兵庫助。

康世權侍醫。子光世。典藥權助兼大炊權助。子師世篤世。師世歷典藥助土佐守。子幸世。歷大炊助肥後守。篤世歷典藥權助施藥院使。子高世。大炊助。子時藤。左近將監。

盛直之後爲錦小路氏。賴豐之後爲小森氏。賴基之後爲吉田氏。兼康之後爲金保氏。相承祖業。今皆爲京師及幕府醫官。

惟宗氏

惟宗氏出於丹波氏之門。奕世傳業。嬎美於和丹二氏。他如清原中原小槻菅原安倍紀諸氏。皆儒而兼醫者。亦併以傳焉。

惟宗氏本姓秦。始皇十二世孫。功滿王之後也。有公直者賜姓惟宗朝臣。子孫因以爲族。數世曰俊雅。從丹波忠明學醫。爲近江掾。子俊通有才學。深造醫理。擢侍醫醫博士。博士之職。和丹二氏遞掌之。他人弗獲與焉。而俊通特任之。蓋異數云。承曆中高麗國請醫。丹波雅忠薦俊通。曰奉命於外國。非斯人不可。朝議亦以爲然。會事中止而不果。俊通歷丹波介。土佐權助。采女正。子季俊俊忠保通。季俊從丹波重基學。年七十。任女醫博士。轉衞府醫師。子清直行俊盛俊貞季爲俊。清直典藥頭左近衞醫師。子基弘。左京亮。子基政。內藏助。子基教。歷但馬守大學助。子俊經下野權守。

俊忠女醫博士。

保通歷采女正山城介。子時通。內藏助。子經俊。左近衞醫師。子久俊重俊資俊昌俊良俊。久俊右近衞醫師。子幸俊俊嗣。幸俊左兵衞醫師。子遠俊。

行俊子國重惟俊直成。國重河內權守。子吉國子光吉。歷權侍醫典藥權介內藏權頭。右京權大夫。光吉博學多通。奉敕選續古今風雅集。子光雅。西花門院藏人。子光庭。小內記侍醫。子光之。右京權大夫。子光方。

盛俊左近衞醫師。

貞季典藥允。子貞俊。左兵衛醫師。

爲俊亦從丹波重基學。歷右衛門醫師兼能登守。

重俊右京亮。子教俊。子守俊。

資俊內藏助。子景俊。雅樂頭。

昌俊從五位下。子昌盛。子諸俊秀俊。諸俊周防守。子行範。

秀俊對馬守。子季基。右近大夫。

良俊下野權守。晚削髮曰行蓮。子良重時俊良國良任。良重長門權守。子景俊。典藥允。

俊嗣左兵衛尉。子孝俊。筑後守。

時俊歷典藥權助玄蕃頭。正應四年。以鍼刺藤原實躬父脚疾愈之。永仁九年。著醫家千字文。子廣俊貞俊。廣俊歷典藥助玄蕃頭采女正等。子康俊。能登權守。

貞俊歷筑前守刑部少輔。玄輝門院藏人。

良國修理亮。子孝俊。歷兵庫助筑前權守。

良任典藥少允。子長俊。內藏權助。

惟宗俊國。長久四年。擢侍醫。治歷二年。兼但馬權介。

惟宗利通爲侍醫。

惟宗賴助。永承二年。擢侍醫。天喜中兼石見介因幡權介等。

惟宗永保。左近衛醫師。

惟宗經雅。永承中典藥允。
惟宗嘉成。天喜中左兵衞醫師。
惟宗則友。延久元年權醫師。
惟宗俊則。永保元年任典藥大屬。
惟宗俊永。延久元年。任典藥醫師。
惟宗助言。永保元年。任典藥少屬。
惟宗盛忠。左衞門醫師。
惟宗清俊。應德元年。任左兵衞醫師。
惟宗季政。季忠。淸則。康和元年。同時任典藥醫師。
惟宗信俊。保安元年。任權醫博士。
惟宗友淸。保安中歷右衞門醫師典藥少允。
惟宗盛言。大治中從六位下。
惟宗成宗。長承二年。敍從五位下。
惟宗定信。保延六年。任典藥少允。
惟宗俊基。康治中歷左兵衞醫師典藥少允。
惟宗成俊。保元元年。任典藥允。
惟宗時基。保元四年。任右兵衞醫師。
惟宗實茂。正繼。寬喜元年。同任典藥允。
惟宗成光。寬元中歷左衞門醫師典藥大屬。

惟宗景良。建長中典藥允。
惟宗國光。弘長中左衞門醫師。
惟宗久經。右衞門醫師。
惟宗盛久。左兵衞醫師。
惟宗具俊。弘安七年。著本草色葉抄。又著醫談抄。
惟宗重光。弘安七年任典藥權大允。
惟宗俊職。弘安中典藥少屬。
惟宗康直。延慶元年。任典藥大屬。
以上惟宗氏散見諸史。而其世次不詳。故附于後。

清原氏

清原眞人清海。承和十四年。任典藥頭。
清原眞人致貞爲典藥醫師。寬治中歷少屬少允。
清原滋秀歷侍醫典藥頭。天延二年。奉詔赴內野官庫鑑視藥材。滋秀用心於銖量。每日合藥最須審權量。譬如返魂香一銖有差。則魂不能返也。藤原忠義有病。久而不痊。滋秀診之。霍然見効。三條中納言某苦肥胖。詢之滋秀。滋秀曰。夏月水飯。冬月湯飯。務淸其中。久久必有驗。他日又詢曰。吾奉子敎。不少見効。何也。滋秀乃請視其食。則豐羞滋膳。飯少加水耳。滋秀嘆曰。如此水飯。何益之有。走而出。
清原爲時歷醫博士典藥頭。兼丹波介。長保四年。爲章親王病癰。爲時與和氣正世治之。爲時嘗謁兼明親王。會王觀庭花。憑欄吟詩。誤以棣棠爲款冬花。爲時問曰。何人所作。王曰。一士於朱雀院所賦。吾以爲佳句。何如。爲時曰。佳則佳。然本草款冬花冬開。恐非春花。親王乃悟。歎曰。博識之前。不可易言也。

清原友親。保安二年。任典藥大屬。康治元年。兼丹波掾。

清原知政。從和氣重成學。爲右近衞醫師。

清原宗友。仁和三年。任典藥大屬。

清原爲近。與宗友同任。

清原友重。仁安三年。任左衞門醫師。四年轉典藥允。

清原友季。仁安中典藥少允。

清原友宗。仁安中典藥少允。

清原吉勝。康永三年。任左兵衞醫師。

中原氏

中原信季。承曆四年。任右衞門醫師。

中原信秀。爲典藥少屬。寬治元年。轉大屬。

中原宗行。永保元年。任典藥權允。康和中補權侍醫兼石見介。

中原廣行。典藥少允。

中原貞義。保安元年。任左近衞醫師。

中原友光。爲典藥少允。轉大屬。遷大允。藤原賴長患瘧瘍。浸淫遍體。丹波熏基重忠治之無効。乃召友光。友光以巴豆等藥貼之。令瘡潰爛。以桃柳鹽湯洗之。隨點末藥。旬日而愈。賴長謝之以馬。

中原有言學於丹波重康。術稱于時。補典藥寮醫生。康和四年。丹波忠康等舉奏爲左衞門醫師。尋轉典藥少允。

中原爲盛。久安二年。任典藥大屬。

中原貞憲。保延元年。任典藥少屬。

中原盛春。仁平二年。任左近衞醫師。

中原言政。保元四年。任典藥醫師。

中原有重。保元四年。任左近衞醫師。

中原經俊。仁安三年。任左衞門醫師。

中原賴清。安元元年。任典藥少允。

中原資俊。安元元年。任典藥大屬。

中原秀能。安元元年。任典藥少允。

中原安言。安元元年。任典藥少允。

中原安定。典藥少屬。

中原元弘。典藥少屬。

中原親基。元久二年。任左近衞醫師。

中原景清。寬喜元年。任左近衞醫師。

中原清景。寬喜元年。任典藥少屬。

中原朝清。延應二年。任左近衞醫師。
中原成宗。延應二年。任右近衞醫師。
中原則氏。寬元三年。任右近衞醫師。寶治元年。轉典藥少允。
中原保職。寶治元年。任典藥少屬。
中原貞良。弘長二年。任左近衞醫師。
中原有雅。元弘二年。任典藥少屬。
中原有信。元弘元年。任典藥少允。

小槻氏

小槻爲信。長保三年。任施藥院史生。
小槻忠任。保延元年。任典藥大屬。
小槻忠辰。康治中歷右近衞醫師典藥少允。
小槻宗久。元久二年。任右近衞醫師。
小槻宗重。仁治三年。任典藥權大允。

菅原氏

出雲刀子。爲典藥大屬。天平十七年。擢内藥正侍醫。
出雲島成。延曆三年任侍醫。
出雲廣貞。攝津人。精方術。爲侍醫。兼中内記。美作權掾内藥正信濃權守等。延曆二十四年。帝弗豫。廣貞與吉水神德奉御藥以功進爵一等。大同三年。奉敕與安部眞直撰大同類聚方。又別蒙命依唐制定藥升大小之量。又著難經開委。子岑嗣。初事淳和帝於潛邸。帝爲申請補醫得業生。獲試及第。醫置得業生。自此始矣。及帝卽位。累遷左兵衞醫師醫博士。兼內藥佑侍醫春宮坊主膳正尾張權介美濃權介越後守播磨介典藥頭攝津守等。以王府之舊。寵顧絕人。雖帶遠任。未嘗赴官。與一時名流同選金蘭方。又注針灸法奏進。貞觀元年。奉勅赴備中採石鍾乳。岑嗣以與出雲土師同祖。請改稱菅原。（後紀出雲永嗣任左衞門醫師。蓋同族也。）

菅原梶吉。攝津人。出居于右京。天長八年。任侍醫。承和元年。與梶成同賜姓朝臣。九年兼肥後介。

菅原梶成。右京人。達綜醫術。承和初特擢爲遣唐知乘船事。赴唐質醫經疑義。六年事畢而還。遭風漂到南海。遇賊刼剽。死者數人。梶成等拒鬥甚力。僅獲免。修補破船。歸達大隅。太宰府以聞。下勅符曰。遣唐知乘船事梶成等。分駕一隻小船。漂入異域。萬死獲生。其苦節誠可矜恤。其加慰勞。梶成獻所獲兵器五尺鋒一片。蓋䩭横佩一。箭一。十年任鍼博士。尋進侍醫。

菅原行貞。延長三年。任典藥頭。

菅原道數。延長三年。任侍醫。

菅原茂滋。天曆中歷右兵衞醫師權鍼博士近江少掾。

菅原爲名。天曆中爲左衞門醫師。兼醫博士。

菅原行仁。天曆中侍醫博士。

菅原典雅。長和長德間歷鍼博士典藥頭。兼但馬權頭造酒正伊豫介。

菅原雅行。永承二年。任左兵衛醫師。
菅原宣忠。是綱子。大治五年。任典藥助。
菅原盛信。仁安元年。任典藥允。

安倍氏

安倍眞直。歷衛門佐大舍人助相摸介。累遷少納言左近少將。奉勅與出雲廣貞等撰集醫方一百卷。大同三年五月。書成奏進。名曰大同類聚方。此爲本邦方書之鼻祖也。
安倍濱成。典藥頭。敍從五位下。
安倍基尙。延喜初爲典藥允。
安倍盛親。圓弼子。受丹波雅忠術。寬治中歷典藥允侍醫。兼釆女正丹波介等。永久二年秋。大納言宗通病癰劇。盛親診之。卽先以鍼挑瘡口。射水去膿。二三日次。加艾灸。亡幾收功。子盛親歷釆女正典藥少允侍醫。子親良。保元應保間侍醫。兼能登權介。
安倍忠尙。延德二年。敍正四位上。

紀氏

大村直諸繩。爲丹波醫師。天長元年四月。給國稅四百束以充治病科。
大村直福吉。丹波人。承和元年。賜姓宿禰。以其武內之後也。二年任右近衞醫師。福吉最善瘍科。當世無有及者。仁明帝特賜宅一區以賞之。後勅撰治瘡記。

紀東人。仁壽二年。任典藥頭。齊衡三年。轉伊賀守。

紀夏井。美濃守善岑子。身體雄偉溫雅。有才識。少善隸書。承和中待詔於授文堂。文德帝卽位。召見夏井。敝衣敗履以進。左右皆笑。帝曰。彼疲駿也。非汝等所知。擢少內記。累進右中辨。機務明敏。操志忠益。帝愈重之。會帝崩。出爲讚岐守。政化大行。任滿。百姓詣闕哀請詔更留二年。轉肥後守。貞觀八年。坐弟豐城累。竄于土佐。夏井素知醫方。其在土佐也。自往山澤採藥。合煉施人。全活甚多。一人中風。被髮狂走。夏井與之散藥一匕。立愈。

紀春生。初爲僧。曰惠靈。住大安寺。後歸俗。承和三年。爲遣唐譯語。兼但馬權掾・貞觀中任左近衞醫師・尋兼土佐權掾。

紀國守。常陸介眞人之子。補侍醫內藥正。以明醫聞。東宮病痢。國守進以芒硝黑丸。且啓曰・必至瞑眩。然後見効。既而煩懣欲絕。執政疑其誤治。執拘國守・使衞士坐守・若有不諱。速斫之。及東宮急苦漸收。病亦隨減。卒如國守言・然國守自是深自悔恨。曰以術致死無爲爲醫。遂誡子孫永停醫學。

紀常仁。爲侍醫。貞觀十年。兼越後守。

紀椿守・春宮亮白滿子・歷大內記典藥助上總介。安房守。越中權頭。椿守善書。外番降書。每命書之。

紀當仁・貞觀中爲侍醫。歷大膳亮左京權亮越後守等。

紀有行・爲典藥寮醫生。

紀兼俊。爲典藥少允。

紀伊任寬。印內供子。以醫名。

傳云。欽明帝十三年。梁文帝贈鍼經。帝賜其書於紀河邊多兔麿。未得其術而死。孫幾男麿入新羅學其術而歸。皇極帝元年。舉鍼博士。是爲鍼術之祖。按皇國通于彼。以隋大業中爲始。而云梁文帝。蓋自百濟而獻之也。其始置鍼博士。及紀幾男麿世系未詳之。因附記焉。

皇國名醫傳前篇卷下

信濃　淺田惟常著

僧醫

浮屠之徒。以咒符祈禱祓除災厄。既兼巫職。又及醫事。故有僧而兼醫者。養老元年。詔曰。僧尼依佛道持咒救病。從施湯藥而療痼疾。於令聽之。及至中世。海內鼎沸。文墨藥石之藝。一皆歸於浮屠氏。而典藥侍醫。有名無實。如博士名實俱亡。禁闈侍診。遂爲僧醫之專職。而舊制令典。顛墜極矣。於是薙髮披緇。爲其俗。法印法眼法橋爲其位階。以至於今日。醫風一靡不可復變。爰推其所由。作僧醫傳。

法蓮

僧法蓮。精於醫術。大寶三年。詔賞之。賜豐前國野四十町。養老五年。又詔曰。心住禪技。行居法梁。而善濟民之疾苦。鮮矣若人。宜褒以爵三等以上。於是賜號宇佐君法。

法榮

僧法榮。性清潔。持戒甚堅。又能治疾。勝寶八年。聖武帝徵侍醫藥。屢奏效。帝特重之。御藥專命法榮掌之。及帝崩。遂廬陵傍以修冥福。孝謙帝嘉之。優詔復其本郡。永年毋役。

入道侍從

僧侍從。稱入道侍從。萬壽三年。帝弗豫。衆醫以爲寸白蟲。侍從診曰。是氣腫也。進訶梨勒五香湯。外以藥浸藍汁貼之而愈。

石屋

僧石屋。妙治傳尸病。永萬元年。二條帝弗豫。密召石屋灸之。有効。

理滿

僧理滿。河内人。師事于吉野日藏。有節操。專心利濟。常設小舟於渡口。自棹渉人。或訪病者。施與藥劑。不論親疎。不要謝物。

佛嚴

僧佛嚴。通醫方。安元三年。藤原兼實患風。延問治法。從其言有効。

賢禪

僧賢禪。（禪一作障）以醫行于鎭西。安元三年。應藤原兼實招。來居京師。

大善

僧大善。筑紫人。治承元年。藤原兼實得風疾病脚。多方不治。聞大善名招之。大善爲灸胸腹各七壯。脚痛從差。治承五年。大納言邦綱患瘍。丹波憲基鍼之不差。大善從鍼口去膿血。宿痛如洗。

重源

僧重源。居嵯峨龍殿。父靜源。阿遮梨。或云清原滋秀之孫。故亦喜醫。寬德中。後朱雀帝病癰疽。和氣相成以爲病勢稍減。宜止射水。丹波雅忠不可。乃徵重源詢之。重源曰。聖證方劇。何止射水。若發胸痛。殆不可爲。旦日帝果胸痛而崩。

蓮基

僧蓮基。丹波氏之族。壽永二年。選長生療養方奏進。

智玄

僧智玄。居于下野安蘇郡糟尾鄉。嘗赴宋傳醫方。後鳥羽帝弗豫。奉藥速愈。因敍法眼。世所謂錄事法眼是也。

心寂

僧心寂。居于嵯峨。藤原定家及冷泉室町土御門諸公皆信用其方。

如來尼

僧如來尼。以治蚘蟲聞。藤原定家子病。尼療之。蚘下而差。

要上

僧要上。嘉祿安貞間以醫稱于京師。

葉上

僧葉上。名榮西。任僧正。建保二年。源實朝有病命藥。榮西察其宿酲非疾。進清茶一盞。而鬱因頓解。爲撰喫茶養生記。

行蓮

僧行蓮。嘉祿中。掌鎌倉幕府醫事。

金蓮

僧金蓮。寬喜天福間。以醫行於京師。

與心

僧與心。文歷嘉禎間。以醫行於京師。

空體

僧空體。建曆中。藤原定家患頭風。空體灸之而愈。

性全

僧性全。（號淨觀。）梶原氏。自云和氣氏之族。學醫於丹波氏。極其底蘊。嘉元中。據病源候論之目。取捨衆說。抄錄單方。著頓醫抄五十卷。正和中。又輯錄唐宋醫方。著萬安方六十二卷。子道全。亦有醫名。道全三世孫爲長淳善承業。門人中川氏傳其術。著捧心方。（萬安方跋尾有授源三冬景之語。冬景蓋道全初名。）

生西

僧生西。筑前人。爲香權宮學頭。能醫。著五體身分抄。

小松

僧小松。通稱悲阿彌。文和中。後光嚴帝弗豫。悲阿彌奉藥以功敍法印。

有隣

僧有隣。（號壺隱庵。）居南禪寺。貞治中。本於梵綱經。著福田方。悲田方。

壽阿彌

僧壽阿彌。醫名隆於京師。應永二十九年。後小松帝弗豫。壽阿彌奉藥而痊。賞賜金飾佩刀及物品三十二年。帝暴下血屢暈絕。時醫束手。及壽阿彌上藥帖然復常。

允能

僧允能。稱三位阪上佛之孫。醫術俊拔。敍法眼。正長元年。稱光帝病傷寒。丹波幸基及壽阿彌皆難其治。上皇乃命允能進方。旦日熱大減。漸次消息而愈。永享三年。將軍足利義教疾。允能又治之効。輯錄家傳七十二方。名曰琉璃壺。

艮心

僧艮心。信濃人。父秦久秋。爲左近將監。艮心善詞藻。又知醫方。文明五年。受畠山義統命。赴朝鮮傳和丹二氏所會用癰疽八穴灸法。及神應經於彼而還。

久阿彌

僧久阿彌。永享嘉吉間。以瘍醫行。

瑞筠

僧瑞筠。(號玉窓。)竹田定俊之子。住相國寺。亦遁醫術。

一立

僧一立。享祿中以醫顯。著典藥拔書。

景贇

僧景贇。永祿中著鑑効祕要方。

澄一

僧澄一。（號慈濟軒。）著方書六卷。

源貞

僧源貞。天文中。著精選祕用方。

不孤

僧不孤。稱隣藏主。（號卜庵。）長享中。以馬醫行于京師及鎌倉。門人四宮四郎天外狂翁得其傳。不孤又精刺擊。通音律。

祐公

僧祐公。（號蓄秀軒。）住攝津極樂院。禪餘醫治爲事。

高定

僧高定。字圓俊。竹田快翁之子。從僧慈心居藥師寺。內攻釋教。外行醫術。頗有精良。稱後土御門帝及後柏原帝弗豫。每召奉藥。賞賜觴及寶刀。

雪岑

僧雪岑。稱安公。從上池院定國學醫。頗行于時。

三喜　月湖

僧三喜。稱導道。（號支山人又範翁）河越人。姓田代。父兼綱冠者信綱之後也。初入妙心寺參禪。又就足利校主利陽學醫。後入明。受李杲朱震亨之術於月湖。及恒德孫留學十二年。業成而反。居鎌倉江春庵。又居下總古河。世稱古河三喜。子孫傳其業。襲稱田代江春。月湖。（稱明監寺。又號潤德齋。）不知何人。求法入明。寓于錢塘。以醫行。明景泰三年。著全九集。六年。又著濟陰方。

三喜著有當流和極集、捷術大成印可集。諸藥勢揃藥組、并諸療方夜談義諸病禁。好集直指篇醫案口訣等。

阪上池院

室町氏之時。上池院壽命院竹田法印等。皆世爲尚藥御醫。與和丹二氏相抗衡。稱曰五家典藥云。

阪慧勇通稱士佛。（號健叟）姓源賴光五世孫。充角始以阪爲氏。世居大和。至祖九佛從于京師。以醫行。父十佛傳業。敍氏民部卿法印。慧勇醫術超卓于父祖。賜號上池院。比之於盧扁也。將軍足利義詮眷顧極渥。嘗謂之曰。士字從十從一。子術超越父祖。從今宜稱士佛。於是改名。內野之役從焉。將軍有疾。命藥。士佛作必勝散以進。既愈而軍亦有利。將軍喜甚。子祖胤。通稱起宗。襲號上池院。應永十六年五月。將軍在北山殿患傷寒。祖胤與父議。以大黃黃芩芍藥半夏厚朴甘草等下之。更進麥門冬湯而愈。子大勇字子勇。繼職仕室町幕府。子胤祐。通稱嘉邦。慧勇至胤祐並爲民部卿法印。子宗精。通稱進月。爲將軍義政之醫官。屢奏効。子龍護。通稱定國。（號樵雲齋）子紹胤。通稱光國。將軍在穴太疾。紹胤與和氣明英往而療之。子貴祐。忠存。貴祐通稱惟天。仕織田氏及豐臣氏。後從神祖於軍中。著上池院日記。忠存稱法常。坊居京師北賀茂。子宗仙。（號洞庵）慶長十三年。始謁神祖。後擢醫官。宗仙二子。壽仙通稱三益族。幽玄通稱壽三。亦仕幕府。

阪盛方院

阪淨秀父淨快。士佛次子。幼而穎敏。善家技。邃方書。有出藍之目。士佛恐其名壓兄。固禁爲醫。淨快不從。士佛怒。逐之。出居近江阪本。後將軍有篤疾不差。召淨快治之。稱光帝弗豫。亦命上藥。以功奏敍二位法印。選秘方二十八劑。以傳于家。淨秀敍宮内卿法印。嘉吉二年十月。後花園帝病癰疽。淨秀與丹波賴豐共掌御藥。寶德元年八月。帝病腹痛。淨秀上藥頓愈。賜號盛方院。子孫襲稱焉。淨秀著有鴻寶秘抄。子淨孝。敍法印。淨孝盡心疾疢。嘗歎厲風難治。詣因幡堂。懇祈藥師佛。一夜。夢授靈方。乃以其方治之。莫不効。著揖仙方。子淨喜。敍宮内卿法印。將軍義尙有疾。療之愈。著直濟方。子淨運。奉後柏原帝御藥。敍法印。明應中。赴明學張仲景方法。歸朝。名益顯。因幡守山名某嘗醫。就而求方。淨運取父所撰增補之。名曰續添鴻寶抄。以與焉。又別著遇仙方八卷。新椅方三十一卷。子淨見。亦有學術。著增損附益抄。子淨盛。子淨忠。並爲侍從宮内卿法印。正親町帝弗豫。淨忠掌御藥。足利氏亦信重之。著家秘小雙紙。子淨勝。仕織田氏。著達源方二十二卷。子淨慶。仕豊臣氏。子淨珍。慶長中。謁神祖。爲醫官。淨勝至淨珍。皆爲三位侍從法印。子淨元。療獻廟疾有効。擢侍醫。徙于江戸。子孫改姓吉田。

吉田氏

吉田德春。(號仁庵。)本姓佐佐木。曾祖嚴秀。食邑於吉田。因爲氏。德春以醫仕室町幕府。叙法印。晚年致仕。居嵯峨角倉。故子孫或氏角倉。子宗林。繼職叙宮内卿法印。子宗忠。（號濟舟）子宗桂。（號靖節）最能辨藥性。世人稱曰日華子。天文中與僧策彥遊于明者再。治明主世宗病。及歸。世宗賜以顔輝扁鵲圖。聖濟總錄及藥笥等。明人欽其術。曾號曰意庵。取諸醫意之義云。故後又通稱意庵。叙宮内卿法印。子宗恂。（號又玄子）嗜學。與藤原肅友善。仕豐臣秀次。叙法印。後陽成帝弗豫。上藥奏効。因敕改稱意安。進民部卿法印。後謁神祖。賜祿五百石。時洋船始獻珊瑚枝。神祖手摸其形。曾問諸醫。無有知者。獨宗恂以爲珊瑚枝。詳言其產所及取採之方。神祖嘉賞。就賜以一枝。後又貢異物質如石而薄。長一尺餘。如木賊栢葉相連綴者。亦以問。宗恂對曰。恐是柏枝瑪瑙花也。徵之於本草綱目果是也。又命製紫雪。於是恩遇異于他。每歲賜藥石及金銀衣服不貲。子宗達。後改吉皓。襲稱意安。叙法眼。亦精藥性。台廟時數療篤疾。輒有成績。

宗恂著有素問講義。難經註疏。增補醫經小學。藥性纂類。本草序例抄。醫方大成論抄。名醫傳略。古今醫案等。

宗達著有吉田氏方本草。倭名醫學類聚等。

竹田氏

竹田昌慶。（號明堂。又實乘僧都。）姓藤原。大政大臣公經子。兄公定。後光嚴帝時坐緒仁親王事。得罪屏居于采邑竹田。昌慶從焉。因爲氏。後遇赦歸京師。敍山城守。性勇武。眼有重瞳。數日從軍。既而屈節讀書。遂好醫方。應安二年。航明講術。就名醫金翁者力學十年。金翁深愛其才。妻以己女。生二子。明主大祖后産難瀕危。延昌慶治之。藥未終劑。太子已免。明主大喜。封安國公。永和四年。得醫家祕書及銅人形等而歸。後圓融帝弗豫。昌慶奉診有功。任左衞門督。康曆二年。剃髮敍法印。子直慶善慶昭慶。直慶爲左衞門督。善慶應永十九年治後小松帝弗豫有効。敍法眼。後進法印。任治部卿。改名善祐。昭慶後改定盛。通稱快翁。敍宮內卿長祿。應仁間屢治足利氏疾。進法印。廣島候有疾。請醫於京師。幕府命昭慶往而療之。醫名益彰。昭慶博學多能。世稱爲十能之士。著延壽類要。子宗慶秀慶。宗慶後改宗怡。敍法印。秀慶（一名月海。世傳月海雜錄。）子宗珪。（一名清譽。號了光。）敍法印。子定加。（一名光英。號雄譽。）元龜二年。正親町帝患痢。定加奉藥驗。敍法眼。天正九年。宮女羅瘧。衆治無驗。定加與藥一劑而差。進法印。織田氏豊臣氏以其良工。皆異待之。子定白定宣。定白（號永應齋）敍法印。大阪之役。在城戰死。定宣承家。後仕神祖爲醫官。

久志本氏

久志本常任。稱兵部少輔。天牟羅雲命之後也。世世爲伊勢祠官。居久志本鄕。因氏焉。常任善醫。世稱曰神宮醫。永保中白河帝亦有勅旨。子孫相承。旁事刀圭。其孫常辰。敍丹波守。子常光。敍周防守。父子俱爲織田氏客。天正十年。常光始謁神祖於安土。後擢爲醫官。徙於江戶。弟常眞。嗣家職。敍伊豆守。子常顯。敍左京亮。天正中。神祖在參河苅屋病瘧。治未見効。常顯適應辟而至。卽進神仙解毒丸速愈。神祖賞之。亦以爲醫官。子常範。慶長中療台廟寒疾速愈。亦醫名。子孫今皆繼職。

常辰著有奧義集家傳通外山野集藥林撰集服餌要集醫學色葉五急活法。

常光著有管蠡備急方同筆灸診抄。

安藝氏

安藝守定其先出於安藝平氏。因氏焉。善女科。延文中室町幕府室紀良子娠矣。療之擧男。是爲將軍義滿。因割其邑封之。又奏爲尙藥。嘉慶中敍從四位上。任大膳亮。子孫繼業。宮中治產。皆屬于安藝氏。初守定詣春日祠。通夜有祈。時有一女子求治。守定爲施鍼與藥。女病頓除。喜而謝恩曰。妾猿澤之龍女。荷君厚惠。無以爲報。妾有靈方。願以相贈。乃遺一卷去。明早視之。治產方也。旁留龍鱗三片。守定異之。試其方。莫不有驗。遂得女科之名云。子貞守刑部少輔。子守家歷大膳亮刑部少輔。永享中療幕府室重子產効。乃賜作州弓削莊。子守宣歷左京亮刑部少輔。子守貞。子貞德並左京亮。子貞家歷左京亮大膳正。天文中削髮曰宗榮。子貞像。子貞種。並歷大膳亮左京亮。子貞俊。亦大膳亮。天正中豐臣氏辟掌後宮醫藥。其孫道受通稱好庵。從曲直瀨道三而學。承應中擢幕府。(醫考吉田宗桂孫長因稱大膳亮。後敍宮內卿法印。專療婦人。不知與安藝氏同流耶。姑書俟考)

板阪氏

板阪宗頓。近江阪本人。以醫爲業。子宗德。稱二位。(號大歇。又湖隱軒。)爲人豪縱。而視疾入神。寬正三年。大内教弘在伊豫疾。將軍憂之。廣撰良醫。宗德當選而往。時人榮之。子維順。從于京師。擢御醫。敍法印。子備後入道。子宗高。通稱卜齋。幼入東福寺爲僧。武田晴信知而惜之。勸而還俗。承繼家業。宗高後遂仕武田氏。永祿戊辰秋。晴信有病。宗高診曰。微恙似不足患。然數年後必發。發則不可爲。請早計之。晴信不可。果如其言。（板阪宗慶著家珍方。板阪釣閑著家傳小兒方疑皆同族）

祐乘坊

祐乘坊義存將軍。惟康親王之子。親王罷職歸京師。義存乃生于鎌倉。其母育之。貧甚。僧疏石見而憐之。收爲徒弟。名曰祐乘坊。後業賣藥。世所傳磨積丸是也。子孫遂以祐乘坊爲稱。義子空從北條仲時往京師。初學佛。後爲醫。終以醫顯。貞治三年。徵診御脈。敍民部卿。三位法印。將軍足利義詮最相親信。每屬之治。子瑞景。從丹波氏而學。術絕等倫。任典藥頭。時丹波氏宗適斷嗣。元日屠蘇調進有闕。應安五年。幕府使瑞景代獻。後以爲例。子宗琇。後改琇存。賜號披壽院。敍治部卿。子宗安。襲稱披壽院。子瑞兆。亦敍三位法印。宗安又養上池院紹胤子瑞碩爲子。後改紹碩。子瑞昌。琇存至瑞昌五世任典藥頭。子瑞久。敍法眼。子瑞翁。襲稱宗安。

瑞翁著有胃氣辯。緊要方灸治口訣。肥肉傳。

藤原永全

藤原永全。字安世。遠祖曰劉伯陽。垂仁帝時歸化。其孫春平。奉使於西土。

始傳圍棋。至在存以勇略著。討賊有功。天智帝賜姓藤原。永全其後世。資性穎異。最邃醫學。古今方書。無不通曉。他陰陽浮屠國歌皆涉其流。一時緇素韻士。咸就講習。嘗奉朝命赴明。醫名益顯。

中臣成宗

中臣成宗。延應二年。任右兵衛醫師。

成田小三郎

成田小三郎。阪東人。初爲院雜職。元弘之役。後醍醐帝幸笠置。小三郎以醫術供奉。遂從西狩。帝之潛出隱岐。小三郎往說名和長年。唱義勤王。恢復之業。與有力焉。

八阪崇譽

八阪崇譽。通稱大進。以名醫聞。後花園帝時敍法眼。子孫承業。

松井正濟　福富氏

松井正濟。寬正文正間。以醫仕室町幕府。敍宮内卿。同時有福富氏。亦以醫顯。

高橋英全

高橋英全。受業於八阪崇譽之孫。頗有聲譽。文明中敍法眼。英全於寇氏本草衍義凡例。取要語常以自箴曰。凡爲醫者。須略通古今。粗守仁義。絕馳騖能所之心。專博施救拔之意。如此則心識自明。神物來相。又何必戚戚沾名。齪齪求利也。如或不然。則以致妄撫沾譽之慙。曷通華佗矜能之毅平、世傳以爲醫家坐右銘。

山科景紹

山科景紹。從竹田定盛學醫、最留志本草。航海就明醫研究。齎良藥多種而還、

南條宗鑑

南條宗鑑。伯耆人。少壯遊于京師。又之丹波。就名醫如意庵而學。後從越前人一柏質疑義。著撮要集若干卷。術遂顯于世。無子。養從子宗虎爲嗣。宗虎又稱一鷗。亦善醫。豐臣氏辟爲醫官。請于朝。敍法眼。

田村長元

田村長元。與丹波氏同宗。世居丹波。長元始徙于京師千本。擢御醫。世稱千本典藥。子宗圓。子長久。子長慶。子長昌。子宗仙。皆相承業。宗仙尤名。應北條早雲辟。赴相摸。子長榮。通稱安栖軒。繼仕北條氏。子長傳。神祖辟爲醫官。子長頤。子長祗。並敍法印。以安栖爲通稱。

金持重弘

金持重弘。好學精醫。最妙於鍼灸術、天文中承大內義弘命、赴明寓于嘉賓館有年。醫院諸工服其技。臨歸、尚藥俞璡作文贈之。

片岡晴親

片岡晴親。天文中任大和守。以醫仕室町幕府。後與諸醫同侍於穴太營。

曾谷慶祐　子壽仙

曾谷慶祐。稱半閑軒閭翁。世業瘍科。至慶祐從和氣貞長學大方脈。兼善内外治。子壽仙。通稱洞庵。後襲父稱。天正中療豐臣太閤腫瘍而驗。敘法印。慶長十六年。後陽成帝久患潰瘍。及壽仙上藥。卒痊。賜號慶法院。後著外科傳語以奏。帝大善之。御筆題籤。又詔右府。今出川公爲撰序。當世榮之。子宗祐。通稱伯安。後襲稱慶法院。寛永七年。辟爲幕府醫官。

奈須家之

奈須家之。通稱宗圓。父式部少丞。家恒護良親王之孫。有故冒奈須氏。明應中以瘍科聞。補藏人。遷式部丞。子重恒。稱圓清。又與二三療幕府寵臣朽木牧齋墜馬傷速愈。將軍義輝賜書賞之。子重貞承家學。仕神祖。子恒昌。通稱玄竹。學於曲直瀨正慶。以大方脈顯。任民部卿。號久昌院。慶安三年。閣老堀田侯(正盛)疾殆。幕府命恒昌療焉。恒昌一匙起之。侯大喜。謝以千金。不受。事聞于上。上亦賞賜千金。天下稱爲優典。

恒昌著有醫方聚要藥方彙纂等。

阿佐井宗瑞

阿佐井宗瑞。和泉人。精于女科。世稱曰阿佐井婦人醫。大永初得醫書大全。刊公于世。醫書刻板。以此爲始。

佐佐木善住

佐佐木善住。秀義孫。精於醫術。一時生徒多聚其門。

土岐宗璉

土岐宗璉。字明巖。岐阜著族。好醫方。救活不尠。族人受其方爲醫者數人。敦山。通稱長元。光隆。通稱龍安。俱出仕幕府。

河野治傳

河野通縄。通稱治傳。初稱傳治。伊豫人。父通信。爲豐太閤滅。舉族戰死。傳治遯爲醫。倒名曰治傳。從筑前候（隆景）赴朝鮮。得三因方而歸。試業於長崎。後徙京師。子通幸。通稱松安。（號良仙）承父業。聲譽。元和六年。擢幕府敍法印。

岡家重

岡家重。（一名元春。）稱彌傳次。仕浮田秀家。食祿千石。後削髮。稱道和。以啞科行於京師。子元勝。通稱智庵。承業。子元安。辭家。以二子壽元爲嗣。壽元通稱甫庵。亦有醫名。爲幕府醫官。

津輕以三

津輕以三。本姓大河内氏。兵庫頭政親之孫。參河人。從松下道慶學瘍科。子建廣。稱左馬頭。初仕北條氏政。後辭祿歸而承父業。嘗療本多侯（正信）發背効。擢爲幕府醫官。

笠原重次

笠原重次。通稱與三郎。（號宗室）堺人。以眼科聞。稱曰穗積流。中世目醫有佐佐木青木須磨馬島數家。穗積亦其一。皆舊傳也。重次寬永中。擢爲幕府醫官。子宗印。（號養琢）子重吉。（一作武重）子重元。通稱養仙。（號嶺雲）傳業。

三折全友

三折全友。尾張人。以醫行於京師。

近藤桂安

近藤桂安。丹波人。精小方脈。出居京師。治効赫著。世稱丹波兒醫。後光明帝髫齔時屢召其劑。及卽位。特敘法印。賜號壽伯院。

杏林雜話序

淺田識此曩著名醫傳。輯慶元以降之名醫事蹟。今又採掇其言行之不足以編其傳者。另錄之。曰杏林雜話。乞序於余。余謂學術皆原乎漢土。故名醫之講學究術。亦不可不據漢土也。而講究學術之精。皇國振古不乏其人。則後之有事於醫者。宜講漢土醫術。而師皇國上世之人哉。近世治化之盛也。技術日新。名醫之治効。或有古先所未發者焉。雖然。講究之術。不可以不率由於古先也。何則。新必原乎故。能溫其故。然後知其新。是以近世名醫之治効。無非有所感與於上世者。然則此編所載瑣屑零碎之事。亦出乎師古講術之餘。豈可輕視之耶。因思。識此之學之才。宜若無事於近世醫蹟而然也。猶綣綣於往蹟。既編其傳紀。又緒餘有如此者。乃可以覩其心思之質慤。而學術之精確。宜矣名聲之嘖嘖於今哉。世之術才逞智者。動輙滅裂古法。採索珍異恠奇之說。欲博一時驚爆之技倆。此不溫其故而欲其新之知。其鶩新驚奇之蔽。殆以人命爲弄戲。可不嘆耶。苟使此儕觀此編。知事必有其原。而學不可期新奇。則或有所感發而奮與者乎。乃謂之醫路針砭。抑亦可矣。嗚呼。鶩新驚奇之蔽。豈獨醫哉。

明治壬申夏四月鶯溪林晄撰。

杏林雜話序

學者生於今日。嚮慕先哲風範。欲聆其軼事異聞而不可得。必有俟博涉遠討之士。鉤考而廣記之。然後始能想見其人品學術之概。是淺田栗園杏林雜話之著所以爲不可少也歟。栗園夙以善醫聞。兼攻文辭。嘗著皇國名醫傳以行世。又以爲各家佳話韻事。足啓後學之才識。資醫林之考核者。匪一。則不若此類別爲撰錄以眎學者。庶幾足以睹先哲風範矣。凡其所登載。皆係平生聞見所獲。確鑿有據。諸傳會悠謬之談。一語不闌入矣。何其偉歟。書既成。將付于梓。介其友今邨祗卿索余題言。嘻。于老矣。無他嗜好。每聞人有著述。亟請一讀以爲樂事。斯編之成也。既得讀之。復加墨簡端。其或者可託以行遠歟。乃欣然不辭而爲之序。

慶應乙丑夏日海保元備春農書於叩盆舍之南軒。

杏林雜話

信濃　淺田惟常識此甫著

余曩撰名醫傳。於各家事實徧加採摭。既而拘於體製。不可盡載。或一事而其人可見。片語而學術可徵者。舉皆歸于斯篇。名曰杏林雜話。

南川維遷曰。（篤野醫員）國初京師醫家講素問難經者。饗庭東庵爲嚆矢。至於其門人味岡三伯。其學愈盛行。井原道閱淺井周璞小川朔庵岡本一抱子皆受其傳。敎育生徒。堀原厚學於朔庵。亦與諸子相頡頏。此諸人皆以講授爲任。而不專治療。如古林見宜中山三柳北山壽安名古屋玄醫香月牛山等。則主治療而兼攻文學。故雖同時並行。其著書大旨。自有徑庭。迨古方家出。則判然殊途。

板阪卜齋侍直日。神祖手賜韓參。卜齋將承以席上越紙。（俗稱奉書者）神祖曰。咈。以諸候脩好之禮物。何爲妄費。卜齋乃脫外套受之。神祖意色欣然。卜齋與林道春那波道圓陳元贇交厚。嘗校鍼灸聚英及宋人馬仲虎縮年互見圖。元贇爲之跋。極稱其篤志。道春又跋其手寫鍼灸經云。余與卜齋挹袖拍肩。年久矣。我雖不得伊川晦翁草廬之彷彿。叟豈不爲王佺期郭長楊載同父之仁術哉。其推奬亦至矣。

堀杏庵慕陶淵明爲人。常懸其像于壁間。曰對此則使人塵念頓消。

石川丈山送杏庵歸尾陽詩云。學養孟軻氣。術包盧扁傳。林讀耕齋悼杏庵詩云。筆評邪正臨洙水。藥辨君臣汲上池。其學術爲識者所欽賞如此。元和中韓使來聘。岡本宗什（玄冶法印）接見于京館。與白麓東溟青丘輩互相唱酬。又治青丘疾有奇功。青丘歸。寄書謝焉。京尹板倉侯嘉之。爲輯其筆語及詩文爲三卷以傳于世。

昔時始船載醫學正傳。醫學入門。醫方考。萬病回春之四部書。今大路一溪取正傳。古林見宜取入門。其所見可以知矣。望月鹿門亦好讀正傳云。本邦所刻龔氏萬病回春。係渡邊幸庵手澤。幸庵仕駿府。後乘賈船入淸。留外二十年而歸。住城西大塚。卒年一百三歲。

古林氏世爲浪華名醫。家藏紀南龍公畫鷹巨幅。云其祖見宜進藥有効。公嘉之。爲手寫賜之。又有隱元木庵獨立等詩卷。皆謝其治隱元病也。有京尹板倉侯手簡。亦爲隱元請治之書也。正堂宏壯。東偏有祠堂。扁曰見宜堂。隱元書也。園有連翹樹高數丈。亦名種也。（見宜故宅在浪華懸鐘街南善庵條）

古林見宜療紀川熊野農夫水腫。服藥良久無効。乃加青芋於方中。又敎爲朝夕食而愈。蓋其人生於山中。每以其物爲常饌。及旅食浪華。歷試諸藥。禁忌極嚴。故脾胃失度。藥力不能達。所以用方宜之術也。

享保中見宜有時譽。官特命開書院於神田橋門外。講醫經於其中。使都下醫生聽之。後移之於高倉地云。（高倉卽今昌平黌地）

江州江村左太夫虛羸不食。氣息淹淹將絕。延林一之進診。曰血脈衰弱。

不絕如縷。然猶可僥倖萬一耳。乃作劑與之。僅用人參一分。龍眼肉一箇。衆皆危之。翌朝來診。曰證候如前。而毛竅稍塞。肌膚少和。是脾氣旺肺之機尚可望生。乃用藥倍前。漸漸而差。友松子聞之。嘆賞曰。極虛者投大劑純補。譬如燈火將熄。遽灌油。不滅何俟。林氏可謂得補法之妙矣。

名古屋丹水曰。林一之進之用方也。專主溫補。効雖多。要不免偏。然人有所長。則必有所短。豈以微瑕捨連城之璧哉。

戴曼公。杭人。少學舉子業。遊黌舍時。雲林龔廷賢年八十餘。尚強健爲醫。曼公從之遊。盡傳其術。明亂。棄儒冠而隱爲僧。歸我在崎嶴。應吉川氏之請。往來於長防之間。其臣池田嵩山。（通稱七兵）學痘於曼公。曼公審其爲人。因爲曰。我有治痘禁方書。欲悉授子。子學之。三年必臻其妙。嵩山拜而受誨。遂大著於世。其書大旨淵源乎龔氏痘疹全幼錄云。

曼公博學能詩。兼工篆隸。嘗在崎逢舊友喜賦曰。忽忽別去忽經年。有喜重逢海角邊。爾我遭時因作客。弟兄把臂合隨緣。遙瞻南粵家何遠。近憶西湖夢自牽。世外人情俱不問。半窗風雨剪燈前。又普門寺寓懷云。六甲年週行改僧。疎疎散散任無能。相隨瓢衲因緣地。願作宗門一唯曾。海內學書者最多。而高玄岱獨極其蘊奧。

曼公晚年慕僧隱元。遂爲徒弟。更名性易。而爲醫如舊。曰濟物是佛心。道本廣大。無所不在。其治不規規成方。而得驗每多云。寬文十二年。終于菟道。有遺偈。鑿鑿塵塵傍海林。不忘殘夢繞空軒。咄。任他凍折梅花影。接却江南白玉魂。

陳明德。亦杭人。屢試不第。明亂。歸化爲醫崎嶴。術屢奇中。著心醫錄云。醫者意也。心通乎術。臨證如持權衡。以輕重較之。苟非心得。雖療病而痊。亦唯偶中而已。延寶二年沒。世所稱潁川入德。卽其人也。

張膏孟二寬偕善醫。膏尤精眼科。朝鮮之役。二人爲我軍所俘。膏字甘子。號提山。豐太閤遣歸國。二寬改稱武林次庵。蓋取其本邑爲氏。明歷三年沒。其孫爲赤穗候臣。死節。所謂武林唯七也。

享保三年戊戌。命徵西醫。是歲杭州陸文齋。蘇州吳載南。朱來章。題松陽。汀州周岐來等應命而至。九年甲辰。又命募求醫書。吳船因齎醫書數種來。後文化元年甲子。徵蘇州胡振（字兆新）於崎嶴。使小川汶菴千賀道隆。吉田長禎三醫士就學。蓋此例云。

五雲子。名寧宇。系出于大原王氏。慶安中投化。住江戶。以醫行一時。從游極衆。萬治三年庚子沒。門人數輩列于醫官。一派傳授至今弗衰。

五雲子來江戶。日懷藥裹行。呼曰持脈持脈。俗謂診曰持也。友松子出大阪。亦高唱街上。曰難讀之字吾善讀。難治之病吾善治。名醫創業。發跡各異。

北山友松子。少通象胥學。又從禪僧化林學仲景奧旨。就載曼公得內經本草精蘊。既而謂皇朝醫風。亦不可不研。乃師小倉醫員原長庵（岡本玄冶高弟）遂大成其業。

友松子療南源悅山高泉諸僧。皆用大劑。曰西土人比之於本邦頗厚腸豪氣。非輕品所敵。風土體氣之異。醫者不可不察焉。（西土醫診病。直記其藥案以與病者。病者購之於藥舖以服之。故藥品量適正與邦醫輕劑射利者逈異。）

友松子不喜講說。唯正月初八祭神農氏。使門人講上古天眞論而已。其說曰。書在心悟。不若熟讀百遍講義。何能益于人。

某侯問友松子譜系。友松子略不抵飾。卽答曰。臣長崎娼女之子。不知家世。

友松子墓在大阪太平寺。石造不動佛像。高丈餘以爲表。不復記姓名。世稱北山不動。常祈病。香火至今不絕。其裔正藏爲過書舩吏。自號七僧居士。風流好事。與芙蓉大雅諸名士交遊。人知有七僧之稱。而不知有正藏之名。

黑澤道鄰以醫仕于小幡侯。溫雅風流。人推其長者。平維章爲之傳云。尋崆峒之山。克搜其道。泝延壽之源。克得其術。豈徒通其道而已哉。詩賦卜筮。喫茶插花。風雅之興。各得其宜。嗚呼。若人之儔。亦難得哉。

橘隆庵。名元常。號宗仙院。本藥師寺氏。其父平馬。名元成。仕本多能州。以事爲同僚岩瀨某所害。元常卽時復讐健鬪。失左手。年甫十五。因翻志學醫於京師。術成大行於江戶。世稱曰手捧隆庵（俗呼無手者曰手捧。）執政柳澤侯疾劇。治之速效。薦爲醫官。後增祿至五百石。敍法印。元祿十四年辛子。五丸公子有病。急召隆庵。隆庵以輿隸忤意。斷其首於下乘橋。乃入。夷然上診。執政感其勇悍。反得賞賜。

閣老松平候（右近將監）室懷姙。使服部見瑞看之。臨盆痛甚急。坐婆曰。痞起可藥。候馳使報見瑞。見瑞曰。夫人之苦非疾。且余豈受坐婆之使令者乎。不卽往。因延武田叔安（名信卿後號常信院）叔安診曰。宜先治痞而後娩。乃與藥。如其言。旦日見瑞來。候大恚。告以叔安言。見瑞笑曰。渠唯詭辭以慰俗情而已。豈有向產門施他治之理乎。處方當與余同。試檢其藥果然。候嘆曰。噫。余誤矣。醫治已如此。況於政事乎。

富永伴意元祿間以瘍科鳴。爲人質直有氣力。嘗浴混堂。一俠者易其矮小。命令刮垢。伴意佯應。竊問直攫陰囊急引之曰。汝能辱人。其人失色哀號謝罪。乃徐釋之。細川候臣某有病。急招邸醫某。某曰方食少遲之。時伴意在座責之曰。藩士有急。而子以食辭。豈候祿子之意乎。吾恥與子交。某大慚。亟赴病家。時新幣初行。伴意舉示子弟曰。自今以後。人心必日澆。汝五六十歲。天下將大困窮。汝宜省焉。終如其言。

長澤道壽著醫方口訣集。三日而成。有馬凉及手寫證治準繩全帙。感其所諳記云。

鳥山見庵（名守道）越前府中人。受醫術於有馬存庵。學經義於伊藤仁齋。前此越人不知汗下法。及見庵唱長沙之旨。其術大行。當日陋習。爲之一洗。又常使其徒兼講儒學。以謂不通儒術。醫事不成。物徂來曰。醫之不可不讀儒書者有四。一以識字義文理語脈氣象。否則雖讀醫書。亦不能會古人之意於千歲之下。一以識異邦之物產時世制度民風土俗之所以異同。否則於醫書有所不通。一以識天地造物陰陽五行之奧妙。三才人物之所當然與所以然。否則君師之權。有所不立。而不能以取信於人。不能以施仁於人。二子同時。而其說互相發揮。故附記。

國玄貞正德癸巳春病甚。賦詩曰。貪看青山影風月。不若翻流歸去來。即日沒。（玄貞墓在崎嶴茶臼山。門人私謚曰思靖先生。）

五井持軒。名守任。後稱加助。大阪人。學醫於向井元升及中島長安。有婦人乞治者。方劑偶不中。乃歎曰。將以治人。反致人死。何以醫爲。遂改爲儒。眞名部忠庵。名臧。字季廉。筑後人。以醫仕于久留米候。一日。療人而不起。以爲術疎之所致。慨然投劾而去。入京業儒。世稱藤井懶齋是也。二子可謂不自欺者。

中村玄春。名明遠。字子晦。世爲幕府醫官。玄春不樂以技仕。每歎曰。士君子濟世奚翅醫哉。後上言陳志。終爲儒官。改稱深藏。山田大佐。名正朝。穎悟夙成。有神童目。擢爲儒員。時年十三。二人一以志。一以才。皆從醫轉儒者也。

有馬存庵。一日。如嵯峨路。睹大櫻樹花方開。數金購之。雇役夫使移之其園中。根幹橫倒。不得植。相視憒憒。存庵欣然曰。姑舍旃。余且臥觀之。

板時明。長門人。每語人曰。學聖人之道。譬如弄數百斤鐵棍。自非膂力過人。必爲其所厭。醫業亦如此。

名古屋丹水。襟度簡曠。喜讀莊子。又好佛典。曰除病濟人。我亦醫之如來也。恬淡無爲。守神修眞。我亦醫之南華也。

飯田玄泉。京師人。曠達不羈。鳥取候有疾。遣使邀焉。玄泉出對。乃入取質錢簿示使者曰。吾衣服典盡如此。倘肯見贖。則應命矣。使者爲贖。乃往。

井關玄說。（名常甫）元假面工（俗曰能面打師）某子。某嘗爲優伶觀世氏造假面成。使玄說齎至。觀世氏視而怒曰。拙甚。卽引鐵鎚碎之。以抛玄說。玄說深恨焉。歸固請父改業爲醫。年甫十六。日夜奮勵。終爲名家。官厠醫員。時觀世氏妻病篤。衆醫束手。觀世氏百方因緣受玄說之療。病漸愈。一日。玄說謂觀世氏曰。子未識吾有神符耶。乃出錦囊於藥籠中示之。觀世氏拜而觀之。則假面屑也。因告以故。曰不忘前辱。故有今榮。是非所以爲神符者歟。觀世氏聞之。將容身無地。恧爾謝其罪。

後藤艮山始志醫。提贄錢一貫文。執謁於名古屋丹水。丹水以其贄薄。不合家規。不見。艮山憤懣塡胸。將出門。罵曰。玄醫鼠輩不知人。乃自奮勵。遂至成名。

艮山治疾。多用溫泉熊膽艾灸。故人呼曰湯熊灸庵。門人香川修庵。亦喜艾灸。山脇東洋專使石羔。一時嘲曰。香烙山礫。此與西土嚴附子。陳石膏。張熟地之稱殆相肖。

香月牛山倣石川丈山詩仙堂。構醫仙堂。揭古人像六。皆平時所欽仰。各取其言題之書並匾額。亦皆出一時臺閣名勝之手。

牛山病革。命弟子持藥七來。起坐加於額者再。曰以刀害人者服上刑。以藥殘人。豈得無尤。余幸獲保首領以沒者。醫此七是賴。

享保十四年己酉。爲邊陲乏醫藥。命醫官林良適丹羽正伯就官庫醫籍選單方捷法易用者。名曰普救類方。上梓以頒行於海內。先是命翻刻東醫寶鑑以行於世。皆出於有廟深仁之餘澤云。

石原學魯。字貫卿。號鼎庵。精醫工書。又善詩。初欲仕官。或謂曰。以子能售之候門。豈不中祿八百石乎。學魯艴然。遂絕意仕進。

長岡淸白讀普渡慈航。至墮胎方。拋卷嘆曰。嗚呼是何言。天地之生。莫貴於人焉。何忍爲此荼毒。使生靈不見天日而殤殞。因大聲罵龔廷賢畜生。取其卷而唾之。可以見其心志之槪矣。但普渡慈航實係僞撰。以此責廷賢而屈寃矣。淸白號恭齋。元祿中人。有醫名。

山村通庵遇朋友喪。近前神主唱平部數曲極哀。既而不見喪主。曰我知死者。未識生者。

香川修庵出行。未嘗野溲。門人問其故。曰農作唯此物是賴。一滴之微。不可使無用於世矣。

永富嘯庵曰修庵。接踵艮山氏。爲古醫方之陳勝。故藥選一書。非若從前本草之迂誕。然天資偏固多客氣。其言亦類其人。不可不取舍也。

村上冬嶺。自少好學。老猶不懈。恒與諸儒會讀廿一史。月率六日。不避寒暑。凡二十有餘年。又好詩。每有所作。必題扇頭。與諸友評榷。字有不穩。濕紙揩去更塡他字。江村北海曰。冬嶺詩學遒上。精深工整。超出前輩。元和以後。巨儒碩匠。篇章傳世。固多五七言絶句及五言律。間有可錄。若七言律。首尾完整者。無幾。迄冬嶺體格始備。

淺井圖南。才氣敏慧。廣綜衆藝。畫竹最有風致。時宮崎筠圃。御園意濟。山科宗園。亦以墨竹鳴世。稱平安四竹。

御園意濟。(一作齋)京師人。善醫。最精鍼灸。一日。西本願寺主嬰兒俄然啼泣不止。遽延衆醫。醫皆以爲病。投藥無效。意濟後至。診曰。此兒無病。必有他故。乃脫襁褓視之。果有蝨匝啄股間。急手捉去。啼泣頓止。一坐駭歎。

梁田蛻嵓應山脇東洋之招。在京數旬。東洋優待。唯恐失其意。一日。治具請賞花於東山。時花正盛開。蛻嵓驩甚。久之忽蹶起曰。吾去矣。侍者驚問其故。曰汝主每見我。輒叩問仲景之書。使人厭倦。我不欲復聞之。遂去。

山脇東洋始得鷓鴣菜湯方。喜甚。凡所診數輩。不問何病。悉與試之。而知其順逆當否。得他奇方亦如此。其剛愎而篤於道。非世人之所及。

東洋男玄侃(號東門)應淀侯招。一夜。端坐案方。侍者屢勸就寢。玄侃不肯曰。余爲侯忘寢食。子等不忘則寢矣。

永富嘯庵問山脇東洋曰。我事夫子三年。技不少進。其故何也。東洋曰。吾子須多讀古書。與古人晤語。以蕩除子胸間之汚穢。嘯庵當時泛聽。未深解其意。後十餘年。周游海內。試醫術。始知榮辱悲歡之情。有妨診察之機。大服東洋之言。因嘆曰。先輩之曠達自高。不拘規檢者。洵有以也。

惠美三伯。專用攻擊。人或不堪其毒。偶有服藥而死者。大憤。表其墓曰。三伯殺之。三伯不顧。益強行之。遂至拔痼起廢。名震於近國。

奧村良筑。始用吐法。大得謗議。國候爲下令禁用之。良筑不屑曰。朱晦庵唱道學而宋禁之。釋法然闢淨土門而朝罰之。況於吾黨乎。

嘯庵曰。東洋之於下劑。良筑之於吐方。皆數十年枯髯嘔血之所得。而世之粗工。乃泛用誤人。遂歸咎於二子。甚矣後人亂道也。

嘯庵常懸一橫匾。署曰乾坤容我豪。自謂吾一生此五字儘擡得。

嘯庵僑居浪華。時人屢勸祿仕。嘯庵不堪其煩。題一聯於壁曰。生涯拚潦倒。世事甘浮沉。

淸田澹叟曰。獨嘯庵。周覽海內英邁之氣。鍛而鍊之。以成其才。遇物無所窒礙。其機略不在於寇平仲揚處道下。

吉益東洞曰。吾醫視之今之儒流。東洋其伊藤仁齋乎。先衆著鞭矣。吾業不敢讓物徂徠焉。以東洋唱古醫方。風靡一世。而其持論時有軒輊也。

東洞每言天下之醫以余爲標準。蓋謂從前陋習。賴斯人而一洗也。

東洞長子患痘。其證險惡。以紫圓攻之。遂不起。及二女亦病。仍與紫圓。或諫曰。長子之不起。人皆譏其過攻。今復用之。萬一有變。得無悔乎。東洞曰。方證相對。服之而死。命也。豈拘毀譽而變其所見哉。堅執不可。

吉益嬴齋曰。家翁每云圍棋有意於勝敗。則不能到眞境。是即東洞死生非醫所關之見。

村井琴山世推其嘆唶老醫。其風流麗落。絕無知者。生平遊心於琴譜茶經花史香品。著琴山款設四譜。皆係以詩。以闡發其妙趣。又有六清眞人說其文曰。清晨盥嗽。灑掃堂室及庭內。次洗瓶插花以清目。次拂拭香爐几案。爇沈檀一片以清鼻。次汲水潔淨諸器。品茶煎之。末茶點之一椀至三椀。以清胸膈口舌。次調古琴。彈南薰滄浪二曲各一再行以清耳。而後坐書齋。讀聖賢之書。以清心。因自號曰六清眞人。又曰清福道人。香房茶寮花軒琴所。並有諸友。亦併命以清香房三友。沈香曰澹清。檀香曰奇清。合香曰暖清。茶寮二友。煎茶曰妙清。點茶曰綠清。花軒十二友。春花三。迎春曰黃清。桃曰夭清。海棠曰艷清。夏花三。芍藥曰麗清。柘榴曰紅清。蓮曰姸清。秋花三。桔梗曰紫清。秋海棠曰嬌清。菊曰逸清。冬花三。寒菊曰幽清。水仙曰眞清。梅曰韻清。琴所三友。琴曰雅清。南薰曰聖清。滄浪曰賢清。

琴山少時在京師。或以周公待旦求對。琴山應聲曰。左丘失明。

琴山雖事方伎。隱然以儒自居。其教弟子以名分相制。以受業先後分其次序。終身不改其班。說書固守師說不變之聞。弟子中坦順庵久病不愈。或勸之服溫補之劑。順庵曰。使藥無驗。猶可也。若有驗。吾道廢矣。其尊師道。概此類也。

龜井南溟作一律示琴山曰。東洞先生老學醫。經方祖述漢張機。星霜七十窮愈固。弟子三千信且疑。萬病有源唯一毒。私言雖好柰公議。英雄心事深堪憫。目睫依然鸞鳳姿。琴山援筆加訂。老學作唱疾。星霜作春秋。且作不。有作無。私作公。雖好作有徵。李公作勿私。深堪憫作都如此。其篤於信師如此。

或問海西豪傑之士於廣瀨淡窗曰。就予所交言之。龜南溟邨椿壽僧豪潮。其庶幾乎。淡窗曰。南溟翁慷慨激昂。似李空同。又曰。琴山之才。不及南溟。而識則過之。

賀屋澹園曰。東洞之於柴胡。南涯之於當歸。均是偏也。永叔文多用嗚呼。人稱爲歐嗚呼。子鱗詩多用白雲。世又呼曰李白雲。然用各當窾。不可移易。何不可之有。

澹園年十九。在明倫館茹胡瓜。發腹痛。服紫圓及大柴胡大承氣等湯。而痛益劇。一醫進平胃散。澹園却之曰。吾志於古醫法。寧死不飲後世醫之藥矣。

安田文達。名超初。好學善詩。既而幡然改志曰。今之儒異於古之儒。空詩浮文。何益於世。遂以醫顯。

村宗碩京師人。善醫。嘗至一豪家。主人病篤。親戚醫工紛紜聚訟。宗碩大聲叱曰。驅除爾輩。處方始定。

松岡成章以精本草聞於京師。享保中辟鑒別藥品。時淸商始齎空淸至。有司私請曰。此物若非眞。則官不啻失利。吏亦從有罪。幹旋賴子之一言。請圖之。成章曰諾。鑒畢大聲曰。是僞也。空淸內必蓄水。一碎試之而可。有司錯愕。不知所爲。碎而視之。果乾涸無水矣。人皆服其精鑒。官將留祿。成章固辭曰。臣邱壑念頻矣。請賜放歸。官不能奪。賞以金若干。成章卽以爲路資。迨歸京師。封其餘還之於官府。

田村藍水（名登通稱元泰）精于本草。而性骯髒。酒間喜食諸毒蟲及蠑螈。又以灰和飯而喫。唯不吸煙耳。井上金峩詰其故。曰煙草與蚰蜒反。故不用之。金峩笑曰。余寧捨蚰蜒而取煙草耳。

伊藤茂臣。字子良。尾張人。常謂子弟曰。醫之治疾。豈問賢否親疏。然於忠臣孝子。最宜盡心焉耳。

加藤正庵。尾張人。善瘍科。性粗率不拘。爲人治疾。動忘其名姓。喜賑濟人。歲杪橐金出行。見親舊貧者。卽與之而不問其家貲。好畜古刀。遇家人掃塵。剝啄騷擾。正庵以屛風圍坐。出刀拂拭翫賞。大聲曰快。

檜林由仙。京師人。世業瘍科。事親至孝。淡於營利。常閉門戶。人不通名刺。則不肯開。有請治者。自挈青囊而行。病家不速邀。雖權貴拂衣而去。

瀧鶴臺每聞人之善言懿行。則必雙淚交睫。

千金翼云。買藥不可爭價。此言有深意。國朝惟宗具俊著醫談抄。引以爲證。近古太田貧齋福井楓亭等。皆爲時名工。餘事皆節約。至於藥則竟不論其貴賤。可謂篤于所業者。

高津惠因。伊豫川上人。號東白翁。與其兄東村同居。兄弟皆以治疾教字爲業。布衣糲食。不斷榮利。二人俱不娶。有一妹亦不嫁。暇輒三人團聚飲酒歡樂。時或裁歌賦詩。互相唱酬。先後以壽終。尾藤二洲幼時受章句於惠因。談及其人。每歎曰。此等人雖難執繩墨論。要自有異常處。視夫儒雅自名而役役貨色者。何啻仙凡。

長野豐山(孟確)曰。弁河天民。制行詭異。有膽略。頗似陳龍川。要非凡庸。倘有英君駕御之。則必有可觀焉。

清水濱臣曰。森雄風翁(名藏字伯高罔醫員)似避世而非避世。似醫而非醫。亦非學士。亦非歌仙。可謂天下一畸人矣。

森下驥(字千里彥根人)曰。川越正淑解傷寒名義。奇僻太甚。然至其釋諸家之所未能通。了然目下。則可謂前無古人矣。

尾臺榕堂曰。田中愿仲讀藏志極論東洋之疵瑕。掊擊不假。使東洋再起。將無所措辭焉。其實議論不無過激。唯其文詞遒勁。在醫人爲難多獲也。

荻野台州曰。張子和沒六百餘歲。我藤艮筑氏出。華枯肉骨。其術不讓於子和。雖然吐法尚未備。則後進無所取規。蓋亦子和之疇也。

皆川淇園子玄子贊云。民之將生。時或折副。翁察幽。造化弗匿。肆順厥理。救之危亟。設術著諸。建法遺則。方策之傳。天地罔極。民之賴全。何唯兆億。噫嘻大矣。翁之功德。藤澤東畡(名甫字元發)青洲贊云。古今貫法。內外合科。發未發祕。救難救痾。南海奇地。爰生奇士。賴而蘇者。四海是盈。從而游者。至自萬方。人以術顯。術以人闡。子玄青洲。發曠古之祕。二子推獎。亦非虛贊也。

片倉鶴陵曰。芳村恂益。見聞雖博。著書雖富。其學竟不傳焉。如吉益爲則。學問不博。所見亦偏。而其術至今益行。醫之於識見。不可不審也。

土生義壽（玄碩）曰。後藤香川山脇松原吉益。各以古醫法鳴當時。稱爲五大家。而今言古醫法者。獨依吉益氏。無復言四家者。其故何耶。取仲景之方法。以驗之於今日之病者。實得而後言。無一浮言。此所以吉益氏獨顯。而四家不得與也。

大阪戸田齋宮自署曰草醫某。京師片田重三郎（寛政中人以儒醫行）亦署曰町醫片重。皆以警世之藉重位號以衒其業者。

垣本鍼源遇痧病筋脈隱微不見者。先與荊芥金銀花湯。俟筋脈悉見而刺之。術乃奇中。又治膈噎。於人迎邊搜得血絡怒脹。妨害食道者。以鋒鍼刺之。出黑血。飮食忽得下咽。數日再發。復刺卽瘥。是皆他醫之所不及。其以鍼源自命。非夸也。

獨嘯庵漫游雜記。往往錄失鑒誤治。以爲後圖。片倉鶴陵亦彙數十年錯治病證。顏曰覆輙編。俱有裨于後生矣。

醫黌所藏全骨。藝州醫星野良悅所造也。初藝州瘍醫田中道長者。目不識一丁。特以手術精妙。大行於時。良悅伯母患落下頦。衆醫束手。乃請道長。道長方療之。延病者於室隅。相與冒大布袱。不使人觀其手法。一術卽治。良悅心憤之。以爲若證非知内景不可下手。内景非親解剖不能極其詳。乃請藩得刑屍。親解剖以檢之。然骨肉之際會。經脈之連屬。乃不能分明。遂再購刑屍往海濱節節炙之。而後支分體解。始得其實。於是創意作全骨。居數年。杉田元伯唱蘭學於江戶。乃攜來徵之於元伯。所著解體新書。毫無差謬。醫官堀本一甫桂川南周勸獻之於大府云。

筑前道村醫生養朴。以眼科聞于西海。常盛水於盆。浮髮於其內。以燔針刺其髮。兩斷于左右。曰不如此則不能刮眼中之筋膜。其子學之數年。其髮雖兩斷。水有微聲。父曰。有聲者不可刮眼。其人不堪痛苦也。

杉本樗園曰。慶元建櫜以來。儒雅彬彬出世。而刀圭之流術。造其奧者。亦不爲鮮矣。若夫短裁促筆。媲美丹鉛。諸家僅有芳村謙受鈴木良知耳。

橘南谿曰。本邦醫籍。皆不文。無足觀者。唯賀川子玄產論。畑柳安學範二書。文章稍佳。可爲本邦醫籍之冠。其他不足示西人。

南谿曰。漢土之醫文勝質。皇國之醫質勝文。文質該備。不愧於漢土者。特香川太冲耳矣。

劉茝庭曰。（名元堅字亦柔通稱樂春院）近日醫家著述。多假名儒之手顯。醫經解惑論之於太宰春臺。產論之於皆川淇園。產論翼之於柴野栗山。皆是也。片倉鶴陵著。亦多成于龜田鵬齋太田錦城二子之手。

高原秀治。字道懿。長崎人。從西玄甫及三博學醫。業頗行。爲人剛毅。臨事敢爲。正保中。兄某爲人誣告。繫獄十年。秀治無日不詣府署而哀請。後殆逮繫焉。時府尹新至。更爲覆審。兄弟卒得免。

松丘宗順。佐賀人。少落魄。往長崎販米自給。後以醫鳴。性刻深。有機智。里人溺閉不治。宗順與下劑通後竅。而前竅卒得開。樵夫誤墮傷前陰囊。核懸垂不可收。使醫縫合之。隨手脫出。宗順置盤水。急灑面。傷者出其不意。驚愕一叫。核應聲而收矣。

吉田順昌。初名空曇。江戸人。壯歲坎軻。生理數躓。一日食盡。與僕吉助對泣。吉助志不少變。善資其主。順昌因勤苦奮勵。明和中其術大行。

三井養安。越前府中人。爲醫於京師。與高森正因齋名。晚年遊大阪市。有丐兒爲繩戲。養安每日必往而觀之。或問其故。曰吾非樂之。特憫無人知渠勞爾。

岡魯庵。名元鳳。字公翼。大阪人。性溫勤。家法嚴正。不妄交遊。嘗造書庫左右鑿牖置机於中央。有暇則就而抽架書讀之。超然有世外之趣。人皆羨其脩整。又嗜詩及物產。庭設小圃。雜植藥品。吟哦自娛。著詩經品物圖考。香橙窩集。江村北海見其詩。以爲有古人之風。曰句法格調。在今世不易得也。

赤松春庵。名惟義。字子方。播磨人。以醫居大阪。爲人朴實好學。常談性命。不作詞章。最厚友誼。有善必告。見過必規。自謂直情徑行。不能隨人低昂。

小河寬。字仲栗。通稱天門。長崎人。善治瘍。性剛直。不喜苟容。有權豪請治。辭而不往。曰邑不乏醫。何使寬也。貧窶請之。則竭蹶而走。一治子不孝見逐。以割烹寄食于人。寬治疾過其家。主人爲命作膾。寬見之驚曰。噫。是不孝之子耶。不食而出。其子慙且泣曰。小河君邑之望也。而不食我膾。生不若死。遂改志爲孝子。

小石元俊。名道。字有素。醫術專務實驗。常詔子弟曰。開活眼以讀古書。須會其活處。若拘拘於成規。堅守死法。欲以治病者。予所鄙也。至自得之妙。則父不能傳之於其子。所謂活法已。其勿認活法爲死法。

角田美利。字子利。號東水。豐後岡人。隱于醫。性格端嚴。老益骨鯁。言論不苟合。某地有災。薄城下。有司驅市人入城。閉門不許出。使其死守救火。城賴得不焚。美利聞之曰。城可再造。人不可再生。若不幸而城不救。則將弃其人而斃之可乎。

北山橘庵（名彰字元章）河內一屋村人。學文於郡山柳棋園。習醫於大阪橘元泰。業大行。好蒐典籍。有售必納。大阪書賈聞之。亡論奇書珍編。尋常猥瑣冊子。有刋劂告成。輒以北山氏爲壑。家人頗厭之。橘庵笑曰。吾亦知其濫。然我家僻在田野。不如此則書賈不至。采葑采菲。無以下體。此之謂矣。

柘植龍洲浴有馬溫泉。視泉氣稍冷。親率雇夫百餘人。手執插督作六日夜。撥甃淸窟。禦他水濫入泉。乃溫烝復舊。土人至今稱其德。又著溫泉論行于世。

服部宗賢。名時壽。字子篤。大和人。仕高取侯。業大行。請診者常滿戶。而宗賢躬履儉素。以賙恤爲念。窮民多賴其澤。高取川數漲壞橋。民病之。宗賢乃捐貲造石梁。是歲大稔。人稱豐年橋。

望月鹿門曰。醫亦不可不善書。昔時稱善書者。在醫官則津輕玄策。吉田策元桂川甫三。在閭閻則原芸庵野呂元丈尤著。爾後數十年。術與書益衰矣。

鹿門有乞治者。不問貴賤。壹竭心思。嘗出行。睹乞兒患痘。還便煎藥遣人與之。又值一優來乞治。乃日往診之。同僚或諫止之。鹿門曰。我療其人。非爲觀伎也。何避嫌爲。遂不從。

劉藍溪竭力醫職。大府賞其勞。賜金若干。曰君上特賜。不可以供常費。乃盡付書肆。曰使子孫讀書。勿忘君恩。且有所報也。於是奇書爭至。架揷大富。今醫黌之書。多藍溪所聚云。

劉桂山曰。東洞藥徵有卓見。世不可無。脩庵藥選可取殊少。

桂山與雅風流。自寫山水。氣韻高古。世傳爲寶。

古賀精里曰。世之攻方者。未必善治。攻方善治者。未必得施敎之地。劉桂山幷三者而有之。而處之以篤行。待之以博愛。其徒雲集。多所造就。時方望其警覺世醫。推仁術於四方。而一疾遽沒矣。噫。

余作桂山傳。而未見其醫。按以爲憾。頃得一則。因錄焉。水戶侯(謚文公)有疾。其初登圊。大便不快下。胸懣短氣。如此兩三日。或發或差。乃召桂山診之。其脈滑數無根底。面色靑慘。心下微滿而拘急。腹裏無動。臍下空軟如綿。乃知其病上盛下虛。非一日之故也。但侍臣視其起居如平。無能察知病情者。桂山出而語曰。候病雖似支飲。實由中氣虛耗。殆爲危證。治法宜峻補。方中加沈香。更進黑錫丹以回陽鎭逆。猶恐不及也。侍臣聞之。或驚惶。或疑惑。不知所爲。明日診之。間吐痰沫。其色茶褐色。厥明又診之。脈十動一止。因謂侍醫曰。此證此脈。俱爲藏氣竭絕之候。恐有急變也。須灸天樞氣海三里絕骨等以培下元。醫不信。逡巡進降氣之劑。而至日晡。將登圊。短氣息迫。卒然昏倒。急使人召桂山。至則絕矣。桂山嘆曰。候之疾縱屬不治。使侍臣早見其機。醫察其微。則未遽有今日之變也。

先考濟庵翁（名惟諧字子德通稱惇篤）曰。日本邦亨元以還。長沙之學大闢。戶著家述。爲不讓漢土。然吉益爲則一切武斷。矯枉過直。其子猷務皇張之。亦不免蛇足。齋必簡恢博緻密。一章動至數百言。而未能盡其底蘊。門人淺野徽拾其唾餘。可謂狗尾續貂矣。內藤希哲條分縷析。頗多瞥發。雖未免排劃之習。亦芟除葛藤。開別逕者也。中西惟忠注釋顯明。期于實用。川越正淑依櫽胡蘆。碎殘極矣。山田正珍博引旁證。一掃從前固陋之習。其長在博。其短亦在於嗜博也。至於桂山茝庭二氏。學術湛精。尤得解經之體。而學者漸向正路矣。

太田錦城遊京師。多與醫流交談。及關左諸醫至。劉桂山則皆斂衽起敬。其次以片倉鶴陵爲勍敵。

驪恕公年甫三歲。辨文字。稍長。聚麻子排作算子。習九章術。人目爲神童。天資穎敏。加以勉勵。白首不倦。終極精核。當時無比。最長於校讐。素靈難經傷寒金匱。他洎醫家之雜著。行間上下。莫有餘白。

小野蘭山。舉爲本草教諭。年已七十餘。手寫稻若水庶物類纂六百卷。人稱爲今胡徵君。

池田錦橋診痘。如甚不用意者。或問之曰診察過密。則反失眞。其妙存于目擊首肯之間。譬如望見刑人之就死。雖至剛者。恭然焦悴之狀。見過眼之間。若相對久。則其形氣與常人無異也。

錦橋當直。亂髮因自櫛之。或嗤之且諭以獲譴。錦橋曰。僕本窶人子。素慣粗陋。況幕府之召臣以術。而不以小謹。雖陋何害。

錦橋卜居駿河臺。屋後築小樓。樓下陳列酒樽。樓上貯痘疹書。讀書倦則浮白遣興。常謂人曰。有酒盈樽。有書滿架足矣。

中垣順庵。名谷神。南筑名醫。善飮。嘗語其友曰。吾非好酒。無如人強之何應之曰。諾諛飮酒。亦可疾也。順庵大愧。終身不復飮。

畑中椿齋(文仲)去京赴江戶。鬻衣物償諸債。所餘唯浴衣及二小囊。備經艱苦。旣得志每歲以出都日作豆飯魚鱠祭諸神及祖先。次展浴衣二囊。以示子孫。使無忘其素。

川村壽庵屋脊架望火櫓。每旦早起。登之望芙嶽曰。吾不可一日不對此快友。

桂川月池。瀟灑風流。出于天性。晚節嗜詩。有五旬欠一始攻詩。却笑達夫起手遲之句。禪心覺得綠眠少。醫理諳來爲病多。一時傳稱。

望月鹿門曰。爲醫者宜邃于本草。貝原篤信著大和本草。最有功於我。而雖殊方異域。藥石亦不可不識焉。

青池芳𡷋(名林宗字子達)譯喎蘭書。著本草及地誌。皆漢籍所未載者。其詩云。神農經外分三殖。大禹鼎餘記八埏。

伊藤冠峯。名一元。字吉甫。隱居于美濃笠松里。醫事自娛。不肯出仕。日居足以容膝。衣足以覆體。食足以滿腹。樂足以忘憂。我何有所不足。而願其餘哉。

山本封山。名有香。字蘭卿。通稱中郎。越中高岡人。初仕某侯不遇。退而業醫。住京師。諸候有慕其術而聘之者。不起。或問其故。答曰。吾罷仕去。不能無業。非以醫自著。讀書爲娛。非以道自名。動則拯衆生。靜則觀一理。是吾志也。

冬嶺一日與伊藤京涯訪藤參議韶光別業。參議命賦梅詩。坐客相繼成篇。冬嶺獨沉吟。迨晡。始得一絶句。曰。宴罷瑤池王母迴。月明素袂立青苔。仙粧難著人間語。姑喚暗香疎影梅。猶推敲不止。商榷於衆。東涯曰。梅作來爲佳。遂定。其耽詩如此。(此條當在前村上冬嶺次今載此者係補遺)

劉石秋(名昇字君平)曰。後藤艮山純於經義。山脇東洋博於疏解。香川修庵無書不讀。香月牛山儒雅自喜。吉益東洞永富獨嘯庵於兵法經世之學。尤稱深鍊。雖以刀圭爲家。要皆貫穿古今。出入百家。瓌奇倜儻。能言所欲言。爲所欲爲。以偃蹇於一世。可謂人豪。京人目以儒醫。亦非無謂也。

明和中劉藍溪。再營醫黌。徧招都下名流。教育諸生。其嗣子桂山講素問。山田圖南(門人土佐醫員笠原雲仙笠間醫員中林俊庵與焉)桃井桃庵(田沼侯醫員)講傷寒論。目黑道琢（字恕公門人曾根惟中西村玄周與焉）講素難等。服部玄廣（清水邸醫士）講靈樞。加藤俊丈（市醫）講難經。田村元雄（曾昌啓與焉）太田澄元講本草。小阪元祐岡田道民（彥根醫員）講經絡。井上金莪吉田篁墩龜田鵬齋太田錦城等講儒籍。大抵以百日卒一經爲度。其費一出於私俸。江戶醫學之興。自此剏也。

跋

嚮者栗園著皇國名醫傳。敘先哲遺蹤。記載詳覈。炳若丹青。乃復拾其遺珠。著成斯編。凡涉于醫事者。片語隻字。莫不纂錄。其體略擬劉臨川之世說。剔繁摘精。事類粲然。直使讀者有與先輩把臂應酬之想焉。則雖命曰醫話。其實醫史爾、余因歎今世無良醫者。不用意於醫事故也。用意于醫事者。如之何。必也徵之往籍、參之先賢之遺緒。而復驗諸今日之事實、如此而已矣、欲參之先賢之遺緒。栗園前後之著。其可少歟、聞斯刻之既告竣、喜而爲之跋、今邨亮祗卿。

淺田宗伯小傳

今邨亮撰

淺田宗伯。名惟常、字識此、號栗園。宗伯其通稱、信濃栗林邑人。其先蓋出乙葉三郎。賴季有孫內藏助長政者。屬木曾義仲、食邑信濃淺田城、因以爲氏、天正中。桔梗原之役、甲兵燹城邑。城主戰歿、家臣抱幼孤隱於栗林邑、至祖東齋。始以醫爲業。宗伯幼岐嶷、嗜學強識。異乎羣兒。歲十三、從舅氏熊谷某讀醫書。又就松本儒臣木澤天倪受詩書。又從高遠教授中村中倧問儒醫要義。十八負笈遊于京。攝聞宿儒老醫緒論。頗知方向。既歸襲父祖業。一日。過祖先城址。慨然發憤。決意東征。臨去賦詩云。父教蠱上九、母箴詩式微。桑蓬豈枯落。聊向東方飛。歲方廿二、來於江戶。寓伯父佐久間某家。後屢遷徙。貧窮艱苦。能忍人所不堪。立志益固。不以寒餓屈。齡過四旬。稍稍爲人所知。然天資骯髒。學問該博。凡醫家之書。上自漢唐。下迨明清。莫不搜索貫穿。取此長。舍彼短。畜積浸涵。若己固有之。其診病也。應變投機。神出鬼沒。非庸醫所能窺測也。於是聲價日熾。搢紳走卒。莫不輻湊而乞治焉。安政戊午年。疫痢流行。歲中診病凡二千九百九十三人。六年。奉府命校訂醫心方於醫學館。文久元年。謁見大將軍列徵士。慶應元年。佛國軍將列翁沈痾經年不愈。遂來皇國館橫濱。乞名醫于大將軍。大將軍命宗伯療之。不出數旬而報治。佛將歸國。報之國王。聞者驚嘆。二年。大將軍在坂城罹病。召宗伯命爲侍醫。診其病曰。脚氣也。洋醫不服。曰是心藏欻衝之證。宗伯卽論列五徵辨駁之。及其薨也。果如其言。諸人嘆服。尋爲天璋大夫人及和宮公主侍醫。明治四年。米利堅學校聚萬國醫籍。因又需于皇國太學。東校擇數種贈之。宗伯所著皇國名醫傳爲第一。其他著述若干種。有已上梓者。有未上梓者。生平約其所歸嚮。倣然諭諸生曰。論語脩己。傷寒論救人。外之宇宙間無可讀之書。夫邃於學者。或踈於術。工於術者。或乏於學。古今通患也。已足於學。又熟於術。若我宗伯。世未覯其匹也。是可以傳。

野史氏曰。古語云。寧不爲良將。爲良醫。旨哉言也。非規模宏大。識見高明。則不能領其旨矣。宗伯在鄉里發憤者。特在此一語。遂來於大都廣業。震名得達。初念豈不愉快哉。嗚呼。遠祖已爲良將。裔孫今又爲良醫。我恐起死肉骨。勝攻城野戰遠甚。不啻不恥於祖先。又可以爲後進模楷。